Gerhard Risch

Homöopathik

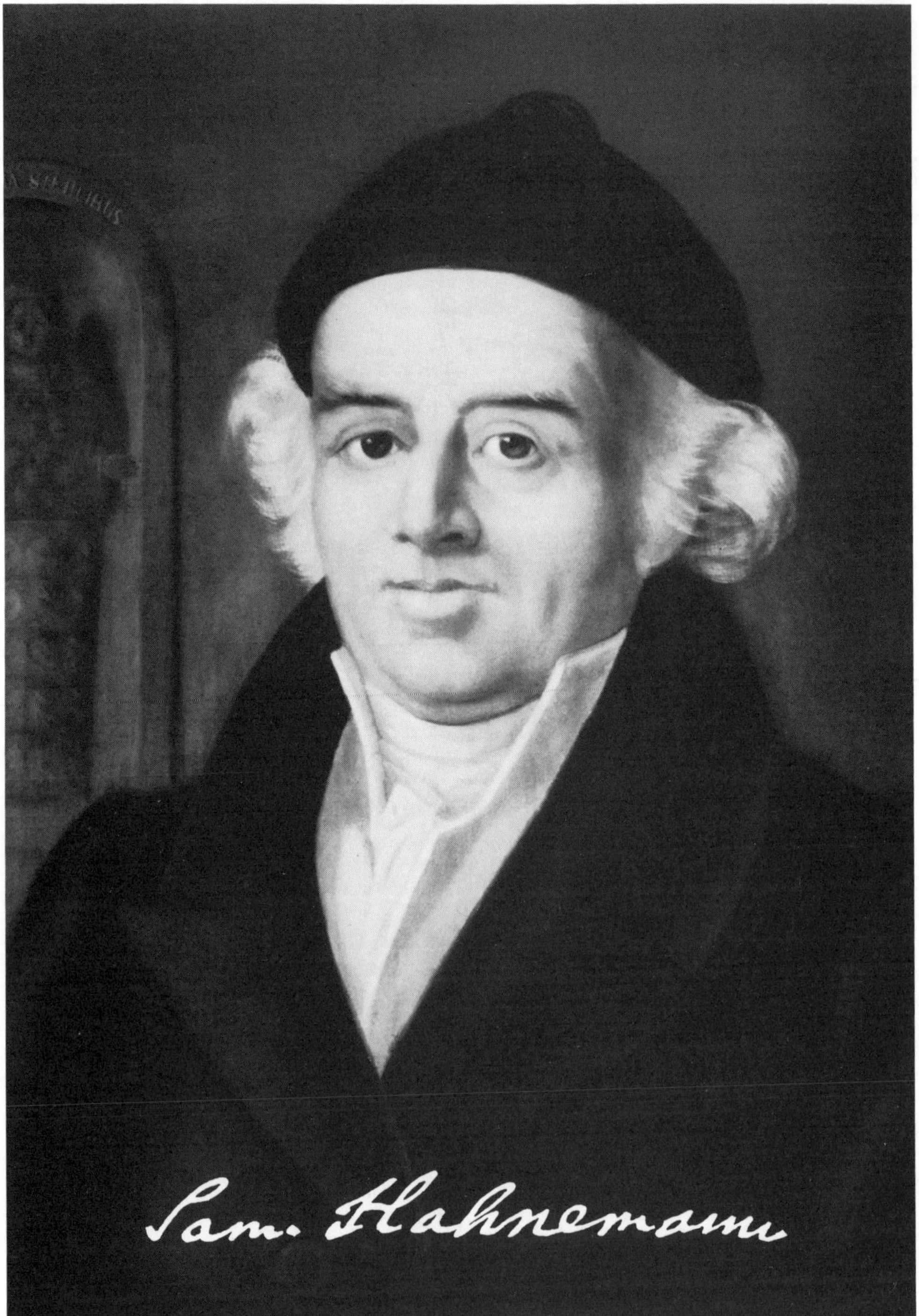
Sam. Hahnemann

Gerhard Risch

Homöopathik

Die Heilmethode Hahnemanns

N&H

Pflaum Verlag München

Herausgeber der Reihe
Natur & Heilkunst:

Karl Friedrich Liebau
Dr. Marcela Ullmann

CIP-Kurztitelaufnahme der Deutschen Bibliothek

Risch, Gerhard:
Homöopathik : d. Heilmethode Hahnemanns / Gerhard Risch. –
München : Pflaum, 1985.
(Natur & Heilkunst)

ISBN 3–7905–0414–9

Umschlaggestaltung der Reihe: Atelier Langenfass
Buchgestaltung: A.-M. Szabo
Satz + Buchbinden: Pustet, Regensburg
Druck: Richard Pflaum Verlag, München

INHALTSVERZEICHNIS

GELEITWORT

von
Dr. med. O. Eichelberger, München

Nach 2 kleineren Büchern hat G. Risch einen größeren Wurf getan. Rollt man von rückwärts die Blätter auf, stößt man auf eine exemplarische Kasuistik von J. T. Kent, dem Schöpfer des besten Repertoriums der Homöopathie und von Lesser Writings, einer umfangreichen Arbeit, auf die der Autor immer wieder zurückkommt.

Wer nach diesen Fallbeispielen weiterhin die Meinung vertritt, die Homöopathie sei eine Heilweise mit arzneilichen Nichtsen, ausgehend vom einfältigen Patienten, der sich suggestiv manipulieren läßt, kann als Therapeut nicht ernst genommen werden. Das gleiche gilt von den Heilungen, die in bester Manier der Autor selbst vorstellt.

Der Verdienst von G. Risch ist es nun, über Kent, einem Patriarchen der Homöopathie, wohl dem primus inter pares, an Hahnemann anzuschließen, ihn als Kronzeugen zu benutzen, um der Reinen Lehre Fundamente zu verschaffen, auf denen sie in ihrer ganzen Großartigkeit errichtet und vor allem verstanden werden kann; so entwickelt werden kann, daß jeder, der guten Willens ist, dasjenige aufnehmen kann, was von Hahnemann inauguriert wurde und gewollt ist.

Der Aufbau gerade dieser *Homöopathik* ist so lehrreich und zwingend konzipiert, daß eigentlich nur jener nicht zum Zuge kommt, der von Natur aus ein Verständnis für homöopathische Zielvorstellungen vermissen läßt.

Die Literatur der Homöopathie ist vielfach gebunden an die Arzneimittellehren, die im Laufe ihrer 170jährigen Geschichte geschaffen wurden. Andere Kreationen sind verhältnismäßig selten zu finden. Vernachlässigt man einige wenige eigenständige Werke sachkundiger Autoren, besteht sehr wohl ein Bedarf an derartigen Schöpfungen. Und eine davon hat G. Risch zustande gebracht. Er hat es verstanden, gewissermaßen das in vielen Köpfen immer noch herumgeisternde wilde Heer homöopathischen Gedanken- und Erkenntnisguts zu bändigen, zu ordnen und dem Adepten gefügig zu machen.

Es war und ist ja weiterhin die Crux der Reinen Lehre, deren komplizierte Gesetzmäßigkeiten in ein verständliches System zu bringen.

Im Verlauf der Historie dieser Heilweise wurde unentwegt versucht, Hahnemanns Wort ‹macht's nach, aber macht's genau nach›, in die therapeutische Tat umzusetzen. Gelungen ist das bislang in einem Umfang, der nicht zufriedenstellend ist.

Dazu kamen Bestrebungen, die klassische Homöopathie der jeweils gängigen Lehrmedizin anzupassen. Höchstpersönliche Initiativen traten auf den Plan; jeder wollte mehr bieten als der Meister.

Von der Komplexhomöopathie über die Fluid- und Akkordpotenzen bis zur naturwissenschaftlich-kritischen Richtung bewegten sich diese Bemühungen.

Oft waren es nur Bestrebungen, um sich wissenschaftlich verbrämt, von der lege artis durchzuführenden Similewahl befreien, besser, sich von dieser wegdrücken zu können.

Hahnemann hat schon zu seiner Zeit diese und ähnliche Machinationen als Bastardhomöopathie beklagt. Trotzdem wurde diese letztere sans gêne an den Mann gebracht und seine Heilkunst zum (meist) arzneilosen Monstrum degradiert.

Das Ganze hat der Reinen Lehre unendlich geschadet.

Nach dem 2. Weltkrieg war der hervorragende Mann der Schweizer Arzt A. Voegeli, der eine Erneuerung der Heilkunst Hahnemanns einleitete und sie besonders in der Bundesrepublik Deutschland einer echten Renaissance entgegenführte.

Er hatte dazu das besondere Verdienst, nicht allein den Ärzten sein Wissen zu vermitteln, sondern auch den Heilpraktikern. Dieses heiße Eisen anzufassen gelang nur ihm, anders gesagt, er allein ging damals das Wagnis ein, ohne Ausnahme all jenen Therapeuten die Homöopathie zu lehren, die das wollten.

Einer, der sogleich begriffen hatte, war G. Risch. 20 Jahre war er Pastor gewesen, ehe er seine Heilpraxis eröffnete; aber lange schon während der Zeit seiner seelsorgerischen Tätigkeit hatte er sich mit dem Studium der Homöopathie befaßt.

In seinem Buch erkennt man das Aufgehen in der Heilkunst Hahnemanns. Da gibt es keine isolierten Teilaspekte, keine aneinandergeklebte Theorismen, keine engen Betrachtungen. In einem umfassenden, drängenden Schwung wird einsichtig und überzeugend dargestellt, was Hahnemann am Herzen lag; dasjenige, von dem er besorgt schreibt:

‹Indem ich aber der Welt diese großen Funde mitteile, bedauere ich es, zweifeln zu müssen, ob meine Zeitgenossen die Folgerichtigkeit meiner Lehren einsehen, sie sorgfältig nachahmen oder ob sie durch das Unerhörte mancher dieser Eröffnungen zurückschreckt, sie lieber ungeprüft und unnachgeahmt, also ungenutzt lassen werden.›

Der Meister verlangt also, seine Lehren genau nachzumachen. Das bedeutet klipp und klar, nicht daran herumzudeuteln, nicht eigenmächtig etwas zu ändern, sondern sich hinter seine Postulate zu stellen, nur Nachfolge zu leisten.

Darunter fällt vor allem, so kalkuliere ich, die praktische Arbeit und sie ist der Kernpunkt der Lehre, nämlich die *Homöo-Therapie*. ‹Macht's nach, aber macht's genau nach.› Es hat nicht an Versuchen gefehlt, sich von dieser Forderung abzusetzen; das wird dann zur wirklichen Gefahr, wenn man dieser ‹arzneistofflosen› Heilweise schulmedizinisches Gedankengut aufpfropfen will. Von daher die homöopathische Erkenntnistheorie konstituieren zu wollen, wäre der Untergang der Reinen Lehre.

Keine Alternative also ist akzeptabel in Hinsicht auf das genaue Nachmachen; bei der Similewahl gibt es kein Pardon.

Wie sieht es aus mit einer Erkenntnistheorie, die keinen Bezug nimmt zur modernen Wissenschaftsgesinnung. Hahnemann selbst bietet bekanntlich wenig und im Grunde Unbefriedigendes. Das ist ja ein Argument für jene, die von Anfang an versuchten, seine Lehre in jenes Bett zu stecken, in dem sich die Lehrmedizin schon längst breitgemacht hat. Aber es wäre ein Prokrustesbett; es ist sogar eines geworden via naturwissenschaftlich-kritische Richtung der Homöopathie. Daraus ergibt sich die Folgerung, lehrmedizinische Erkenntnistheorien sowohl, als auch Erkenntnispraktiken ersatzlos zu streichen.

Es kommt natürlich die Frage, wo denn die Gesetzmäßigkeiten der Reinen Lehre anzusiedeln sind – von irgendwoher müssen sie doch stammen: das Simileprinzip, die Idee der geistartig gemachten Wirkung ihrer Arzneien und die Entdeckung ihrer potentiellen Medikamente durch die ‹Prüfung am gesunden Menschen›.

Und hier sind auch Fragen erlaubt an den Autor. G. Risch hält sich an Hahnemann, wenn er von der Lebenskraft als einer in etwa elektromagnetischen Kraft schreibt, von einer energetischen.

Ich denke, man sollte bessere Anschauungen heranziehen, anderswo suchen in der wissenschaftlichen Landschaft. Es bietet sich an die Geisteswissenschaft Rudolf Steiners. Sie ist jene Wissenschaft vom Menschen und, implizite, von seinen Krankheiten, die umfassend Aufschluß geben kann über die erkenntnistheoretischen Grundlagen der klassischen Homöopathie.

Hahnemann hat zweifellos seine elektromagnetischen Interpretationen der geistartig gemachten Wirkung seiner Arzneien in der Hochpotenz den Errungenschaften seiner Zeit zu verdanken.

Die Elektrizitätslehre entwickelte sich in ihren Grundzügen zwischen den Jahren 1730 und 1770. Es war für ihn wie ein Geschenk des Himmels, von einer neuen Kraft zu erfahren, die seinen Ansichten von dieser geistartig gemachten Wirkung voll entgegenkam.

Er konnte dadurch dokumentieren, daß diese eben nicht ‹atomistisch› war, einen Begriff, den er immer schon abgelehnt hatte.

Es ist außerordentlich wichtig, über diese Zusammenhänge nachzudenken. Steiner sagt bereits in einem Vortrag aus dem Jahre 1908 über die Entwicklung des *physischen* Leibes, daß ‹dieser Leib durchzogen war wie von magnetischen Kräften›. Dann war es der Aetherleib als nächster, der durchzogen wurde von aetherischen Kräften – wie das auch sein Name beweist (Steiner charakterisiert bekanntlich die hochpotenzierten Arzneien ebenfalls als ‹aetherisierte› Heilmittel). Von Paracelsus wissen wir, daß es bei ihm dafür eine identische Bewertung gibt. Er spricht vom Archäus. Aristoteles ist einer der kongenialen Vorgänger dieser Gliederung des menschlichen Organismus; bei ihm heißt es causa formalis, was ebenfalls unmittelbar auf den Aetherleib verweist, der auch Bildekräfteleib genannt wird.

All das greift ganz entschieden über die gedachte elektromagnetische Struktur der Lebenskraft Hahnemanns hinaus, die sich unmißverständlich ganz allein im Soma, also im physischen Bereich, manifestiert; das zeigt tagaus tagein die moderne Diagnosemedizin bei ihrer Ausnützung eben dieser Kraft im Elektrokardiogramm, im Encephalogramm.

Es handelt sich demnach bei der Betrachtung der Lebenskraft, der Dynamis, sive Archäus, sive causa formalis, um eine völlig andere Dimension.

Hinsichtlich der elektromagnetischen Wirkungen im rein stofflichen Bereich ist natürlich nicht zu vergessen, daß sie auch in ihren geringsten Kraftentfaltungen jederzeit mit physikalischen Geräten meßbar sind. Dagegen ist die physikalische Verfolgung der direkten Effekte von Hoch-

und Höchstpotenzen eine Schimäre; hier ist eine ganz andere Adäquanz vonnöten. Im Grunde existiert da nur ein einziger Parameter und das ist die leidende Lebenskraft des (erkrankten) Menschen.

Im gleichen Vortragszyklus hat übrigens Steiner prinzipiell ausgeführt, es werde niemand um geistig-wirksame Tatsachen herumkommen. ‹Denn der Fortbestand der bloß materialistischen Wissenschaft würde dem Heil und der Gesundheit der Menschheit sehr schlecht bekommen – wenn die Dinge so bleiben würden, wie sie heute sind.›

Und sie sind bisher so geblieben!

In der Bundesrepublik Deutschland wurde vor einiger Zeit die Deutsche Gesellschaft für Klassische Homöopathie gegründet. Sie ist eine Vereinigung von Ärzten, Heilpraktikern und gebildeten Laien. Auch bei ihr sind die obengenannten Entwicklungen im Gespräch. Ihre Initiatoren, von welcher Couleur auch immer, haben lange erkannt, daß die bloß moderne, agnostische Wissenschaft dem Heil und der Gesundheit der Menschen sehr schlecht bekommen wird.

Die Homöopathie Hahnemanns ist keine materielle, sondern eine spirituelle medizinische Wissenschaft. Mit seinem neuen Buch Homöopathik hat G. Risch auch dieser Gesellschaft einen großen Dienst erwiesen, wofür ihm besonderer Respekt und Dank gebührt.

O. Eichelberger

1

HOMÖOPATHIK

‹Homöopathik› – so nannte Dr. S. Hahnemann in seinem Organon der Heilkunst (6. Aufl.) die Heilmethode, die er entdeckt und entwickelt hatte. Es handelt sich dabei um eine Heilweise, die auf Naturgesetzen basiert, die immer schon vorhanden waren, wie etwa die Gesetze der Gravitation, der Magnetkraft oder der Elektrizität. Sie waren aber der Menschheit – bis auf einige intuitive Ahnungen großer Ärzte vor ihm, wie z. B. Hippokrates oder Paracelsus – unbekannt geblieben, bis sie von ihm experimentell entdeckt und zur Heilung kranker Menschen benutzt wurden. Wie bei der Elektrizität oder anderen Naturerscheinungen ist es auch bei der Homöopathik – die heute unter dem Namen ‹Homöopathie› bekannt ist – so, daß die ihr zugrundeliegenden Gesetze immer dieselben sind und bleiben werden, so lange die Erde sich dreht. Wenn wir heute in elektrischen Zügen fahren, Radio hören, Fernsehen oder Computer für uns arbeiten lassen, dann kann dies alles nur aufgrund jener Grundgesetze geschehen, die die Pioniere der Elektrizität entdeckten. Wenn unsere Physiker und Techniker diese Grundgesetze vergessen und mißachten würden, dann könnten sie keine funktionierenden Apparate mehr herstellen – die E-Lok würde nicht fahren, das Radio bliebe stumm, der Fernseher gäbe kein Bild, ja, nicht einmal die Lampe würde leuchten, die uns nachts das Zimmer erhellt. So aber ist es leider der Homöopathik ergangen. Viele der Ärzte und Heiler, die sich für die Homöopathie ‹interessierten›, wollten sie anwenden, ohne ihre Grundgesetze beachten zu müssen. Und darum erlitten sie Schiffbruch, der Homöopathie wurde großer Schaden zugefügt, sie verlor an Bedeutung und erlebte einen gewaltigen Niedergang.

‹Homöopathik› – so soll auch der Titel dieses Buches lauten. Damit soll deutlich gemacht werden, daß es von nichts anderem als von jenen Grundgesetzen berichten will, die Hahnemann entdeckte und die bis an das Ende der Welt gültig bleiben werden. Wo sie von seinen großen Schülern (wie z. B. C. Hering, J. T. Kent, J. H. Allen) an einigen Punkten um Erkenntnisse und Modifikationen erweitert wurden, ist das in diesem Buch berücksichtigt worden. Diese Grundgesetze zu lernen, geistig immer gegenwärtig zu haben und bei jeder homöopathischen Behandlung sich von ihnen leiten zu lassen, macht erst den echten Homöotherapeuten aus.

Wenn Hahnemann den bekannten Satz sagte: ‹Macht's nach, aber macht's genau *nach!› oder wenn Kent immer wieder davor warnte, ‹the Law› zu verlassen, dann wußten beide nur allzu gut, was sie damit taten. Sie mußten beide nämlich bei ihren eigenen Kollegen, die sich ebenfalls ‹Homöopathen› nannten, miterleben, wie diese Grundgesetze der Homöopathie mißachtet und verlassen wurden, und wie eine ‹Bastardhomöopathie› (Hahnemann) und ein ‹Mischlingstum› (Kent) aufkam, wodurch die echte Homöopathie zum Untergang verurteilt wurde. Wer nämlich die von Hahnemann entdeckten Gesetze außer Acht läßt, hat keine Erfolge mehr. Er mag zwar immer noch homöopathische Mittel verschreiben, aber sie versagen und bringen keine Wirkung. Und wem wird dann die Schuld gegeben? Natürlich nicht dem ignoranten Verschreiber, sondern der Homöopathie! Und der, dessen Nichtwissen oder Nichtwissen-wollen den Mißerfolg verschuldet hat, verdammt dann die schönste Heilmethode, die es je gab, wirft sie über Bord und spricht auch noch schlecht über sie.*

Was Hahnemann entdeckt hatte, war eine Revolution in der Medizin und führte alles andere – bis auf gewisse chirurgische Notfall-Eingriffe – letztlich ad absurdum. Mit Recht nannte daher der junge Arzt Dr. C. Hering, der ausgezogen war, die Homöopathie in einer wissenschaftlichen Arbeit zu widerlegen, dabei aber aufgrund seiner eigenen Versuche von einem Saulus zum Paulus bekehrt und ein glühender Verehrer der Homöopathie wurde, diese Heilmethode ‹die Medizin der Zukunft›. Diejenigen aber, die auf den Kathedern der Universitäten saßen, hörten dies – und hören es bis heute – gar nicht gern. Für sie galten und gelten andere Grundgesetze, auf denen sie ihre – übrigens sehr häufig wechselnden – medizinischen Theorien aufbauten. Diese Gesetze wurden in der zweiten Hälfte des 19. Jahrhunderts dann auch noch durch die ‹Medizinpäpste› Virchow und Koch so fest zementiert, daß sich die Medizin bis heute noch nicht von ihnen befreien konnte. Es waren Gesetze, die sich aus der grob-stofflichen Chemie und der materialistisch inspirierten Physik des 18. und 19. Jahrhunderts herleiteten. Virchow sagte: Die Krankheit sitzt in der Zelle. Koch sagte: Die Krankheit entsteht durch Erreger. Aus Virchow's Satz resultiert bis zum heutigen Tage die Sucht, an lokalen Krankheitserscheinungen herumzumanipulieren oder sie wegzuschneiden, und – wenn das lokale Geschehen bereinigt oder wegoperiert ist – zu glauben, damit sei die Krankheit geheilt. Aus Koch's Satz resultiert bis zum heutigen Tage die Sucht, Erreger durch irgendwelche Substanzen zu töten, und – wenn sie vernichtet sind – zu glauben, damit sei die Krankheit geheilt. Wie wir noch sehen werden, stehen die Grundgesetze der Homöopathie diesen materialistisch fundierten Grundgesetzen der offiziellen Medizin diametral gegenüber und entlarven sie als falsche Gesetze. Obwohl Feuer und Wasser sich nicht vereinen lassen, ist nun aber die Geschichte der Homöopathie durchzogen von den vielen offiziellen und persönlichen Versuchen, Universitätsmedizin und Homöopathie unter einen Hut zu bringen. Viele homöopathische Ärzte litten darunter, daß Hahnemann's Lehre von der Universitätsmedizin in Acht und Bann getan war und – trotz oder wahrscheinlich wegen ihrer deutlichen Erfolge – mit Hohn und Spott bedacht wurde. Daher bemühten sie sich immer wieder darum, eine ‹Versöhnung› zwischen beiden Richtungen herbeizuführen, Kompromisse zu schließen und die Homöopathie bei der Universitätsmedizin ‹salonfähig› zu machen. Solch ein Unterfangen aber ist genau so schwierig wie die Quadratur des Kreises: es gelingt nicht. Es kann nur gelingen, wenn eine von beiden Richtungen ihre Grundgesetze aufgibt. Als dann die Chirurgie durch immer weiter verbesserte Techniken Triumphe feierte (folgerichtige Entwicklung aus den Virchow'schen Theorien) und als die Industrie immer schärfere Bakterientöter auf den Markt brachte (folgerichtige Entwicklung aus den Koch'schen Theorien), schien die Zeit der Homöopathie vorüber zu sein, und viele Homöopathen bekamen ‹weiche Knie›, wollten nicht als ‹unwissenschaftlich› gelten, schlossen ihre Kompromisse mit der Schulmedizin und warfen darum Hahnemann's Grundgesetze in den Abfalleimer. Besonders in Deutschland, dem Heimatland Hahnemann's, wo man alles ganz besonders gründlich machen will, befanden sich von Anfang an in den Reihen der Homöopathen die schärfsten Gegner Hahnemann's, und dort erlebte die Homöopathie auch ihren tiefsten Niedergang. Die selbstgewollte Ehe zwischen Schulmedizin und Homöopathie führte zum völligen Vergessen der Lehren Hahnemann's und zur Bedeutungslosigkeit der Homöopathie. Für die Schulmedizin war das ein Grund mehr, die Homöopathie nicht ernst zu nehmen und damit die rechtzeitige Reformation der Medizin zu verpassen.

Nach dem 2. Weltkrieg aber sah vieles anders aus. Immer deutlicher wurde, daß trotz eifrigster Bemühungen der Universitätsmedizin die chronischen Krankheiten sich rapide vermehrten, daß die Vernichtung von Erregern mit immer stärkeren Medikamenten längst nicht die erhofften Erfolge brachte und sogar oft Schaden stiftete, daß die iatrogenen Krankheiten mehr und mehr zunahmen, und daß die Chirurgie nur einen sehr begrenzten Anteil an Heilung haben konnte. Die materialistische Medizin war in die Sackgasse geraten, der blinde Fortschrittsglaube hatte sich in Skepsis verwandelt, und selbst aus den eigenen Reihen wurde dies lautstark geäußert. Da kamen aus der Schweiz einige homöopathische Ärzte – die Dres. P. Schmidt, R. Flury, J. Künzli von Fimelsberg und allen voran A. Voegeli – und lehrten Europa wieder die ‹Homöopathik› (und nun nannte man sie ‹Klassische Homöopathie›, um deutlich zu machen, daß es wieder die alte, echte Homöopathie sein sollte, die auf den von Hahnemann gefundenen Gesetzen basiert). Sie waren indirekte Schüler von Prof. J. T. Kent, dem großen amerikanischen Interpreten Hahnemann's, der 1916 verstorben war. Und diese Saat ging auf! Auf einmal wurde Hahnemann wieder gelesen, auf einmal wurde wieder gewagt, es ihm nachzumachen und seine Lehren in die Praxis umzusetzen, auf einmal waren die Heilerfolge wieder da, die der echten Homöopathie beschieden sein können, und auf einmal stellte man fest, daß Hahnemann seiner Zeit weit voraus gewesen war, denn erst in der Mitte des 20. Jahrhunderts fand man in der

Physik Gesetzmäßigkeiten, die denen verwandt waren, die er schon 150 Jahre früher entdeckt hatte. Eine Renaissance der Homöopathie begann, und es sieht so aus, als könnte die ‹Medizin der Zukunft› Gegenwart werden.

Dieses Buch möchte auf zweierlei Weise ein wenig dazu helfen, daß die ‹Homöopathik› nicht wieder untergeht. Erstens möchte es denen, die sich in unseren Tagen für die Homöopathie begeistern, die wichtigsten Grundgesetze dieser Heilweise zusammenfassend darlegen, damit sie nicht in Versuchung geraten, ohne diese Gesetze *eine ‹leichte› und ‹schnelle› (und damit keine ‹echte›) Homöopathie zu betreiben und sie so in Mißkredit zu bringen. Ja, man kann sich wahrlich für die Homöopathie begeistern! Keiner, der sie einmal ihren Gesetzen entsprechend angewendet hat, wird wieder von ihr loskommen und wird feststellen müssen, daß sie die beste, menschlichste und schönste Heilmethode ist. Die beste, weil man mit ihr chronische, refraktäre Krankheiten heilen kann, die sonst niemand zu heilen vermag; die menschlichste, weil derjenige, der sie anwendet, durch die ihr zugrundeliegenden Naturgesetze gezwungen ist, auf seine Patienten so individuell einzugehen, wie nirgends sonst, ohne ihnen mit irgendwelchen Marterinstrumenten oder giftiger Arznei ein Leid anzutun; und die schönste, weil hier vom Behandler sein ganzer Einsatz an Liebe, Geist und Zeit gefordert wird, um das richtige Arzneimittel zu finden. Da genügt eben nicht der geistlose Griff in eine der Schubladen, die mit von der Industrie vorgefertigten Arzneien gefüllt sind – haben Sie Schnupfen, nehmen Sie dies, haben Sie Rheuma, nehmen Sie jenes, haben Sie Migräne, schlucken Sie das – sondern da muß bei jedem Patienten neu, unter Einsatz des ganzen Wissens und Könnens, das zu ihm passende Medikament gefunden werden. Das ist oft wie die detektivische Lösung eines Kriminalfalles, an deren Ende nach Entflechtung aller verwirrenden Fakten und nach richtiger Kombination der wichtigsten Dinge das heilende Medikament für den Patienten steht. Langweilig wird die Homöopathie nie. Und wenn man die Orgel die Königin der Instrumente nennt, dann kann man die Homöopathie als die Königin der Heilmethoden bezeichnen, denn wie die Orgel das universellste Instrument ist, mit dem einer ein ganzes Orchesterkonzert spielen kann, so ist die Homöopathie die universellste Heilmethode, mit der man einen Haufen Spezialisten ersetzen kann. Aber wie die Orgel nicht einfach zu spielen ist, so ist die Homöopathie nicht einfach zu handhaben. Und man verfehlt sie ganz und gar, wenn man ihre Grundgesetze nicht kennt oder mißachtet.*

Und zweitens will dieses Buch sich über medizinische Fachkreise hinaus auch an den ‹Laien› wenden, um ihm – sofern er dazu Lust hat – einen Einblick in die Werkstatt und das Rüstzeug des Homöotherapeuten zu geben, um bei ihm Verständnis für die ‹Medizin der Zukunft› zu wecken. Vielleicht kann er das

Wissen darum, wie diese Heilmethode ‹funktioniert›, ja einmal gebrauchen, wenn er sich selbst in homöopathische Behandlung begeben sollte. Er weiß dann, was die Arbeit des Homöotherapeuten ist, wird ihm bereitwillig die benötigten Informationen liefern, die dieser für die Auswahl des Mittels braucht, und er hat auch eine Vorstellung davon, was in ihm selbst vorgeht, wenn das Simillimum wirkt. Auf jeden Fall aber wird er sich, wenn ihm die homöopathischen Grundgesetze dargeboten werden, ein eigenes Urteil über diese auch heute wieder so stark angefeindete Heilkunst bilden können, und kann so selbst entscheiden, ob er diesen Weg zur Heilung für vernünftig, gut und erhaltenswert hält. Er kann sich seine eigene Meinung bilden und weiß dann, was er zu denken hat, wenn von einer starken Lobby her die Homöopathie wie in ihren Anfangszeiten mit Hohn und Spott überschüttet oder bekämpft wird. Schon wieder nämlich gibt es Interessengruppen, die ihr den Garaus machen möchten. Diesmal sitzen die Gegner nicht im eigenen Lager, obwohl sie immer noch unter der Flagge der ‹Wissenschaft› segeln. (Für was alles ist die ‹Wissenschaft› schon mißbraucht worden! Selbst die Euthanasie-Versuche der Nationalsozialisten waren ‹wissenschaftlich› verbrämt!) Heute glauben die Gegner der Homöopathie, die ‹Mehrheit› auf ihrer Seite zu haben und rufen den Gesetzgeber zu Hilfe, um per Gesetz ‹legal› die Homöopathie auszuschalten. Je mehr Menschen aber über sie sachgerecht informiert sind und eine positive Einstellung zu ihr haben, desto weniger wird es gelingen, sie wieder verschwinden zu lassen.

Überhaupt hatten die ‹Laien› von Anfang an eine ganz besondere Beziehung zur Homöopathie. Viele interessierten sich weit über das normale Maß, das man einer neuen Heilmethode entgegenbringt, für sie, schlossen sich in Zirkeln zusammen oder förderten sie auf andere Weise. Manche wurden auch so sehr von ihr ergriffen, daß sie alles liegen und stehen ließen und Homöopathen wurden. Der erste und vielleicht bekannteste von ihnen war der Freiherr C. M. von Bönninghausen (1785–1864), der von seiner Tuberkulose homöopathisch geheilt wurde. Eigentlich war er Jurist, also medizinischer Laie. Aber durch seine Heilung war er so von dieser Heilmethode gefesselt, daß er sie mit Begeisterung erlernte und danach ausübte, und zwar so meisterhaft, daß Hahnemann sagte, wenn er einmal krank sei, wolle er sich von Bönninghausen behandeln lassen. Beide verband auch eine echte Freundschaft. Bönninghausen, der auch wichtige Bücher veröffentlichte, war ein so ausgezeichneter Homöopath, daß ihm der preußische König später die Approbation als Arzt verlieh. Er war also sozusagen der erste homöopathische Heilpraktiker, denn er hatte ja kein Medizinstudium. (Den Begriff ‹Heilpraktiker› gab es damals allerdings nicht.) Am Anfang der Homöopathiegeschichte standen also Hahnemann, der Arzt, und von Bönninghausen, der ‹Heilpraktiker›. Und dieses – wenn der Ausdruck erlaubt ist – ‹Zweigespann› gab die entscheidenden Impulse für die Entwicklung der praktischen Homöopathie bis heute: Hahnemann durch die Herausgabe seines ‹Organon› und seiner ‹Chronischen Krankheiten› und von Bönninghausen durch die Veröffentlichung des ersten Repertoriums. In unseren Tagen sind ebenfalls wieder beide Berufsstände – die Ärzte und die Heilpraktiker – an der Ausübung und weiteren Erforschung der Klassischen Homöopathie beteiligt. Zu dieser Entwicklung kam es auf eine ziemlich einfache und auch folgerichtige Art und Weise. Dr. A. Voegeli hat sie in einem Seminar einmal so skizziert, daß er von seinen Bemühungen berichtete, nach dem Kriege den Ärzten die Homöopathie Hahnemann's wieder nahezubringen. Aber nur wenige nahmen seine Botschaft auf. Da habe er auch Heilpraktiker zu seinen Seminaren zugelassen, und siehe da – dort fiel die Botschaft auf fruchtbaren Boden. Und so sitzen nun seit Jahren und Jahrzehnten Ärzte und Heilpraktiker zu seinen Füßen, um von ihm Klassische Homöopathie zu lernen. Er hat damit etwas Ähnliches getan wie Paulus, der Apostel der Heiden, der selbst Jude war. Auch er ging – wie er schreibt – in allen Orten, die er bereiste, zunächst immer zu den Juden, um ihnen das Evangelium zu verkünden. Da aber von ihnen niemand oder nur ganz wenige seine Botschaft hören wollten, wandte er sich dann an die Heiden, die das Evangelium williger annahmen. Er leitete damit für die Geschichte des Glaubens und der Menschheit eine in ihrer Gewichtigkeit nicht zu übersehende Entwicklung ein. Ähnlich wie Dr. Voegeli ging es auch Dr. O. Eichelberger, München, einem Schüler Voegelis. Es wird heute in Deutschland und Europa keinen geben, der besser in der Lage wäre, den Weg zur Findung des Simile, wie er den von Hahnemann gefundenen Gesetzen entspricht, darzustellen und zu lehren. Auch er hat seine Seminare den Heilpraktikern geöffnet, und man findet diese dort meist zahlreicher als die Ärzte. Durch seine Initiative wurde im Jahre 1982 die ‹Deutsche Gesellschaft für Klassische Homöopathie e. V.› gegründet, in der Ärzte und Heilpraktiker und Laien – ohne die Unterschiede verwischen zu wollen – dem gemeinsamen Ziel dienen, die Homöopathie Hahnemann's in Lehre, Forschung und Praxis zu erhalten und zu verbreiten. Man kann es nur begrüßen, daß es solche Zusammenschlüsse mit diesen Zielsetzungen gibt, denn die Homöopathie hat es wahrlich verdient, nicht nur erhalten und geduldet zu bleiben, sondern auch sowohl bei denen, die Heilung suchen, als auch bei denen, die von Berufs und Berufung wegen Heilung vermitteln sollten, in den meisten Fällen die Therapie der Wahl zu sein oder zu werden.

Freilich braucht man auch zur Ausübung der Homöotherapie exaktes medizinisches Wissen. Die grundlegenden Kenntnisse über Anatomie, Physiologie usw., vor allem aber der Nosologie, sind unentbehrlich. Besonders die Krankheitslehre muß jeder Homöopath noch viel besser können als der Schulmediziner, wobei es für den Homöotherapeuten verhältnismäßig unwichtig ist, wie der Erreger heißt, der zu einer Krankheit gehört, während der Verlauf *einer Krankheit und* wie *er vor sich geht, unabdingbares Wissen für ihn sein muß. Er braucht diese Kenntnisse, um – worauf später noch näher eingegangen wird – die gewöhnlichen, üblichen Symptome einer Krankheit von den ungewöhnlichen, individuellen Symptomen des Patienten unterscheiden zu können, und um beurteilen zu können, ob und wie das gegebene Mittel wirkt. Nirgendwo findet man Krankheitsabläufe daher so genau beschrieben wie in der klassischen homöopathischen Literatur. Dementsprechend muß auch jeder einzelne Krankheitsfall in diesem Sinne exakt beobachtet werden, worin die alten homöopathischen Behandler unübertroffene Meister waren, und woran sich sowohl der Schulmediziner als auch der Heilpraktiker gewöhnen müssen, wenn sie nicht von Kindesbeinen an mit der Homöotherapie vertraut gemacht wurden. Der Heilpraktiker hat es sogar manchmal leichter, in die Homöopathie ‹einzusteigen›, weil er das ganzheitliche Denken, das in ihr waltet, von der Naturheilkunde her schon gelernt hat, falls er eine seriöse Fachschule besucht hat. Ob aber Arzt oder Heilpraktiker – wer nicht den Grundgesetzen dieser Heilmethode entsprechend behandelt, sollte sich nicht ‹Homöopath› nennen.*

Und schon gar nicht darf einer, der keine Ahnung von diesen Grundgesetzen hat, sich anmaßen, die Homöopathie in irgendeiner Weise zu beurteilen. Das gilt für den Universitätsmediziner genauso wie für den Heilpraktiker oder Laien. Denn es handelt sich bei der ‹Homöopathik› – wie noch näher gezeigt wird – um etwas völlig anderes als das, was in Schulmedizin und Naturheilkunde bisher gelehrt und erkannt wurde. Wie sich die Dampfmaschine vom Elektromotor, oder wie sich Trommelsignale der Urwaldstämme von drahtloser Telegrafie grundlegend unterscheiden, so ist auch die Homöopathie grundlegend verschieden von allen anderen Heilmethoden. Würde der Elektroingenieur nicht mitleidig lächeln, wenn bei einem Defekt seiner E-Lok der Heizer einer Dampf-Lok daherkäme und ihn aufforderte, doch noch einen Sack Kohlen mehr aufzuwerfen oder das Überdruckventil zu reparieren? Man sieht: Wenn zwei das Gleiche tun, nämlich eine Lokomotive fahren, muß es noch lange nicht dasselbe sein, was sie tun. Und wenn zwei versuchen, kranke Menschen zu heilen, müssen sie auch noch lange nicht dasselbe tun. Denn der Unterschied zwischen einem Schulmediziner und einem Homöopathen ist etwa wie der zwischen einem, der eine Dampfmaschine wartet und betreut, und einem, der einen computergesteuerten Roboter in Pflege hat. Solange der Schulmediziner – oder irgend jemand anderes – nicht die Homöopathie studiert und ihren Gesetzen entsprechend nachvollzogen hat, ist er absolut inkompetent, irgendein Urteil über sie abzugeben, selbst wenn er 20 oder 30

Semester Universitätsmedizin absolviert hätte. Leider aber geschieht genau das, was absolut töricht ist, immer wieder bei uns in Mitteleuropa: In Fach- oder Boulevardblättern, in Rundfunk- oder Fernsehsendungen äußern sich immer wieder Mediziner oder Laien ‹wissenschaftlich› über die Homöopathie. Da sie, wie man ihren Ausführungen fast immer entnehmen kann, niemals Hahnemann selber gelesen, geschweige denn in einem Versuch lege artis seine Gesetze nachgeprüft haben, wirft das ein merkwürdiges Licht auf ihre Wissenschaftlichkeit. Wenn ‹Wissenschaft› bedeutet, vorgefaßte Meinungen, Hypothesen, Dogmen und Antipathien zu vertreten und zu verbreiten, dann ist es wahrlich schlecht um sie bestellt. Doch all das hat Hahnemann schon selbst in reichem Maße erleben müssen.

Dieses Buch möchte somit auch den Gegnern der Homöopathie deren Grundgesetze darlegen. Sollten sie sich zu einer Nachprüfung derselben entschließen – und nur so könnte man zu einem Urteil über sie kommen – dann muß dies auf dem Boden dieser Gesetze geschehen. Niemand kann ja mit den Gesetzen der Mechanik die Gesetze der Elektrizität überprüfen, denn mit dem Zentimetermaß oder der Waage kann man nicht die Stärke oder die Spannung eines elektrischen Stroms messen. So kann auch niemand mit den grob- oder feinstofflichen Maßstäben der Chemie die energetischen Gesetze der Homöopathie nachprüfen. In der Weltraumphysik oder in der Atomphysik ist schon lange bekannt, daß man sich bei der Untersuchung irgendeines Phänomens oder dem Nachvollzug eines Experiments den Bedingungen anpassen muß, die dieses Phänomen vorgibt. Und so sei es noch einmal gesagt: Dies gilt auch für die Homöopathie. Wer ihre Grundgesetze zur Kenntnis zu nehmen gewillt ist, wird dies auch sofort einsehen.

Man kann nur hoffen und wünschen, daß jeder, der sich über sie äußert, diese Bedingungen erfüllt. Wenn er sich aber intensiv mit der Homöopathie und ihren Gesetzmäßigkeiten beschäftigt, dann muß er das Wagnis auf sich nehmen, daß es ihm so ergeht wie Dr. C. Hering und vielen anderen, die von Verächtern oder Ignoranten zu glühenden Verehrern, ja sogar Meistern der Homöopathie wurden. So war es auch bei dem amerikanischen Anatomieprofessor J. T. Kent, der später zu einem der berühmtesten Homöopathen wurde, und auf den in diesem Buch häufig Bezug genommen wird. Als seine Frau sehr schwer erkrankte, und als man alle Hoffnung aufgegeben hatte, nachdem seine und die Künste seiner besten Kollegen nichts erreicht hatten über Wochen und Monate, zog man auf ihre Bitten hin noch einen alten homöopathischen Arzt zu Rate. Der kam in seiner Kutsche, setzte sich an ihr Bett und fragte sie über eine Stunde lang nach allen möglichen Dingen, die nach Kent's Meinung überhaupt nichts mit ihrer Krankheit zu tun hatten, so daß er ein spöttisches Lächeln nicht unterdrücken konnte. Als er dann auch noch, nachdem er sie untersucht hatte, um ein Glas Wasser bat, ein paar winzig kleine Kügelchen hineinfallen ließ und sagte, sie solle alle zwei Stunden einen Schluck davon nehmen, bis sie einschlafe – und das, nachdem sie wochenlang kein Auge mehr zugemacht hatte! – da stand für Kent fest, daß dieser Mann entweder ein Dummkopf oder ein Schwindler sei, und er brachte ihn sehr unhöflich zur Tür. Zwei Stunden später reichte er ihr dennoch den zweiten Schluck, vergaß dann aber über seiner Arbeit, ihr den nächsten zu geben. Wie erstaunt aber war er, als er 4 Stunden später in ihr Zimmer kam, und sie in einem tiefen, friedlichen Schlaf vorfand – nach Wochen zum erstenmal! Es ging ihr danach von Tag zu Tag besser, und bald war sie wiederhergestellt. Kent war tief betroffen, entschuldigte sich bei dem homöopathischen Arzt und ließ sich von ihm in die Homöopathie einführen. Bald darauf gab er seine Professur auf und studierte nur noch Tag und Nacht alle homöopathische Literatur, die damals zu erreichen war. (Vgl. ZKH 1962, Heft 6, S. 278ff.) Und so wurde er auf den Weg gesetzt, einer der berühmtesten homöopathischen Ärzte zu werden, ohne den die Homöopathiegeschichte heute gar nicht mehr vorstellbar wäre. Seine Bücher, vor allem sein zeitlos gültiges Repertorium, das er noch kurz vor seinem Tode 1916 vollendete, sind für jeden Klassischen Homöopathen unentbehrlich.

So wird fast jeder, der sich der ‹Homöopathik› verschrieben hat, sein ‹Bekehrungserlebnis› gehabt haben. Selbst wenn er sogar zunächst einmal bereitwillig die Lehren Hahnemann's theoretisch aufgenommen hat, weil er nach einer Alternative zur herrschenden Schulmedizin suchte, ist es trotzdem ein tiefgreifendes Erlebnis, wenn er zum ersten Mal die erstaunliche Wirkung einer Hochpotenz praktisch vor Augen geführt bekommt. Wahrscheinlich muß man ein solches Erlebnis immer erst hinter sich haben, um – jenseits aller Theorie – von der ‹Homöopathik› überzeugt zu sein. Unser materialistisch verbildeter Geist, der sich gewohnheitsmäßig nur vorstellen kann, daß nur materielle Dosen eines Arzneistoffes den menschlichen Organismus beeinflussen, muß meist erst durch solche praktischen Erlebnisse ‹bekehrt› werden, um einzusehen, daß man mit nichtmateriellen Arzneien auf diesen Organismus noch viel besser und tiefer einwirken kann. Aber diese Erlebnisse kann und wird jeder, ob Freund oder Feind, haben, sofern er es nur genau nachmacht, und das heißt, sofern er die Grundgesetze der Homöopathie genau beachtet und anwendet. Das ist die Bedingung, ohne die nichts geht in der Homöopathie. Und das sollte jedem, der im Zeitalter der Elektronik lebt, selbstverständlich und einsichtig sein. Wer sich ein neues Fernsehgerät oder einen Microcomputer kauft, wird sich vor Inbetriebnahme erst einmal die Gebrauchsanweisung durchlesen. Und wenn da steht, daß man den Knopf X drücken müsse, um das Gerät in Betrieb zu setzen, dann wird er diesen Knopf X auch drücken. Will er es *besser wissen und drückt einen anderen Knopf, dann passiert entweder gar nichts oder er macht das Gerät kaputt. Er würde sich aber lächerlich machen, wenn er sich beschweren würde, daß das Gerät nichts taugt. Denn jedermann weiß: nicht das Gerät hat versagt, sondern sein Benutzer, weil er sich nicht den Bedingungen angepaßt hat, unter denen das Gerät funktioniert. Dies alles so langatmig zu betonen, ist leider dringend notwendig. Denn immer noch werden – ganz besonders bei uns in Deutschland – Veröffentlichungen herausgebracht, die sich vor allem auf den sogenannten Wirksamkeitsnachweis homöopathischer Medikamente beziehen. Da werden dann Versuchsreihen beschrieben, die nach schulmedizinischen Prinzipien erfolgten. Daß dabei nicht viel oder gar nichts herauskommt, ist von vornherein klar. Vielleicht wissen das die Initiatoren dieser untauglichen Versuche sogar, denn es* soll *ja gar nichts Positives für die Homöopathie damit erwiesen werden. Man kann dazu immer nur das sagen, was Kent schon vor 80 Jahren äußerte: ‹Diejenigen, die behaupten, sie hätten die Homöopathie getestet, aber sie sei ein Versager, haben damit nur ihre eigene Unwissenheit deutlich gemacht.› (Lesser Writings, S. 642)*

Nichts ist also dringlicher, als in unserer Zeit, in der die zarte Pflanze ‹Homöopathik› wieder ein bißchen wachsen darf, ihre Grundgesetze für Freund und Feind, ob Arzt oder Heilpraktiker oder Laie oder nur ‹Interessierter›, deutlich zu machen, ja, sie geradezu einzuhämmern. Dem Leser werden daher in diesem Buch häufig Wiederholungen begegnen, und er wird gebeten, dies zu entschuldigen und zu verstehen. Sie sind an den entsprechenden Stellen sachlich notwendig, und bestimmte Fakten prägen sich dadurch besser ein. Es geht immer nur darum, ‹the Law› zu erkennen und herauszustellen. ‹Der Unglaube und die Meinungen der Menschen bringen nicht die Wahrheit hervor. Die Erfahrung, die der Homöopath hat, ist eine Erfahrung unter einem Gesetz, und sie bestätigt das Gesetz, und durch diese Regel wird sie erhalten› (Lesser Writings, S. 647). Denn ‹Homöopathie ist eine angewandte Wissenschaft und keine Theorie›. (ebd. S. 652)

Für die am häufigsten zitierte Literatur werden folgende Abkürzungen gebraucht:

ZKH	=	*Zeitschrift für Klassische Homöopathie, Haug-Verlag, Heidelberg.*
Journal	=	*Deutsches Journal für Homöopathie, Organon-Verlag.*
Organon	=	*Dr. S. Hahnemann, Organon der Heilkunst, 6. Auflage, Hippokrates-Verlag.*
Chron. Krankh.	=	*Dr. S. Hahnemann, Die chronischen Krankheiten, ihre eigenthümliche Natur und homöopathische Heilung,*

		Dresden und Leipzig 1835 (Nachdruck: K. F. Haug-Verlag, Heidelberg).
Chron. Miasm.	=	*J. H. Allen, The Chronic Miasms, Vol. I u. II. Jain Publishing Co., New Delhi.*
Lesser Writings	=	*J. T. Kent, New Remedies, Clinical Cases, Lesser Writings, Aphorisms and Precepts, B. Jain Publishers, New Delhi.*
Lectures	=	*J. T. Kent, Lectures on Homoeopathic Philosophy. Indian Books and Periodicals Syndicate, New Delhi.*
Kent	=	*Kent's Repertorium der homöopathischen Arzneimittel, neu übersetzt und herausgegeben von Dr. med. Georg von Keller und Dr. med. Künzli von Fimelsberg, Karl F. Haug-Verlag, Heidelberg.*
Synopsis	=	*R. G. Miller, Synopsis der homöopathischen Theorie, Haug-Verlag, Heidelberg 1983.*

2

DIE LEBENSKRAFT

Für das Funktionieren eines Radio- oder Fernsehapparates oder eines Computers gibt es eine entscheidende Grundvoraussetzung, ohne die diese Apparate tot und unbrauchbar wären: den elektrischen Strom. Befindet sich der Stecker nicht in der Steckdose, und ist der Schalter, der bei den modernen Geräten die Bezeichnung ‹Power› trägt, nicht eingeschaltet, oder ist das Gerät nicht an eine Batterie angeschlossen, dann läuft nichts, dann ist das Gerät stumm. Erst wenn das Gerät vom elektrischen Strom durchflossen wird, wenn jeder einzelne Baustein von dieser – nichtmateriellen! – Kraft durchströmt wird, und zwar in der gerade für jede Funktionseinheit richtigen Spannung und Frequenz, dann wird der Apparat ‹lebendig›, dann kann er seine ihm zugedachte Aufgabe erfüllen. Aber ohne ‹Power› geht nichts!

Für das Funktionieren eines lebenden Organismus gilt Ähnliches: Auch er muß von einer ‹Kraft› durchströmt werden, sonst ist er tot. Und das muß nicht nur eine Kraft sein, die ihm überhaupt Leben gibt, sondern die auch jeden einzelnen Baustein dieses Organismus, jedes größere oder kleinere Organ, jede Zelle, jedes Molekül, erreicht, ihm sagt, was er tun muß, und sie alle untereinander in funktionale Beziehung setzt und in gegenseitiger Harmonie erhält. Ihre Funktion muß also sein, Leben zu geben, zu erhalten, zu steuern und in Harmonie und Ausgewogenheit zu halten. Hahnemann nannte diese Kraft die ‹Lebenskraft› oder das ‹Lebensprinzip›, und ohne sie gibt es keinen lebenden tierischen oder menschlichen Organismus, und ohne sie würde auch die ‹Homöopathik› nicht funktionieren. Denn diese Kraft kann man beeinflussen, man kann sie aus dem Gleichgewicht bringen oder – wenn dies eingetreten ist – wieder in's Gleichgewicht zurückversetzen. Und genau dies ist der Ansatzpunkt der ‹Homöopathik›.

Vor Hahnemann haben schon andere Ärzte ähnliche Gedanken geäußert, unter ihnen der große Paracelsus. Dies im Einzelnen darzustellen, ist nicht Aufgabe dieses Buches. Doch während es sich bei jenen Ärzten mehr um Vermutungen oder naturphilosophische Äußerungen handelte, war Hahnemann der erste, der auf dem Wege des Experiments und der exakten Beobachtung – bis heute die Grundlagen echter Wissenschaft! – zu der Entdeckung dieser Naturphänomene kam. Er befand sich dabei gar nicht auf der Suche nach dieser Lebenskraft, er hatte sich also gar nicht dieses Ziel gesetzt, um es dann auch zu erreichen, wobei ja so häufig der Wunsch der Vater des Gedankens ist, sondern er wurde durch seinen Selbstversuch mit der Chinarinde dazu gedrängt, in dieser Richtung weiterzuforschen. Was er zuerst entdeckte, war das Ähnlichkeitsgesetz, und erst im Laufe seiner jahre- und jahrzehntelangen Forschungen formulierte er immer deutlicher die Lehre von der Lebenskraft. Wie die Pioniere der Elektrizität, beobachtete auch er zunächst Phänomene, die die Folge des Vorhandenseins dieser Kraft waren. Danach erst machte er sich auf die Suche nach ‹dem, was dahintersteckt›. (Vgl. das Kapitel: Arzneimittelprüfung›) Auf jeden Fall ist sicher, daß Hahnemann der erste war, der diese Sache experimentell untersuchte (Organon S. 37), sie als Naturgesetz erkannte und definierte (ebd. Anm. 108), die praktischen Konsequenzen daraus zog und eine Heilmethode daraus machte, die auch lehr- und lernbar war, wobei noch besonders wichtig ist zu betonen, daß er keinesfalls durch Spekulation, Sophisterei oder gar okkulte Machenschaften zu seinen Erkenntnissen gekommen ist, sondern eben nur durch Experimente und Beobachtungen. Es hieße, böswillige Geschichtsklitterei betreiben, wollte man übersehen, daß am Anfang der Homöopathie und aller ihrer Erkenntnisse der Selbstversuch Hahnemanns mit der Chinarinde, also die Arzneimittelprüfung am Gesunden, stand. Die – sozusagen umwerfende – Entdekkung, daß man einen gesunden, lebendigen Organismus aus dem Gleichgewicht bringen kann durch regelmäßige Zuführung kleiner Dosen von Arzneistoff, war der Ausgangspunkt für alle Forschungen Hahnemanns.

Und daß dies nicht nur durch materielle Dosen des Arzneistoffes, sondern sogar noch viel besser durch nichtmaterielle, durch Verdünnung und Reiben oder Schütteln hochpotenzierte Arzneien möglich ist, war ein weiterer wichtiger Schritt zu seinen Erkenntnissen (ebd. § 128). Da man bei der Arzneimittelprüfung mit den minimalen und ungiftigen Dosen des Prüfungsstoffes zunächst niemals die materielle Region des Organismus beeinflussen kann, sondern die der Empfindungen und Funktionen, schloß er daraus, daß dem materiellen Teil des Organismus *eine Kraft übergeordnet ist,* die diesen materiellen Teil beeinflußt. Zu demselben Schluß kam er durch den Vergleich eines lebendigen Organismus mit einem toten.

Materiell ist ja im Augenblick des Todes und kurz danach noch alles vorhanden, und doch ist der Organismus tot. Die Kraft, die diese an sich tote Materie belebt, die alle ihre Bauelemente – Atome, Moleküle, Zellen, Organe – in Harmonie einander zuordnet und ihnen sagt, was sie tun sollen, ist verschwunden, und darum löst sie sich ins Chaos auf (ebd. Anm. 52 zu § 10). Es ist daher nur logisch, daß Hahnemann den Namen ‹Lebenskraft› wählte, um das zu beschreiben, was er entdeckt hatte.

Und nun muß man einfach einmal die §§ 9–12 des Organon zitieren, um die ganze Tragweite dieser Lehre Hahnemanns erfassen zu können, und um zu begreifen, daß alles, was er in Theorie und Praxis in Sachen Homöopathie lehrte, eine logische Ableitung dieses Naturgesetzes ist. ‹Im gesunden Zustande des Menschen waltet die geistigartige, als Dynamis den materiellen Körper (Organism) belebende Lebenskraft (Autocratie) unumschränkt und hält alle seine Theile in bewundernswürdig harmonischen Lebensgange in Gefühlen und Thätigkeiten, so daß unser inwohnende, vernünftige Geist sich dieses lebendigen, gesunden Werkzeugs frei zu dem höhern Zwecke unsers Daseins bedienen kann. – Der materielle Organism, ohne Lebenskraft gedacht, ist keiner Empfindung, keiner Thätigkeit, keiner Selbsterhaltung fähig; (Anm. 52: Er ist todt und, nun bloß der Macht der physischen Außenwelt unterworfen, fault er und wird wieder in seine chemischen Bestandtheile aufgelöst); nur das immaterielle, den materiellen Organism im gesunden und kranken Zustande belebende Wesen (das Lebensprinzip, die Lebenskraft) verleiht ihm alle Empfindungen und bewirkt seine Lebensverrichtungen. – Wenn der Mensch erkrankt, so ist ursprünglich nur diese geistartige, in seinem Organism überall anwesende, selbstthätige Lebenskraft (Lebensprinzip) durch den dem Leben feindlichen, dynamischen Einfluß eines krankmachenden Agens verstimmt; nur das zu einer solchen Innormalität verstimmte Lebensprincip, kann dem Organism die widrigen Empfindungen verleihen und ihn so zu regelwidrigen Thätigkeiten bestimmen, die wir Krankheit nennen, denn dieses, an sich unsichtbare und bloß an seinen Wirkungen im Organism erkennbare Kraftwesen, giebt seine krankhafte Verstimmung nur durch Äußerung von Krankheit in Gefühlen und Thätigkeiten (die einzige, den Sinnen des Beobachters und Heilkünstlers zugekehrte Seite des Organisms), das ist, durch Krankheits-Symptomen zu erkennen und kann sie nicht anders zu erkennen geben. – Einzig die krankhaft gestimmte Lebenskraft bringt die Krankheiten hervor . . .›

Diese kurzen, aber inhaltsschweren Paragraphen machen den riesigen Unterschied zwischen der Homöopathie und allen anderen Heilmethoden aus. Sie trennen – und Hahnemann hat das gewußt und immer betont – die Homöopathie um Welten von allem anderen, was als Therapie praktiziert oder gelehrt wird. Hier ist nämlich endlich einmal *die richtige Stelle* genannt, an die man sich wenden muß, wenn man heilen will; die man beeinflussen muß, wenn man den Organismus in Richtung Gesundheit steuern will. Denn es ist die Stelle, die den Gesamtorganismus mit Leben erfüllt, die ihn in harmonischem Gleichgewicht zusammenhält und die alles, was in ihm vorgeht, lenkt, befiehlt und steuert. Kein Atom, kein Molekül, keine Zelle, kein Organ könnte ohne sie etwas tun, und wenn sie etwas täten, würde es eigengesetzlich ablaufen und nicht dem Ganzen dienen. Wenn das alles stimmt, dann ist es nicht sinnvoll, sich an irgendwelche anderen Instanzen im Organismus zu wenden, um heilen zu wollen. *Es kann dann nur diese eine Stelle geben,* und wenn die Heilung nicht von da ausgeht, gibt es überhaupt keine Heilung. Wenn also die Lebenskraft bei lokalen therapeutischen Bemühungen nicht ‹mitmacht› oder wenn diese therapeutischen Bemühungen gar gegen die Intentionen der Lebenskraft stehen, dann kommt es nicht nur nicht zur Heilung, sondern oft sogar zur Katastrophe, wie Tausende von Therapeuten und Patienten täglich neu erfahren müssen. Es ist schlicht und einfach eine Revolution in der Medizin, die Hahnemann da begonnen hat.

Aber nun wird von ihm auch noch eine qualitative Aussage über die Lebenskraft gemacht: sie ist ‹geistartig›! Und das ist ein Begriff, über den viele stolpern oder ihn mißverstehen. Die reinen Materialisten lachen von vornherein darüber; für sie ist die Homöopathie schon allein dieses Begriffes wegen erledigt. Doch auch diejenigen, die etwas Geistiges, Spirituelles, gar Okkultes daraus machen wollen, sind genauso fürchterlich auf dem Holzweg wie die, die etwas Psychologisches, etwa eine Suggestivkraft, hineindeuten möchten. Hahnemann selbst, der statt ‹geistartig› auch oft ‹dynamisch› sagt, manchmal sogar ‹energisch›, verzichtet auf substantielle Aussagen über die Lebenskraft. Aber in der berühmten Anmerkung 53 zum § 11 des Organon sagt er doch sehr deutlich, in welcher Region er diese Dinge angesiedelt wissen will. Er fragt da: ‹Was ist dynamischer Einfluß, dynamische Kraft?› Und er bedient sich dann der Analogie der Gravitationskräfte oder der Kräfte des Magneten. ‹Wir nehmen wahr, daß unsere Erde durch eine heimliche, unsichtbare Kraft ihren Mond in 28 Tagen und etlichen Stunden um sich herumführt und wie dagegen der Mond unsere nördlichen Meere abwechselnd in festgesetzten Stunden zur *Fluth* erhebet und in gleichen Stunden wieder zur *Ebbe* sinken läßt (einige Verschiedenheit beim Voll- und Neumonde abgerechnet). Wir sehen dieß und erstaunen, weil unsere Sinne nicht wahrnehmen, auf welche Weise dieß geschieht. Offenbar geschieht es nicht durch materielle Werkzeuge, nicht durch mechanische Veranstaltungen, wie menschliche Werke ... Und so sehen wir noch viele andere Ereignisse um uns her, als Erfolge von der Wirkung der einen Substanz auf die andere, ohne daß ein sinnlich wahrnehmbarer Zusammenhang zwischen Ursache und Erfolg zu erkennen wäre. Der kultivierte, im Vergleichen und Abstrahieren geübte Mensch, vermag allein, sich dabei eine Art übersinnliche Idee zu bilden, welche hinreicht, um beim Auffassen solcher Begriffe, alles Materielle oder Mechanische in seinen Gedanken davon entfernt zu halten; er nennt solche Wirkungen *dynamische, virtuelle,* das ist, solche, die durch absolute, spezifische, reine Macht und Wirkung des Einen auf das andere erfolgen. So ist z. B. die dynamische Wirkung der krankmachenden Einflüsse auf den gesunden Menschen, sowie die *dynamische* Kraft der Arzneien auf das Lebensprinzip, um den Menschen wieder gesund zu machen, nichts als Ansteckung,* und so ganz und gar nicht materiell, so ganz und gar nicht mechanisch, als es die Kraft eines Magnetstabes ist, wenn er ein in seiner Nähe liegendes Stück Eisen oder Stahl mit Gewalt an sich zieht. Man sieht, daß das Stück Eisen von einem Ende (Pole) des Magnetstabes angezogen wird; aber *wie* es geschieht, sieht man *nicht.* Diese unsichtbare Kraft des Magnets bedarf, um das Eisen an sich zu ziehen, keines mechanischen (materiellen) Hilfsmittels, keines Hakens oder Hebels; sie zieht es an sich und wirkt so auf das Stück Eisen, oder auf eine Nadel von Stahl mittels einer reinen immateriellen, unsichtbaren, geistartigen, eigenen Kraft, das ist *dynamisch,* theilt auch der Stahl-Nadel die magnetische Kraft eben so unsichtbar (dynamisch) mit; die Stahl-Nadel wird auch wenn der Magnet sie nicht berührt, auch schon in einiger Entfernung von ihm, selbst magnetisch und steckt wieder andere Stahl-Nadeln mit derselben magnetischen Eigenschaft (dynamisch) an, womit sie vom Magnetstabe vorher angesteckt worden war ...› Immerhin läßt sich aus seiner Analogie der Gravitations- und Magnetkräfte, sowie aus der Anmerkung 200 zum § 269 (wo er die Entwicklung von Kräften, die auf den lebenden Organismus wirken, aus

* Man achte darauf, daß Hahnemann den Begriff ‹Ansteckung› ganz anders versteht als wir heute: für ihn ist sie nicht durch Erreger materieller Art (Bakterien, Viren, etc.) bedingt, sondern ein dynamischer, immaterieller Vorgang!

der rohen Natursubstanz durch Reiben oder Schütteln, ein physisches, vorzüglich physiologisch-pathogenisches Natur-Gesetz nennt) schließen, daß er mit all dem im Raum der Physik – und nicht der Metaphysik – bleiben wollte. Dies bestätigt auch noch die Anm. 63 zum § 3: ‹Wenn ich Krankheit eine Stimmung oder Verstimmung des menschlichen Befindens nenne, so bin ich weit entfernt, dadurch einen hyperphysischen Aufschluß über die innere Natur der Krankheiten überhaupt oder eines einzelnen Krankheitsfalls insbesondere geben zu wollen. Es soll mit diesem Ausdruck nur angedeutet werden, was die Krankheiten erwiesenermaßen nicht sind und nicht sein können, nicht mechanische oder chemische Veränderungen der materiellen Körpersubstanz und nicht von einem materiellen Krankheits-Stoffe abhängig – sondern bloß geistartige, dynamische Verstimmung des Lebens.›

Hut ab vor so viel redlicher Wissenschaftlichkeit! Wären unsere heutigen sogenannten Wissenschaftler so exakt wissenschaftlich wie Hahnemann, dann wäre endlich Schluß mit der widerlichen Begriffsverwirrung innerhalb der sog. Wissenschaft. Was Hahnemann nicht beschreiben kann, nämlich die Lebenskraft, das beschreibt er nicht. Aber die Wirkungen – und daher die Nutzung – beschreibt er, und zwar exakt. Nicht ein Fünkchen Spekulation ist dabei! Jede redliche Wissenschaft hat es bisher immer so gehalten. Die Magnetkraft kann man substantiell nicht beschreiben, aber ihre Wirkungen kann man beschreiben und sie darum auch anwenden, und folglich fahren Straßenbahnen und Elektroloks durch unsere Lande. Eine Radiowelle kann man substantiell nicht beschreiben, aber ihre Wirkung kann man beschreiben und sie deswegen auch anwenden, und folglich hören wir Radio, sehen fern, steuern Raketen im Weltall usw. Ist das alles etwa unwissenschaftlich, weil man das ‹Ding an sich› nicht beschreiben kann? Und jeder Wissenschaftler weiß dazu noch, daß er die Wirkungen solcher Kräfte nur mit den dazu geeigneten Instrumenten nachweisen kann. Man kann die Feldstärke eines Magneten nicht mit dem Thermometer und die Frequenz einer Radiowelle nicht mit der Waage messen. Und so kann man die Wirkungen, die auf die Lebenskraft ausgeübt werden, oder von ihr ausgehen, ebenfalls nur mit den diesem Gegenstand adäquaten Methoden nachweisen. Daß man so vorgehen muß – daß man nämlich bei der Untersuchung physikalischer Phänomene oder Vorgänge die Methoden und die Instrumente den Bedingungen anpassen muß, die das zu untersuchende Phänomen oder der zu untersuchende Gegenstand diktiert – lernt jeder Physiker im 1. Semester, und es ist daher grober Unsinn und absolut unwissenschaftlich, wenn von der sog. Wissenschaft andere Nachweise gefordert werden. Hahnemann hat die adäquaten Methoden genau beschrieben: Es ist das erstens die Arzneimittelprüfung am Gesunden in der von Hahnemann geforderten Versuchsanordnung und zweitens – sozusagen als Probe aufs Exempel – die Gabe des Simillimum beim akut oder chronisch Kranken. Und es kann einen immer wieder in Erstaunen versetzen, wie unter dem Einfluß des Simillimum krankhafte Werte bei Laborbefunden zur Norm zurückkehren – objektive Nachweise in Hülle und Fülle.

Alles an der Lehre von der Lebenskraft ist also wissenschaftlich und alles ist logisch. *Und alles, was Hahnemann gelehrt hat, ist Ableitung aus ihr.* Aus ihr folgt, was in diesem Buch noch näher ausgeführt wird, daß Krankheit eine Verstimmung der Lebenskraft ist, und Gesundung eine Rückkehr zu ihrer Harmonie (§ 9–12); daß Krankheit eine dynamische Sache ist, ausgelöst durch einen dynamischen Einfluß auf die Lebenskraft (§ 9–12); daß Heilung nur auf dynamischem Wege zustandekommen kann, und zwar mit Hilfe einer dynamischen, der Verstimmung ähnlichen Kunstkrankheit (§ 2; 24; 29); daß es die Lebenskraft ist, die die Krankheitssymptome im Organismus hervorruft (§ 12–15); daß daher die Symptome der einzige Indikator für Krankheit sind (§ 18); daß ferner deswegen die Symptome auch die einzige Anzeige zur Findung des Arzneimittels sind (§ 24–27); daß die Arznei nach der Ähnlichkeitsregel ausgesucht werden müsse (§ 25); daß jede Arznei nicht aufgrund ihrer chemischen Bestandteile, sondern ihrer dynamischen, geistartigen Kraft wirkt (§ 16 u. Anm. 53); daß Arznei deswegen hochpotenziert noch besser oder überhaupt erst wirkt (Anm. 53); daß ihre dynamische Wirkung durch Prüfung an Gesunden festgestellt und festgehalten werden muß (§ 120 ff.) usw. usf. Bis in alle Einzelheiten ist alles in der Homöopathie aus der Lehre von der Lebenskraft abgeleitet, selbst bis in solche Einzelheiten wie der Lehre von den ‹Local-Übeln› (§ 191 ff.) oder der Herstellung der Arzneien (§ 269 ff.). Immer ist es die Lebenskraft, die alle Gesetze der Homöopathie bedingt, und immer sind es nur Versuche und Erfahrungen – niemals Spekulation! – die diese Gesetze bestätigen! Nochmals: Hut ab vor dieser enormen wissenschaftlichen Leistung, vor dieser gewaltigen Entdeckung, die nur alle Jahrtausend einmal einem Menschen zuteil wird, und die die Medizin und das Gesundheitswesen gänzlich umkrempeln könnte.

Wenn man Hahnemann bis hierhin gefolgt ist, wenn man dies alles in seiner ganzen Tragweite erfaßt hat, und wenn man es akzeptiert hat und in Erregung über diesen genialen und revolutionären Entwurf geraten ist, dann wird man um so enttäuschter und geradezu geschockt sein, wenn man beim näheren Studium des Organon miterlebt, wie respektlos Hahnemann mit dieser Lebenskraft umgeht. Er nennt sie ‹verstandlos und keiner Überlegung oder Fürsicht fähig› (S. 25), ‹nicht nach Verstand, Einsicht und Überlegung zu handeln geeignet› (S. 28), und ihre Reaktionen ‹automatisch›, ‹instinktartig› (S. 29) und ‹höchst unvollkommen, meist zweckwidrig› (Anm. 58), ja er gebraucht sogar das Wort ‹jammervoll› (Anm. 18) –, so daß der echte Heilkünstler sie nicht nachahmen könne und dürfe (Anm. 18). Und er zählt an mehreren Stellen ausführlich auf, woran man ihr verstandloses und automatisches Reagieren erkennen könne. Sie kann von allein keine tiefen Wunden heilen, keine Knochen-Bruch-Enden richten, keine verletzte Arterie unterbinden, keinen Splitter aus dem Auge ziehen, sondern ihn nur unter Zerstörung des Auges herauseitern, einen eingeklemmten Leistenbruch nur durch ‹Brand der Gedärme› lösen (S. 22), sie kann akute Krankheiten nur höchst qualvoll und durch gefährliche Anstrengungen zu heilen versuchen, wobei sie ‹mehr oder weniger von den leidenden Theilen aufopfert und vernichtet, um das Übrige zu retten›, und oft enden diese Rettungsversuche mit dem Tod, weil dabei automatisch und blindlings, ohne Überlegung, vorgegangen wird (Anm. 18). Noch schlimmer steht es mit den chronischen Krankheiten (Psora, Syphilis, Sykosis), die die verstandlose Lebenskraft sogar ohne Bedenken im Körper aufnimmt und nichts gegen sie unternehmen kann (S. 22ff.). Lauter negative, geradezu verächtliche Aussagen über das Instrument, von dem er doch so eindrücklich sagt, daß es die einzige Stelle sei, wo Heilung ansetzen könne, und das er so pries, weil es den Organismus in wunderbarer Harmonie und Ordnung erhalte, damit der Mensch dem höheren Zwecke dienen könne, zu dem er sein Dasein erhalten habe. Sind das nicht gewaltige Widersprüche? Redet der sonst so logische Hahnemann in zwei verschiedenen Zungen? Keineswegs! Er ist und bleibt weiterhin völlig logisch! Denn wofür ist die Lebenskraft da und wann funktioniert sie gut und richtig? Die Antwort ist eindeutig: Solange der Mensch gesund ist! Wann aber reagiert sie verstandlos, automatisch, wenig zweckdienlich, jammervoll oder gar nicht, und wofür ist sie also gar nicht zuständig? Auch diese Antwort ist klar und eindeutig: In Zeiten der Krankheit! Wenn sie verstimmt ist, wenn ein dynamischer Reiz sie durcheinandergebracht hat, dann kann sie gar nicht mehr richtig funktionieren! ‹Nein! jene dem Menschen angeborene, das Leben auf die vollkommenste Weise während dessen Gesundheit zu führen bestimmte herrliche Kraft, gleich gegenwärtig in allen Theilen des Organismus . . . und unermüdete Triebfeder aller normalen, natürlichen Körper-Verrichtungen, ward gar nicht dazu erschaffen, um sich in Krankheiten selbst zu helfen, nicht, um eine nachahmungswürdige Heilkunst auszuüben . . .› (S. 29) So führt er wortwörtlich aus. Und an anderer Stelle redet er von den ‹höchst unvollkommenen, meist zweckwidrigen Bestrebungen der bloß instinktartigen, verstandlosen Lebenskraft . . ., welche unserem Organismus nur anerschaffen ward, um, solange dieser gesund ist, unser Leben in harmonischem Gange fortzuführen, nicht aber, um in Krankheiten sich selbst zu heilen. Denn besäße sie hierzu eine musterhafte Fähigkeit, so würde sie den Organism gar nicht haben krankwerden lassen.› (Anm. 59) Also: für Gesundheit ist sie zuständig, für Krankheit nicht, in Gesundheit ist sie herrlich, in Krankheit jammervoll – und wie kann dann Heilung geschehen? Die Antwort ist einigermaßen überraschend und macht den Heilberuf zu einem der höchsten in der Menschheit: Krankheit kann gar nicht durch die Natur allein, sondern in Wahrheit nur durch ‹jene größte Gabe Gottes›, nämlich ‹nachdenklichen Verstand und ungebundene Überlegungskraft› geheilt werden. (S. 23) ‹Wahre Heilkunst ist jenes nachdenkliche Geschäft, was dem höhern Menschen-Geiste, der freien Überlegung, und dem wählenden, nach Gründen entscheidenden Verstand, obliegt.› (S. 29) Es stockt einem der Atem! Wohin versteigt sich Hahnemann? Gilt denn nicht mehr der Satz: Nur die Natur heilt? Gilt nicht mehr: natura sanat, medicus curat? Nein, sagt Hahnemann, die Natur heilt nicht richtig, hier braucht es den Verstand, jene größte Gabe Gottes! Wozu? ‹Um jene instinktartige und verstand- und bewußtlose, aber automatisch energische Lebenskraft, wenn sie durch Krankheit zu annormaler Thätigkeit verstimmt worden, mittels einer, dieser ähnlichen Affection, von homöopathisch ausgewählter Arznei erzeugt, dergestalt arzneikrank, und zwar in einem etwas höhern Grade, umzustimmen, daß die natürliche Krankheits-Affection nicht mehr auf sie wirken könne und sie so derselben quit werde, einzig noch beschäftigt bleibend mit der so ähnlichen, etwas stärkern Arzneikrankheits-Affection, gegen welche sie nun ihre ganze Energie richtet, die aber bald von ihr überwältigt, sie aber dadurch frei und fähig wird, wieder zur Norm der Gesundheit und zu ihrer eigentlichen Bestimmung, ‹der Belebung und Gesunderhaltung des Organismus›, zurückzukehren, ohne bei dieser Umwandlung schmerzhafte oder schwächende Angriffe erlitten zu haben. Dieß zu bewirken lehrt die homöopathische Heilkunst.› (S. 29) Das heißt also: wahre Heilung gibt es nur durch eine Kunstkrankheit. Die geistartig, dynamisch oder energetisch verstimmte Lebenskraft kann nur durch eine ihr absolut ähnliche, ebenfalls geistartige oder energetische Kunstkrankheit gelöscht werden. Und nur der menschliche Verstand ist in der Lage, das ebenfalls geistartige Arzneimittel zu bestimmen, das diese Kunstkrankheit erzeugt. (§ 16; 25–34).

Verstehen oder erahnen wir, daß Hahnemann tatsächlich alles, was bisher in der Medizin, auch bis zum heutigen Tage, gesagt und gelehrt worden ist, weit hinter sich läßt und zu gänzlich neuen Ufern gelangt ist? Das ist so sehr Medizin der Zukunft, daß diese Zukunft noch lange nicht richtig begonnen hat! Und daß wir heute erst – nach 150–180 Jahren – von Physik und Biologie Analogien geliefert bekommen, die uns zeigen, daß es solche Dinge gibt. Für mich persönlich ist es faszinierend, wie Hahnemann bereits vor 150 Jahren mit seiner Lehre von der Lebenskraft sozusagen eine höhere Version der gesteuerten Systeme beschrieb. Da ist eine Waschmaschine, ein unbemanntes Flugzeug, ein Roboter. Sie werden gesteuert von einem Computer, einem Zentrum, das nichtmateriell, elektronisch, funktioniert. Diesem Computer ist ein Programm eingebaut, das ein normales und gutes Arbeiten des Roboters garantiert und auch einige wenige Ausnahmefälle und Notsituationen berücksichtigt. Plötzlich wird das normale, eingebaute Programm von außen von einem anderen, störenden Programm überlagert, auf nichtmateriellem, elektronischem Wege. Dadurch kommt das eingebaute, ursprüngliche Programm aus dem Gleichgewicht, es werden falsche Befehle gegeben und der Roboter kommt völlig durcheinander. Der Computer hat keine Möglichkeit, sich dagegen zu wehren: seine nun falsch gesteuerten Funktionen und seine wenigen Notfunktionen laufen nun stur, automatisch und unerbittlich ab, selbst wenn sie zur Selbstzerstörung führen sollten. Er erweist sich für den Notfall als wenig zweckdienlich. Hier gibt es, ohne Computer und Roboter zu zerstören und abzuschalten, nur eine Möglichkeit: Ebenfalls von außen und ebenfalls auf elektronischem Wege muß ein dem störenden Programm gleiches oder höchstähnliches Programm eingegeben werden, wodurch jenes störende Programm gelöscht wird. Man kann eine elektrische Welle z. B. nur dadurch löschen, daß man eine gleiche oder höchstähnliche phasenverschoben auf sie setzt. So ähnlich stelle ich mir im Prinzip die Sache mit der Kunstkrankheit vor, die der zu heilenden höchstähnlich sein muß. Ist das feindliche, eingedrungene, falsche Programm erst einmal gelöscht, kann das ursprüngliche, eingebaute Programm wieder zum Tragen kommen, und die Funktionen des Roboters kehren wieder zur Norm zurück. Dies ist zwar nur eine Analogie, und dazu noch eine auf Krücken. Aber mir hilft sie, ein bißchen zu verstehen, was Hahnemann von der Lebenskraft sagt. Und sie hat den Vorteil, daß mit ihrer Hilfe alle Phänomene in der Homöopathie, ja sogar in der gesamten Medizin, alle Vorgänge um Gesundheit oder Krankheit, erklärbar werden, sogar die der konstitutionellen Erkrankung und der Erbkrankheiten. Man muß nur begreifen, daß die Lebenskraft nicht selbst das Programm ist, daß sie es auch nicht selber machen kann, sondern daß das Programm einem lebenden Organismus mitgegeben ist. Die Lebenskraft führt es nur aus und reagiert innerhalb der Vorgegebenheiten des Programms – in Gesundheit richtig und gut, in Krankheit zumeist falsch, weil eben das vorgegebene, eingebaute Programm überlagert wird. Und da gibt es nur die einzige Hilfe, daß das falsche, eingedrungene, überlagernde Programm wieder gelöscht wird. Und das kann die Homöopathie – mit Hilfe der Kunstkrankheit, die das Simillimum erzeugt. Aber nur das kann sie, mehr nicht! Sie kann z. B. nicht das ursprüngliche, eingebaute Programm verändern – höchstens kurzfristig überlagern bei einer Arzneimittelprüfung – aber sie kann es nicht so verändern, daß ein anderer Mensch daraus wird. Sie kann keinen Schwarzen zum Weißen machen, keinen Analphabeten zum Einstein, keinen Mann zur Frau, usw. Sie kann einen Menschen immer nur zu dem machen, was er eigentlich ist an Leib und Seele, was sein eigentliches, ursprüngliches Programm ausmacht. Das bedeutet: Die Homöopathie kann nur das verändern, was krankhaft ist. Aber das ist schon unwahrscheinlich viel; wer kann das sonst noch? Und es gibt so viel Krankhaftes, bis hin zu den chronischen Krankheiten – ein weites Feld für Homöopathie!

Mit der Lehre von den chronischen Krankheiten krönt dann Hahnemann seine Lehre von der Lebenskraft, sie ist wiederum die logische Folge aus ihr. Bei der chronischen Krankheit ist es so, daß einerseits das ursprüngliche Programm des Organismus von einem oder mehreren ganz besonders starken fremden Programmen überlagert ist, daß andererseits im ursprünglichen eingebauten Programm des Organismus keine Möglichkeiten der Abwehr oder Reaktion vorgesehen sind, wie wenigstens bei einigen akuten Erkrankungen, so daß der Organismus gänzlich hilflos gegen die chronische Krankheit ist, sie erleiden und es tatenlos hinnehmen muß, daß das fremde Programm sich schließlich auch im materiellen Teil des Organismus manifestiert, und Gewebe zerstört oder verändert wird. Auch hier helfen nur ein oder mehrere Similia, das oder die fremden Programme auszulöschen, und da diese besonders stark und kräftig sind, dauert es eine ganze Weile, bis sie gelöscht sind. Und es ist logisch – wie alles hierbei logisch ist – daß dabei die Mittel nicht zu schnell gewechselt werden dürfen.

Wie gesagt, das sind nur Analogien aus dem Raum der Kybernetik und Elektronik,* aber sie helfen mir, Hahnemann zu verstehen, und sie lassen mich begreifen, wie unendlich weit Hahnemann seiner Zeit – und auch noch der unsrigen – voraus war! Und selbst wenn meine Analogie falsch sein sollte – die Homöopathie funktioniert trotzdem! Weil es die Lebenskraft gibt! Natürlich werden nun viele sofort fragen: ‹Wo soll denn im Körper dieses Steuerungszentrum sitzen? Wir haben unsere Anatomie gut gelernt, aber es ist uns nicht bekannt, daß es irgendwo solch ein Organ geben sollte!› Wer jedoch bis hierher aufmerksam mitgelesen hat, wird schon bemerkt haben, daß diese Frage sachlich nicht richtig ist. Wir hatten ja gehört, daß es sich bei der Lebenskraft um eine ‹Dynamis› handelt, also um eine energetische Kraft, die den Gravitationskräften, der Magnetkraft oder der Elektrizität vergleichbar ist, und die überall ‹gleich gegenwärtig in allen Theilen des Organismus› und eine ‹unermüdete Triebfeder aller normalen, natürlichen Körper-Verrichtungen› ist. Daher kann man gar keine Fragen nach ihrer Lokalisierbarkeit stellen. Man kann ja bei einem Computer oder einem Fernsehgerät auch nicht fragen: ‹Wo sitzt denn nun der Strom?› Jedermann weiß, daß der elektrische Strom in allen wesentlichen Teilen eines solchen Apparates fließt, allerdings in verschiedenen Stärken, Frequenzen und Variationen, aber ohne ihn würde der Apparat ‹tot› sein und nicht funktionieren. Und doch muß man es immer wieder erleben, daß angesehene Mediziner, Pharmazeuten und andere ‹Wissenschaftler› genüßlich diese Frage nach dem Sitz der Lebenskraft stellen, in der Meinung, damit die Homöopathie ad absurdum zu führen. Und das

* Man lese dazu das Buch von Dr. med. G. Bayr, Kybernetische Denkmodelle der Homöopathie, Haug Verlag, Heidelberg 1982.

gegen Ende des 20. Jahrhunderts! Man kann da nur verwundert die Gegenfrage stellen: Wie weit sind diese Leute eigentlich zurück? Sie stellen sich damit auf die Stufe jenes Schwarzen im Urwald, der zum ersten Mal ein Radio hörte und sah, und es dann auseinandernahm, um zu sehen, wo denn das Orchester sitzt. Oder sie sind denen vergleichbar, die vor rund 150 Jahren ‹wissenschaftliche› Gutachten gegen die Eisenbahn abgaben, weil sie entweder nicht funktionieren werde oder weil kein Mensch diese Geschwindigkeiten aushalten werde. Freilich braucht der elektrische Strom in einem Computer oder Fernsehapparat auch die eingebauten materiellen Bausteine, um zum richtigen Funktionieren zu kommen. Die Spulen, Widerstände, Transistoren, Chips, usw. modifizieren den Fluß des Stromes und bringen ihn dazu, so zu fließen, daß die gewünschte Wirkung schließlich dabei herauskommt. Zerstört man gewaltsam diese Bausteine oder sind sie durch Materialfehler unbrauchbar geworden, dann leidet darunter auch das richtige Funktionieren des elektrischen Stromes. Ähnlich ist es auch beim lebenden Organismus: Auch er benötigt materielle Bausteine, damit die Lebenskraft richtig wirken kann. Z. B. ist das Gehirn eines der entscheidenden materiellen Elemente, ohne die ‹nichts läuft›. Wird es zerstört, kann auch die Lebenskraft nicht mehr funktionieren! So ist also der tierische oder menschliche Organismus eine bewundernswürdige Einheit: ohne die Materie wäre er nichts, aber ohne die nichtmaterielle Lebenskraft wäre er eben tot, wie der Computer ohne Strom.

Leider – und dies muß laut beklagt werden – gibt es auf diesem Gebiet nur ganz wenig oder so gut wie gar keine Forschung. Das liegt einzig und allein an den mangelnden Möglichkeiten dazu, die vor allem finanzieller Art sind. Hahnemann war Arzt und hat seine Entdeckungen sofort in die Praxis zum Wohle seiner Patienten umgesetzt. Und statt Förderung von irgendeiner Seite ist ihm immer nur Hinderung zuteil geworden. Und so erging es fast allen seinen Nachfolgern. Da die Homöopathie in der täglichen Praxis eine sehr zeitaufwendige Therapie ist, hat noch kein Homöotherapeut große Reichtümer sammeln können, die er in die theoretische Forschung hätte stecken können. (Praktische Forschung, die dann sofort dem leidenden Patienten zugute kam, hat es in Form der Arzneimittelprüfungen dagegen immer gegeben!) Auch die Hersteller homöopathischer Arzneimittel verdienen wahrlich nicht viel daran, so daß auch von dieser Seite wenig an Forschung zu erwarten ist. Vor allem aber hat der Niedergang der Klassischen

Homöopathie viel dazu beigetragen, daß sich niemand mehr für dieses Thema interessierte. Das hat sich zwar inzwischen geändert, Interessierte gäbe es jetzt wieder, aber nun stehen bereits die Gegner vor der Tür, um mit Hilfe staatlicher Gesetzgebung alles wieder zunichte zu machen. Währenddessen können die Schulmedizin und die Pharmaindustrie Milliarden von Mark für ihre Forschungen ausgeben. Wie aber kann man von solch einer geknebelten Homöopathie, die von keiner Seite Unterstützung erhält, großartige Forschungsleistungen auf theoretischem Gebiet erwarten oder gar verlangen? Und doch würde eine solche Forschung – wenn sie nach den entsprechenden Gesetzen ginge – sehr bald fruchtbare Ergebnisse bringen! Wenn sie z. Z. leider nicht möglich ist, dann ist das sehr zu bedauern, dennoch bringt die ‹Homöopathik› jeden Tag in der Praxis die Bestätigung für ihre Richtigkeit. Und für den kranken Menschen ist dies das Wichtigste.

Hahnemann entdeckte also die Stelle, an der Heilung anzusetzen hat, wenn sie sinnvoll sein soll. Die Lebenskraft wäre demnach – funktional gesehen – das nichtmaterielle Steuerungszentrum eines Organismus und gleichzeitig die nichtmaterielle Kraft, die überall im Organismus anwesend ist, um die zu seiner Erhaltung notwendigen Steuerungen zu überwachen, zu koordinieren, zu regeln und im Gleichgewicht zu halten. Und es ist deutlich, daß dieser Ansatz allen anderen Heilmethoden – ausgenommen die Klassische Akupunktur – diametral gegenübersteht. Das hat vor allem gegenüber dem, was gegenwärtig die Schulmedizin lehrt und praktiziert, zwei grundsätzliche Konsequenzen, mit denen sich jeder, der sich mit der ‹Homöopathik› befreunden will, zunächst einmal vertraut machen muß. An den Lehren Virchow's und Koch's soll dies verdeutlicht werden.

1. Zusammenfassend und etwas vereinfacht ausgedrückt, sagte Virchow: Die Krankheit sitzt in der Zelle, im Zellverband, Gewebe oder Organ. Die Homöopathik sagt: Die Krankheit sitzt in der Lebenskraft, im Steuerungszentrum; und nur, weil dort etwas ‹falsch läuft›, weil es in Disharmonie ist, werden *als Folge davon* auch materielle Teile des Organismus krank. Organische Veränderungen, wo auch immer sie auftreten mögen – ob in der kleinsten Zelle oder im kompliziertesten Gewebsverband –, sind also immer – wenn sie nicht mit Gewalt von außen zugefügt werden – *Ergebnisse* der Fehlfunktion des immateriellen Zentrums. Und darum ist die moderne Apparate-Diagnostik eine recht fragwürdige

Sache. Denn was man bei den Röntgen-, Sonar- und anderen Durchleuchtungsmethoden des Körpers, bei den Skopierungen, bei den Laboruntersuchungen usw. zu sehen bekommt, ist niemals die Krankheit selbst, sondern nur ihr Resultat. Das muß nun richtig verstanden werden, damit es keine Mißverständnisse gibt: Nichts gegen die moderne Diagnostik! Sie ist in vielen Fällen richtig und unentbehrlich! Aber alles gegen die *Schlüsse,* die aus ihr gezogen werden, und zwar sowohl in bezug auf die Krankheits-Diagnose als auch in bezug auf die Therapie! Hat man da auf irgendeine Weise eine organische Veränderung entdeckt, dann gibt man ihr einen Namen und hält dies dann für die Krankheit. Und wenn man diese Veränderung dann durch Wegschneiden oder durch medikamentöse Einwirkung beseitigt, dann hält man dies für Therapie. Aber beides ist ein großer Irrtum! Denn die Krankheit sitzt im Zentrum, und wenn ihr Resultat beseitigt wird, ist die Fehlfunktion längst noch nicht in Ordnung, sondern läuft weiter. Und da sie weiterläuft, wird sie in anderen Teilen des Organismus neue Schäden setzen. Das ist so offensichtlich, daß selbst dem Schulmediziner schon längst der Optimismus in bezug auf seine lokale Therapie vergangen ist. Sagen wir diese Wahrheit noch einmal mit den Worten Kent's: ‹Der Arzt ist nicht aufgerufen, die Resultate einer Krankheit zu heilen, sondern die Krankheit selbst. Alle pathologischen Veränderungen müssen als die Resultate von Krankheit angesehen werden, denn jede Krankheit ist dynamisch. Würdest du daran denken, einen Tumor zu heilen? Wenn du das wolltest, würdest du diese großartige Lehre (der Homöopathie) mißverstehen. Du kannst eine Medizin verordnen, die das heilt, was falsch läuft bei dem Patienten, und als ein Resultat davon wird der Tumor verschwinden.› (Lesser Writings, S. 670) ‹Solange jemand denkt, daß ein Mensch krank sei, weil seine Organe nicht richtig arbeiten, solange kann er auch keine Behandlung vornehmen, die dem ORGANON (Hahnemann's) entspricht. Solange jemand die Resultate als Ursachen ansieht, solange ist die wahre Idee verdunkelt ... Es muß klar bestimmt werden, was im Menschen das Erste und das Letzte, das Höchste und das Niedrigste, das Innerste und das Äußerste ist; erst dann können wir wahrnehmen, was Ursachen und was Endergebnisse sind. Solange jemand pathologische Zustände für Ursachen hält, solange wird er in Richtungen handeln, die das Gegenteil von Heilen sind und zur Zerstörung führen.› (ebd. S. 202f.)

Die logische Konsequenz aus dieser Wahrheit heißt: Vom energetischen Zentrum her heilen, dort die Fehlsteuerung korrigieren, dann wird auch die Peripherie, das lokale Geschehen, wieder heil. Kent sagt es so: ‹Alle nutritiven Prozesse werden befohlen und gesteuert vom Zentrum zur Peripherie; darum müssen alle heilenden Prozesse ausgehen von auf das Zentrum gerichteten Anstößen.› (Lesser Writings, S. 203) Dies soll noch an den zwei folgenden Fallbeispielen verdeutlicht werden, die jederzeit um tausende aus allen Teilen der Erde, wo überall Homöotherapeuten praktizieren, vermehrt werden könnten. Diese hier wurden deswegen gewählt, weil sie besonders deutlich zeigen, wie vom energetischen Zentrum auf die Peripherie gewirkt werden muß, und wie die Schulmedizin mit lokaler Behandlung dies eben nicht kann, weil es materiell, mechanisch, lokal einfach nicht geht, wenn das Zentrum dabei nicht mitwirkt. Zudem sind dies noch zwei Fälle, bei denen der Schaden sogar von außen gesetzt worden ist.

1. Fall: Ein 48jähriger Mann hatte sich im September 1979 bei der Arbeit an einer Kreissäge an beiden Händen jeweils den 4. und 5. Finger total abgesägt. Man nahm ihn und die Finger und brachte ihn sofort in die größte Hamburger Unfallklinik. Dort nähte man ihm die Finger wieder an. Und hier muß man ein uneingeschränktes Lob sagen über solche meisterhafte Arbeit, die erst im 20. Jahrhundert durch die Schulmedizin möglich wurde. Nur: die Finger wollten nicht anheilen. Sie begannen zu eitern und wurden gangränös. Und nun vollzog sich ein beispielloser Kampf um diese Finger, der ¼ Jahr lang dauerte. Der Mann bekam alles an Medikamenten, was die moderne Wissenschaft aufbieten konnte. Aber die Finger heilten nicht. Daher entschloß man sich, sie scheibchen- und millimeterweise wieder zu amputieren. 15 solcher Amputationen ließ er über sich ergehen, und als es nach 3 Monaten an die 16. gehen sollte, verließ er auf eigene Verantwortung das Krankenhaus. Als er die Hände auswickelte, fiel zuerst eine elephantiasisähnliche Schwellung des ganzen linken Armes auf, die nach seinen Angaben dadurch entstanden war, daß eine der vielen Infusionen danebengegangen sei. An der linken Hand waren beide Finger zurückamputiert bis zum ursprünglichen Schnitt durch die Kreissäge. Aus den Stümpfen floß der Eiter nur so heraus. Obwohl man ein paar Mal versucht hatte, die Haut wie eine Wurstpelle am Ende der Wurst zusammenzuziehen und zu nähen, war der Eiter immer wieder durchgebrochen und die Wunden offen, so daß man bis auf den Knochenrest sehen konnte. An der rechten Hand sah es

mit dem 5. Finger genauso aus. Nur der 4. Finger war merkwürdigerweise angewachsen und noch in seiner ganzen Länge vorhanden. Aber er war zur Hälfte schwarz und sollte bei der 16. Amputation nun ganz abgenommen werden. Das Schlimmste aber seien – so sagte er – seine Schmerzen. Er sei bis zum Kragen voll mit den schwersten Betäubungsmitteln, aber nichts könne dieses wahnsinnige Brennen lindern, das in seinen Händen und in seinem Arm sei. Seine Frau fügte hinzu, daß die Nacht immer die schlimmste Zeit sei. Wenn sich die Mitternacht nähere, dann wisse er sich nicht mehr zu halten vor Schmerz, laufe voller innerer Unruhe durch's ganze Haus, von einem Stuhl zum anderen, von einer Couch auf die andere, und habe einen fürchterlichen Durst, trinke aber immer nur einen kleinen Schluck. Und ganz gegen seine sonstige Art sei er derart verfroren, daß sie die Zimmer auf Temperaturen zwischen 26 und 30 Grad aufgeheizt habe, und trotzdem friere er noch. Er bekam Arsenicum album LM XVIII, also eine absolut nichtmaterielle Potenz, von der er täglich einmal 5 Tropfen nehmen sollte. Nach 19 Tagen stellte er sich wieder vor. Er hatte keine Verbände mehr, die Wunden waren alle sauber geschlossen, der Arm war abgeschwollen, und der übriggebliebene Finger war total in Ordnung, hatte eine normale Farbe und konnte schon wieder etwas bewegt werden. Er habe sogar schon wieder Empfindungen in ihm, berichtete er. Am Tage nach der Einnahme der ersten Tropfen sei bereits der Schmerz verschwunden, am dritten Tage hätten die Wunden aufgehört zu eitern, und dann sei auch langsam die Schwärze aus dem Finger verschwunden. Er schlief gut, fror nicht mehr, und sein Durst war normal geworden. Hier war vom Zentrum her auf die Peripherie gewirkt worden!

Lokale Maßnahmen waren überhaupt nicht mehr angewandt worden. Es ist zwar eine Vorwegnahme dessen, was in den nachfolgenden Kapiteln über die Arzneimittelfindung gesagt werden wird, doch sei hier schon der Weg zu dem in diesem Falle passenden Mittel kurz angedeutet. Der Leser mag diesen Fall nach der Lektüre des Kapitels ‹Die Mittelfindung› noch einmal durchstudieren. Hauptsymptome, weil Ausdruck zentraler Störung, sind die Ruhelosigkeit, die diesen Mann von einer Stelle zur anderen treibt, und die Verschlimmerung um Mitternacht. Danach folgen der Durst, wobei er nur kleine Schlucke trinkt, und die Verfrorenheit, sowie die Schwarzfärbung des Fingers (Gangrän). (Kent I/83; III/440; II/1; I/462; I/447; II/412)

2. Fall: Ein 32jähriger Mann hatte sich im Mai 1979 einen Backenzahn rechts oben ziehen lassen müssen. Das sei sehr schwierig gewesen, der Zahnarzt habe lange graben müssen. Die Wunde habe wochenlang geeitert, und nur durch hohe und lange Antibiotica-Gaben habe das Eitern aufgehört. Aber geschlossen habe sich die Wunde nicht, im Gegenteil: in dem seither verflossenen ½ Jahr sei sie immer größer geworden, und eines Tages habe er sogar die Luft durch dieses Loch einziehen können, was ganz komische Geräusche mache, worüber sich seine Kinder besonders freuten. Das Schlimme aber sei, daß er in unregelmäßigen Abständen ganz hohes Fieber mit Schüttelfrost bekäme, das ihn jedesmal an den Rand des Lebens bringe. Dabei habe er wahnsinnige Schmerzen in der rechten Wange und Kopfhälfte. Er sei damit schon bei zwei Kieferspezialisten und in einer Kieferklinik gewesen und man habe ihn schon -zig mal geröntgt, aber nichts gefunden. Er schlucke laufend die schwersten Antibiotica, und zum Schluß habe man zweimal versucht, die Wunde operativ mit Hilfe von Kunststoffplättchen zu verschließen, sie seien aber jedesmal wieder abgestoßen worden. Außer daß er im letzten ½ Jahr sehr verfroren sei, war nichts mehr aus ihm herauszubekommen. Ich wurde den Verdacht nicht los, daß doch irgendwo noch Reste des Zahnes steckten und gab ihm Silicea LM XVIII, jeden 3. Tag 5 Tropfen. Drei Wochen später war er wieder da, stellte die Flasche auf den Tisch und sagte, ich könne ihm alles verordnen, aber von diesen scharfen Tropfen nähme er nichts mehr. Jedesmal, wenn er sie eingenommen habe, seien diese wahnsinnigen Schmerzen für etwa 1 Stunde wieder aufgetreten, und vor einer Woche sei es dabei wieder zu so einem Fieberanfall gekommen und eine große Menge Eiter sei gußweise aus der Wunde ausgestoßen worden. Als er ihn ausgespuckt habe, habe er dies herausgefischt – und er legte ein Schächtelchen auf den Tisch mit 2 Zahnsplittern, von denen der eine immerhin 8 × 4 × 1 mm groß war. Nun, er brauchte Silicea nicht mehr zu nehmen, er war seitdem frei von Fieber und Schmerz, und weitere drei Wochen später war das Zahnfleisch geschlossen – zum Leidwesen seiner Kinder, denn er konnte nun keine so schönen Geräusche mehr machen.

In diesem Fall, der übrigens einmal mehr die Unsicherheit röntgenologischer Diagnostik zeigt, war Silicea wegen Kent III/211;212 und I/462 und vor allem wegen seiner charakteristischen expellierenden Wirkung das Simile.

Diese Fälle zeigen sehr deutlich, wie alle noch so gut gemeinten lokalen Bemühungen vergeblich sind, wenn die Lebenskraft verstimmt ist; wie aber nach Aufhebung zentraler Fehlsteuerungen auch das periphere, lokale Geschehen wieder in Ordnung kommt; und wie nur die geistartige, energetische Arznei das Steuerungszentrum des Organismus beeinflussen kann.

2. Zusammenfassend und etwas vereinfacht ausgedrückt, aber immerhin bis in die staatliche Gesetzgebung und das Gesundheitswesen wirkend, lautet der Koch'sche Satz: Krankheiten werden durch Erreger verursacht. Auch diesem Satz gegenüber sagt die Homöopathik steif und fest: Die Krankheit sitzt und beginnt im energetischen Zentrum, auch bei den ‹Infektionskrankheiten›. Gerade Hahnemann war es ja, der – seiner Zeit weit voraus – von ‹Ansteckung› redete, aber nach den Naturgesetzen, die er gefunden hatte, handelt es sich dabei um eine ‹geistartige›, ‹dynamische› oder ‹energetische› Ansteckung. Die Bakterien, Viren, etc. sind dabei nicht die Verursacher der Krankheit, sondern sie charakterisieren sie nur. Sie sind also nicht – wie Dr. Voegeli in seinen Seminaren immer betonte – die Initiatoren, sondern nur die Indikatoren einer Krankheit.

Nun halten viele, die in den Streit um dieses Thema eingegriffen haben, Hahnemann gar nicht für kompetent, dabei mitreden zu dürfen, weil er ja in der vor-bakteriologischen Zeit lebte und ‹Erreger› noch gar nicht kannte, obwohl er sie – wiederum seiner Zeit weit voraus – vermutete. Das hinderte ihn und seine homöopathischen Kollegen aber nicht daran, gerade bei den gefürchtetsten Infektionskrankheiten der damaligen Zeit, wie z. B. Typhus, Cholera, Scharlach usw., die spektakulärsten Erfolge zu haben. Und es muß hier einmal ausdrücklich darauf verwiesen werden, daß es diese, für die damalige Zeit an Wunder grenzenden Erfolge waren, die der Homöopathik überhaupt Beachtung und Verbreitung verschafften. In der Typhus-Epidemie von 1813 in Leipzig verlor Hahnemann von 180 Patienten einen einzigen, und das war eine Greisin von über 80 Jahren. Ansonsten lag die Sterblichkeitsrate bei 95%! Und in der Choleraepidemie von 1832 lag die Sterblichkeitsrate bei den von Homöopathen Behandelten bei 10%, bei den übrigen Ärzten um 90%! (Vergl. ZKH 1967, S. 5) Und das alles mit Arzneien, die im Zentrum ansetzten und keineswegs die Kraft hatten, Bakterien zu vernichten!

Wenn nun auch Hahnemann in der Aera vor Koch lebte, so mußte sich doch sein großer Schüler J. T. Kent mit den Problemen auseinandersetzen, die sich dadurch ergaben, daß man seit Koch nur noch auf Bakterienjagd ging und die ‹therapia magna sterilisans› als das Ideal ansah. (Heute, 80 Jahre später, ist der optimistische Glaube, man brauche Erreger nur auf irgendeine Weise unschädlich zu machen und habe dadurch bereits geheilt, längst in Pessimismus umgeschlagen!) Um seine Ansicht von dieser Sache darzustellen, erzählte er mit beißender Ironie, daß er auf einer Reise an einen Forst gekommen sei, über den ein riesiger Waldbrand hinweggerast war und alles vernichtet hatte. Im nächsten Frühjahr war das gesamte Areal übersät mit Feuerkraut (Erechthites). ‹Als ich es sah, sagte ich sofort: Hat dieses Feuerkraut das Feuer verursacht, das über den ganzen Wald raste? Was für ein wundervoller Gedanke, welch brilliante Idee! Danach war ich begierig, dies allen Leuten zu erzählen. Niemand hat jemals eine Saat über dieses weite Land gestreut, auf dem nun tausende Morgen bedeckt sind vom Feuerkraut. Doch dann sagte ich: Nein, das Feuerkraut war nicht der Verursacher des Feuers. Das Feuerkraut wuchs aufgrund der Tatsache, daß das Land, das von dem Feuer verbrannt wurde, einen Boden abgab, der durch Wärme, Regen und Luft vorbereitet war, und auf dem diese Dinge eine spontane Entwicklung bewirkten, die das Feuerkraut hervorbrachten.› Ein anderes Mal sei er auf der Jagd an eine Stelle gekommen, wo die Holzfäller ihr Lager aufgeschlagen hatten. Sie hätten für ihren Lebensunterhalt auch Vieh dabeigehabt, Schweine und Rinder, und sie hätten für ihre Fäkalien Aborte gebaut. Da, wo die Schweinekoben gestanden hatten, sei nach ihrem Fortgang Schweinekraut gewachsen (Cycloloma Piatyphyllum), wo die Rinder gehalten worden waren, Flöhkraut (Polygonum punktatum), und wo die Aborte gewesen waren, Nesseln (Urticaceae). Und ironisch fährt er fort: ‹Wir wollen doch nicht behaupten, daß das Schweinekraut die Ursache der Schweine war oder daß das Flöhkraut die Rinder zum Wachsen brachte, usw. Ich habe meinen Geist intensiv mit dieser Sache beschäftigt und kam zu dem Schluß, daß diese Formen von Wachstum das Resultat und nicht die Ursache dieser Männer, Rinder und Schweine waren. – In meinem eigenen Garten an der Nordseite des Hauses, im Schatten, wo der Boden stark feucht ist, hat das Moos das Gras verdrängt. So ging der Entwicklung irgendeines Wachstums die Präparation des Bodens voraus. Wenn die Gesundheit gestört ist, gibt es Veränderungen im Blut, und diese bringen eine Präparation des Bodens im Blut hervor für die spontane Entwicklung verschiedener Formen, die der jeweiligen Veränderung bei körperlichen Erkrankungen entsprechen. Anzunehmen, daß dieses spontane Wachstum eine Krankheit verursacht, ist absurd.› (Lesser Writings, S. 413f.). Und an anderer Stelle sagt er sehr ernst: ‹Der Mensch, der glaubt, daß er seine Arzneimittel gegen Erreger oder gegen Würmer oder gegen einen Tumor, den der Patient haben mag, richten müsse, befindet sich in äußerster Finsternis, wenn er nicht begreifen kann, daß ein gesunder Mensch auch gesundes Gewebe und gesundes Blut haben muß und deswegen auch kein Nährboden für Erreger, Würmer oder krankhaftes Wachstum vorhanden sein kann.› (ebd. S. 204)

Mögen diese Sätze auch schon über 80 Jahre alt sein, so sind sie doch keineswegs veraltet. Denn auch heute noch bestätigt sich – und wird sich immer wieder bestätigen –, daß erst eine Veränderung des Terrains, des Bodens, des Milieus – bedingt durch eine zentrale Fehlsteuerung – das Wachstum und die Vermehrung von Erregern begünstigt. Dafür sprechen einige Tatsachen, die nicht aus der Welt zu leugnen sind, und die Kent's Meinung bekräftigen: Zwar sind bei bestimmten Krankheiten, den sogenannten Infektionskrankheiten, jeweils der Krankheit zugehörige Erreger nachweisbar, aber

a) diese Erreger verschwinden von allein wieder, wenn die Krankheit vorüber ist. Das geschieht auch dann, wenn keine Mittel gegeben wurden, die spezifisch diese Erreger bekämpfen, also auch dann, wenn die Heilung spontan erfolgte oder z. B. homöopathisch vor sich ging. Da die Erreger, auf Nährlösung gesetzt, die Tendenz haben, sich unaufhörlich zu vermehren, muß es also im Organismus Kräfte geben, die diese Vermehrung unterbinden. Das sind zwar Binsenweisheiten, die jedermann bekannt sind, aber sie müssen dennoch erwähnt werden, weil heutzutage von manchen Instanzen so getan wird, als verschwänden Erreger nur aufgrund von Arzneimitteln. Daß dies keineswegs immer der Fall ist, weiß ebenfalls jeder, aber es wird allzu oft unter den Tisch gekehrt.

b) Umgekehrt ist auch jedem bekannt, daß Erreger immer und überall vorhanden sind, und trotzdem werden wir nicht dauernd krank. Ein Griff an die Türklinke einer Bahnhofstoilette oder eines U-Bahnwagens – und die Hand ist voll von Milliarden Erregern, auch der fürchterlichsten Krankheiten. Dennoch bekommt der Mensch keineswegs all die Krankheiten, mit deren Erreger er sich infiziert. (Das Pettenkofer'sche Cholera-Frühstück hat dafür ja auch einige Aussagekraft! Das Argument, die

Vibrionen seien durch die hyperaciden Verhältnisse in seinem Magen vernichtet worden und hätten deswegen keine Erkrankung bei ihm hervorrufen können, ist etwas windig und sehr dürftig, weil ja bei jeder Epidemie irgendwelcher Art viele Menschen nicht erkranken, obwohl sie sich mit Sicherheit angesteckt haben. Und diese haben durchaus nicht alle einen hyperaciden Magen!)

c) Viele Menschen sind Bakterienträger und erkranken *nicht*.

d) Die Epidemien hören irgendwann aus ungeklärten Gründen auf, manchmal sogar schlagartig, was wiederum nicht mit der Tendenz der Erreger übereinstimmt, sich laufend zu vermehren.

e) Schon bei den ‹normalen› infektiösen Kinderkrankheiten erleben Eltern immer wieder die merkwürdigsten Überraschungen: Man steckt alle Kinder in *ein* Bett, damit sie die Masern oder den Scharlach ‹in einem Aufwaschen› durchmachen sollen, aber es klappt sehr oft nicht. Ein oder zwei Geschwister bekommen partout den Scharlach oder die Masern nicht, obwohl sie sich infiziert haben müssen, während sie diese Krankheit dann ein oder zwei Jahre später aus heiterem Himmel einfangen, wo sie gar nicht gewünscht wird.

Diese und ähnliche Beobachtungen zwingen zu dem logischen Schluß, daß zum Ausbruch einer Infektionskrankheit eine ganz bestimmte Disposition des Organismus Vorbedingung sein muß. Erreger allein machen es nicht! Diesem Schluß stimmt ja auch die Schulmedizin inzwischen zu. Aber damit sind wir genau bei dem, was die ‹Homöopathik› lehrt, und was wir schon von Kent gehört haben: Durch Fehlsteuerungen in der energetischen Zentrale oder durch ‹Verstimmung der Lebenskraft› wird im Organismus eine Disposition verursacht oder ‹ein Boden präpariert›, der das Wachstum und die Vermehrung bestimmter Erreger begünstigt. Es ist nur außerordentlich wichtig, hier auf die Reihenfolge zu achten: Erst die Verstimmung der Lebenskraft, dann die Erreger! Daraus aber folgt der weitere Schluß, daß man auch hier die Ursache beheben muß, dann ändert sich automatisch das Resultat: Bringt man die Störung in der Zentrale in Ordnung, löscht man also das falsche ‹Programm›, das die ‹Lebenskraft› in Disharmonie gebracht hat, dann heilt man die Krankheit, und damit verschwinden auch die ‹Erreger›, die demnach gar keine ‹Erreger› sind, denn sie *verursachen* die Krankheit ja gar nicht. Sie haben nur zeitweise durch die veränderten Verhältnisse im Organismus – bedingt durch die zentrale Störung – die Erlaubnis erhalten, anwesend zu sein, zu wachsen und sich zu vermehren. Vielleicht ist diese Erlaubnis sogar eine Notmaßnahme des Körpers, die er einleitet, damit er die Krankheit überwinden kann? Denn es ist ja merkwürdig, daß es immer nur ganz *bestimmte* ‹Erreger› sind, die bei einer *bestimmten* Krankheit anwesend sind. Braucht sie also der Körper für eine *bestimmte* Aufgabe? Etwa so, wie der Gärtner seinem Komposthaufen eine ganz bestimmte Bakterienart zusetzt, damit er besser und schneller zu Humus wird, oder wie in unserem Darm ganz bestimmte Bakterienarten in ganz bestimmter Anzahl vorhanden sein müssen, damit der letzte Teil der Verdauung richtig vor sich gehen kann? Während letztere Sätze nur Fragen sind, so dürften die ersten jedoch klar sein: Der Boden entscheidet über das Wachstum, das auf ihm geschieht! Auf dem Sandboden der Heide wächst die Erika, aber nicht die Sumpfdotterblume, am sumpfigen Ufer wächst das Schilf, aber nicht der Kaktus, und auf dem Asphalt wächst gar nichts, nicht einmal die Pilze. Und selbst das Unkraut verhält sich bodentypisch!

Aus all dem lassen sich zwei Konsequenzen für die Therapie ziehen:

a) Die Bekämpfung der ‹Erreger› ist gar nicht das Wichtigste, was zu geschehen hat. Man setzt mit den Antibiotica einen falschen Hebel an! Jedermann weiß, daß häufig auch *nach* der Vernichtung der Erreger die Krankheit weitergeht, bzw. der Patient keineswegs gesund ist. Oft entsteht dadurch sogar ein chronischer krankhafter Zustand, den die Homöopathen als ‹Unterdrückungssyndrom› kennen, wovon später noch berichtet wird.

b) Wie es dem Boden schadet, wenn man Unkraut mit Unkrautvernichtungsmitteln ausrottet, so wird auch dem menschlichen Organismus oft Schaden getan, wenn er mit Antibiotica überflutet wird. Ausgerechnet in der Zeit, in der er alle seine Kräfte dringend braucht, wird ihm mit diesen Mitteln eine nicht geringe Schwächung zugefügt. Es ist also nach wie vor der vernünftigste Weg, auch bei der Heilung der Infektionskrankheiten da anzusetzen, wo die Krankheit begann: im Zentrum. Und genau das kann die ‹Homöopathik›! Auch hierzu zwei Fälle, bei denen die immaterielle Arznei allein ins – ebenfalls immaterielle – Zentrum gewirkt hat:

Den 1. Fall schildert Kent als die Gelegenheit, bei der er es zum ersten Mal wagte, eine Hochpotenz zu geben. ‹Es war während einer Durchfallepidemie, die aussah, als würde Podophyllum zu ihr passen, aber ich hatte nicht den Mut, die 30. Potenz zu benutzen, sondern gab weiterhin meine Tiefpotenzen. Eines Tages wurde ein Kind auf den Armen seiner

Mutter in meine Praxis gebracht. Die Mutter brachte es in großer Eile, und es sah so aus, als würde es nicht mehr lange leben. Es war ein Baby und während es in ihren Armen lag, lief ein dünner, gelblicher, stinkender Stuhl auf meinen Teppich herab. Der Geruch fiel mir sofort auf, es roch wie das, was ich über den Podophyllum-Stuhlgeruch gelesen hatte, er war fürchterlich durchdringend und widerlich, und die Stuhlentleerung war so reichlich, daß die Mutter die Bemerkung machte, daß sie sich gar nicht vorstellen könne, woher das alles käme. Ich sagte mir, daß dies nun eine Gelegenheit sei, die 30. Potenz Hahnemann's zu testen. So holte ich einige Kügelchen Podophyllum C 30 und gab sie dem Kind auf die Zunge, dann schickte ich die Mutter nach Hause. Ich fürchtete aber, daß das Kind bald sterben würde, weil es ernsthaft krank war, mit seinem gequälten, gezeichneten, leichenhaften Gesicht und einem fürchterlichen Gestank, der von ihm ausging. Am nächsten Tag mußte ich meine Besuchsrunde machen und an seinem Haus vorbei. Ich erwartete, Trauerflor an der Tür zu sehen, und ich wagte nicht vorzusprechen, obwohl ich mich sehr mit der Sache abquälte, und ich fuhr vorbei. Doch es hing kein Trauerflor an der Tür. Ich fuhr, obwohl es ein großer Umweg war, auf dem Heimweg noch einmal vorbei, aber es hing immer noch kein Flor an der Tür. Doch die Großmutter stand unter dem Eingang und sagte: ‹Doktor, das Baby ist in Ordnung heute morgen!› Da fühlte ich mich wesentlich besser und begriff, daß ich es nicht umgebracht hatte. Vielleicht haben einige von Ihnen diesen Gemütszustand auch schon erlebt. Das kleine Kind brauchte keine weitere Medizin mehr. Danach hatte ich eine große Anzahl von Podophyllum-Fällen, und zu meinem Erstaunen wirkte die 30. Potenz jedesmal. Das Ganze unterschied sich von allem, was ich bisher gesehen hatte. Die Heilungen geschahen beinahe augenblicklich, und die Stuhlentleerungen schienen gleich nach der ersten Gabe der Medizin aufzuhören.› (Lectures, S. 80)

Da es sich hier um eine epidemische Erkrankung handelte, müssen Erreger anwesend gewesen sein. Welche es waren, ist gar nicht so wichtig, vielleicht waren es Salmonellen. Entscheidend ist, daß mit der Hochpotenz vom Zentrum her auf den Darm gewirkt und geheilt wurde. (Symptome: Diarrhoe bei Kindern: Kent III/609, Geruch: III/656; Farbe: III/653; Konsistenz: III/657; Menge: III/661)

Der zweite Fall war für mich sehr dramatisch, weil es um unser erstes Kind ging und es sich um eine lebensgefährliche Streptococcen-Infektion handelte. Die klinische Diagnose lautete einwandfrei: Erysipel an der rechten unteren Extremität. Unser Sohn war damals 1¾ Jahre alt, und es war eine Angelegenheit, bei der ich zum ersten Mal die schlagartige Wirkung einer Hochpotenz bei einer wirklich nicht ungefährlichen Erkrankung miterlebte. So etwas prägt sich ein, und man vergißt das Bild des Kranken, zu dem dann das eine heilende Mittel paßte, nie wieder. Es begann damit, daß wir eines Morgens sehr früh durch ein merkwürdiges Geräusch geweckt wurden, das einem Dieselmotor ähnelte, der im Stand vor sich hinnagelt. Es kam aus dem Kinderzimmer, in dem der Junge in seinem Kinderbettchen schlief. Als wir das Zimmer betraten, sahen wir mit Schrecken, daß es tatsächlich das Bettchen war, das dieses merkwürdige Geräusch verursachte. Es wurde hin- und hergerüttelt, so stark war der Schüttelfrost, der den Jungen überfallen hatte. Seine Augen kullerten durcheinander und er war nicht ansprechbar. Die sofort vorgenommene rektale Fiebermessung ergab 41,2° Celsius. Wir verständigten unseren Kinderarzt, einen alten erfahrenen Homöopathen, der unverzüglich herbeigeeilt kam. Er untersuchte das Kind, konnte aber nichts finden. Die Lungen waren frei, die Ohren o. B., der Bauch weich und ohne Abwehrspannungen. (Wir hatten aber die Strampelhöschen nur bis zum Knie heruntergezogen!) Etwas ratlos verordnete er zunächst einmal Aconitum D 6 und Belladonna D 6 in ½stündlichem Wechsel, eine Rezeptur, die leider oft routinemäßig vorgenommen wird, aber meist sinnlos und bei rein homöopathischer Behandlung dazu auch noch nicht ungefährlich ist, da sie das Symptomenbild verwischen und dadurch die Findung des wahren Heilmittels verhindern kann. In unserem Fall bewirkten die Mittel nichts, außer daß im Laufe des Tages der Schüttelfrost sehr langsam aufhörte und sich dafür Hitze einstellte – ein durchaus üblicher Vorgang, der sicher auch ohne diese Mittel so abgelaufen wäre. Die Temperatur aber blieb, und als sie gegen Mitternacht 41,5° betrug, riefen wir den Arzt noch einmal an. Er kam tatsächlich sofort und untersuchte den Jungen abermals. Diesmal streiften wir ihm die Strampelhöschen ganz ab, und da leuchtete es uns flammendrot entgegen: Unter dem rechten Knie befand sich ein Erysipel, das bereits die Ausdehnung von zwei Handbreiten hatte! Es gab keinen Irrtum: es sah aus, wie es im Lehrbuch steht. In seinem Zentrum erkannte man eine kleine Rißwunde, die der Junge sich drei Wochen vorher an einem dornigen Ast im Walde zugezogen hatte. Der Arzt erschrak und erklärte uns, daß wir den Jungen sofort ins Krankenhaus geben müßten, wo er mit Antibiotica behandelt werden würde. Das war uns gar nicht recht wegen der sehr schlechten Erfahrungen, die wir und Bekannte von uns mit ihren Kindern im Krankenhaus gemacht hatten. So waren wir halb erleichtert, daß sich die Krankenhauseinweisung verzögerte, weil so schnell kein Bett zu haben war. Am nächsten Morgen betrug die Temperatur 40°, am Mittag 40,8°, und das Erysipel hatte sich deutlich um einige Zentimeter nach oben über das Knie ausgedehnt. Da wagte ich es mit der klassischen Homöopathie. Ich nahm fünf Kügelchen Pyrogenium C30, löste sie in Wasser auf und flößte sie dem Jungen ein. Die Wirkung war dramatisch! Schon eine Stunde später war das Fieber um 1,5° gesunken, am Abend betrug es nur noch 38° und am nächsten Morgen 37,3°. Ebenfalls bereits nach einer Stunde zeigte sich, daß das Erysipel sich verkleinerte. Millimeter um Millimeter, Zentimeter um Zentimeter ging es zurück, wofür es aber wegen seiner großen Fläche fünf Tage brauchte. Dann war es verschwunden. Gleichzeitig mit seinem Kleinerwerden blaßte es deutlich ab. Und noch etwas sehr Erstaunliches geschah: Am Tage, nachdem das Erysipel abgeheilt war, konnte der Junge sprechen! Er war für seine 1¾ Jahre zwar gut und kräftig entwickelt, war auch ausgesprochen geistig rege und beschäftigte sich schon mit vielen Dingen, hatte auch schon einen ausgeprägten Willen (der ihn bis heute noch nicht verlassen hat!), aber – er hatte nicht sprechen gelernt. Wenn er etwas von sich gab, dann waren es nur einzelne Worte, mit denen er seinen Wünschen und Gefühlen Ausdruck gab. Und nun sprach er zu unser aller Erstaunen fließend und bildete richtige Sätze. Heute, nach über zwei Jahrzehnten, ist er ein starker, 1,85 m großer Mann, der trotz seiner vielen Verletzungen und Wunden, die er sich bei Spiel und Sport und bei Unfällen zugezogen hat, eines bisher nie wieder gehabt hat: irgendeine Entzündung dieser Art. Ich besaß damals noch kein Kent'sches Repertorium, hatte aber schon einige Arzneimittelbilder studiert. Für Pyrogenium sprach der exzessive und langdauernde Schüttelfrost (als Führungssymptom) und die Septizität der ganzen Sache. (Vgl. Kent II/5; 39)

Niemand kann verstehen, was ein lebender Organismus ist, niemand kann die Vorgänge um Gesundheit und Krankheit begreifen, wenn er nichts von der ‹Lebenskraft› weiß. Und niemand kann die Homöopathie verstehen und sie schon gar nicht ausüben, wenn er das Vorhandensein dieses Steuerungszentrums nicht akzeptiert. Denn von ihrem Funktionieren hängt auch die ‹Homöopathik› ab, und von der Art und Weise ihres Funktionierens leiten sich die Gesetze dieser Heilmethode ab. Und noch einmal sei es gesagt: Es ist bei der Homöopathie wie bei der Elektronik: *Daß* überhaupt ein Strom fließt, begründet, daß ein Computer überhaupt funktioniert. Und *wie* (in welche Richtung, mit welcher Stärke, auf welche Art) er fließt, begründet, *wie* der Computer funktioniert. Ohne elektrischen Strom gibt es keinen Computer, und ohne die Lebenskraft keine Homöopathie. Nur wer diesen Ansatz versteht, wird auch begreifen, daß die Gesetze der Homöopathie so gänzlich anders sind, ja, anders sein *müssen*, als bei der Schulmedizin.

Zum Schluß dieses Kapitels muß noch einmal auf's Deutlichste betont werden, daß alles Reden in diesem Buch von Elektrizität, Elektronik, Kybernetik, Steuerungszentrale, Computern usw. keine qualitativen Aussagen über die Lebenskraft sein wollen. Es sind nur Bilder, Analogien, Paradigmen, mit denen deutlich gemacht werden soll, *daß* sie vorhanden ist und *wie* sie funktioniert. Eine qualitative Aussage, die aber immerhin durch die Experimente und die Praxis der Homöopathie fundiert ist, kann z. Z. nur im negativen Sinn gemacht werden: sie ist keinesfalls Materie. Alles, was man mehr über ihr ‹Quale› sagen würde, gehört in's Reich der Hypothesen, der Spekulation, des Glaubens. (Auch alle ‹Meßmethoden› älterer und neuerer Art – wie z. B. die Elektroakupunktur, die Kirlianfotographie, die Thermographie, das EKG, das EEG, ja sogar das Pendeln und ihm verwandte, subjektive Methoden – sind hier nicht zuständig, denn sie erreichen alle nur periphere Phänomene des lebenden Organismus, aber eben nicht das Zentrum.) Dennoch muß man bei dieser Sachlage keineswegs resignieren, denn man kann ja – wiederum aus Experiment und Praxis – sehr detaillierte Angaben über die *Wirkungsweise* der Lebenskraft machen, aus denen dann die praktische Anwendung als Heilmethode folgt. Um nun aber den ‹Einstieg› in die Gesetze ihrer Wirkungsweise zu erleichtern, habe ich zu diesen Bildern, Analogien und Paradigmen gegriffen. Das ist durchaus erlaubt und auch in allen angewandten Wissenschaften – auch Naturwissenschaften – so üblich, daß man zu Bildern, Gleichnissen oder Analogien greift, wenn man Phänomene beschreiben will, die man vorstellbar machen möchte. Das geht ja bis in die Nomenklatur hinein, die man verwendet. (Z. B. die Begriffe ‹Strom›, ‹Spannung›, ‹Feld›, ‹Wellenlänge› usw. sind nichts anderes als Bilder!) So war es durchaus legitim, weil der Sache entsprechend, daß Hahnemann zu der Analogie der Magnet- und der Gravitationskräfte griff, um deutlich zu machen, daß die Lebenskraft keine Materie ist. Und so war es ebenso legitim, daß Jesus Gleichnisse verwendete, um das Reich Gottes zu beschreiben, wobei doch jeder Leser des Neuen Testaments sofort begreift, daß das Reich Gottes kein Weizenkorn, keine zehn Jungfrauen, kein Gutsherr ist, sondern daß mit diesen Bildern oder Parabeln Gegebenheiten des Reiches Gottes oder sein Funktionieren ausgesagt werden sollen. Und so ist es genau so legitim, gewisse Gesetze der Kybernetik und Elektronik als Analogien für das Funktionieren der Lebenskraft zu benutzen. Denn sie entsprechen genau der Sache, die durch die Experimente und die Praxis der Homöopathik erhärtet ist. Es ist also ‹nur› eine Analogie – mehr nicht! Aber das ist schon ungeheuer viel!

Natürlich haben nun die Schüler Hahnemann's immer wieder das Phänomen der Lebenskraft ‹hinterfragt› und sind damit in die Bereiche der Weltanschauung – im besten Sinne dieses Wortes – vorgedrungen. Wer wollte es ihnen verdenken? So war z. B. Dr. Hering überzeugter Christ (er schrieb seinen ‹Homöopathischen Hausarzt› für Missionsstationen!), J. H. Allen und J. T. Kent ebenfalls, wobei Kent sich später Swedenborg'schen Ideen zuwandte, P. Dahlke war Buddhist, und meine Lehrer Dr. Voegeli und Dr. Eichelberger haben ihre Homöopathie ebenfalls in ihre Weltanschauungen eingebettet – jeder in seine eigene. Auch ich habe dazu meine Vorstellungen, die ich an anderer Stelle dargelegt habe. (In dem Büchlein ‹Der sanfte Weg›, Schroeder-Verlag, Kleinjörl.) Aber man muß Hahnemann eigentlich dankbar sein, daß er sich strikt weigerte, ‹hyperphysische Aussagen› über diese Dinge zu machen, und sie stattdessen – aller Versuchung zum Trotz – in der Physik ansiedelte. Es entzieht sich meinem Beurteilungsvermögen, warum er – auch am Ende einer über 50jährigen homöopathischen Forschungsarbeit – dabei blieb. Er hat jedoch dadurch seinen Nachfolgern den Weg dafür offengehalten, daß sich jeder seine eigene weltanschauliche Meinung bilden kann und sich nicht genötigt sieht, irgendwelche metaphysischen Ansichten des Begründers der Homöopathie übernehmen zu müssen. Und so können Christ, Heide, Jude, Mohammedaner, Anthroposoph, Buddhist, Hindu und was es sonst noch gibt, die Homöopathie gleichermaßen ausüben. Sie funktioniert sogar in Moskau, denn auch dort gibt es Homöopathie. Ihre Gesetze sind überall gleich, welchen metaphysischen Hintergrund man ihnen auch geben mag.

3

SIMILIA SIMILIBUS

Wie schon erwähnt, war der Ausgangspunkt für Hanemann's Entdeckungen sein Selbstversuch mit der Chinarinde. Da man ihn als die Geburtsstunde der Homöopathik bezeichnen kann, soll von ihm ein wenig näher berichtet werden. Dr. Samuel Hahnemann, geb. 10. 04. 1755 in Meißen, war ein außerordentlich begabter und fleißiger Schüler gewesen, hatte schon auf dem Gymnasium seine große Sprachbegabung erwiesen, indem er selbst bereits damals Fremdsprachen unterrichtete, hatte dann in Leipzig, Wien und Erlangen Medizin studiert und 1779 seinen ‹Doktor der Medizin› gemacht. Seine Doktorarbeit trug den Titel: ‹Abhandlung über die Ursachen und Behandlung krampfhafter Affektionen.› Während er reich mit geistigen Gaben ausgestattet war, fehlte ihm fast zeitlebens eines: das Geld! Schon als Schüler und Student hatte er sich seinen Lebensunterhalt durch seinen Sprachunterricht und seine Übersetzungen ausländischer Werke verdienen müssen. So war er froh, daß er nun eine eigene Praxis eröffnen konnte, um die notwendigen Einkünfte zu bekommen, die er schon deswegen dringend brauchte, weil er 1782 heiratete und eine Familie gründete. Auch studierte er weiter Chemie und Pharmazie. Aber je länger er praktizierte, desto unzufriedener wurde er mit seinem Arztberuf. Er stellte fest, daß man von Krankheit und Heilung so gut wie gar nichts wußte, und am meisten quälte es ihn, daß die Wirkungen der Arzneien, die verordnet wurden, überhaupt nicht bekannt waren. Er konnte nur sehen, daß sie meistens schadeten. Dieser Gewissenskonflikt ging so weit, daß er – trotz der daraus resultierenden Armut – es aufgab, Patienten zu behandeln. Nur noch durch seine Übersetzungen verdiente er für sich und seine Familie ein kärgliches Brot.

Als er 1790 eine Arzneimittellehre des englischen Arztes Dr. W. Cullen ins Deutsche übertrug, stieß er sich an dessen verwirrenden Theorien über die Wirkungsweise der Chinarinde, die damals schon eifrig gegen Wechselfieber eingesetzt wurde. Hahnemann wußte, daß diese – wie viele andere verwendete Arzneien – eine stark auf das menschliche Befinden wirkende Droge war. Später schrieb er in einem Brief an den allerorts bekannten Hufeland über ‹die höchst nötige Wiedergeburt der Heilkunde›: ‹Ich machte mir ein empfindliches Gewissen daraus, unbekannte Krankheitszustände bei meinen leidenden Brüdern mit diesen unbekannten Arzneien zu behandeln, die als kräftige Substanzen, wenn sie nicht genau passen (und wie konnte sie der Arzt anpassen, da ihre eigentlichen, speziellen Wirkungen noch nicht erörtert waren?) leicht das Leben in Tod verwandeln, oder neue Beschwerden und chronische Übel herbeiführen können, welche oft schwerer als die ursprüngliche Krankheit zu entfernen sind. Auf diese Art ein Mörder oder Verschlimmerer des Lebens meiner Menschenbrüder zu werden, war mir der fürchterlichste Gedanke, so fürchterlich und ruhestörend für mich, daß ich in den ersten Jahren meines Ehestandes die Praxis ganz aufgab und fast keinen Menschen mehr ärztlich behandelte, um ihm nicht noch mehr zu schaden und bloß – wie Sie wissen – mich mit Chemie und Schriftstellerei beschäftigte.› (Mitteilungen der Deutschen Gesellschaft für Klassische Homöopathie, in ‹Naturheilpraxis›, Heft 10/83, S. 1295) Diese Sätze geben Anlaß genug, Hahnemann's redliche Art mit ihrer daraus resultierenden Kompromißlosigkeit gegen sich selber (und später auch gegen andere!) zu bewundern, und mit Bedauern festzustellen, daß fast 200 Jahre später die durch ihn angeschnittenen Probleme im Bereich der Schulmedizin noch keineswegs gelöst sind.

Bei der Chinarinde nun aber wollte er es genau wissen: wie wirkt sie wirklich? Und darum machte er einen Selbstversuch. Er nahm in regelmäßigen Abständen ein Quentchen pulverisierte Chinarinde ein und – wurde krank! Er bekam wechselfieberähnliche Zustände: ‹... die mir bei Wechselfieber gewöhnlichen besonders charakteristischen Symptome, die Stumpfheit der Sinne, die Art von Steifigkeit in allen Gelenken, besonders aber die taube, widrige Empfindung, welche in dem Periostium über allen Knochen des Körpers ihren Sitz zu haben scheint – alle erschienen. Dieser Paroxysm dauerte zwei bis drei Stunden jedesmal und erneuerte sich, wenn ich die Gabe wiederholte, sonst nicht. Ich hörte auf, und ich ward gesund.› (Zit. bei A. Braun, Methodik der Homöotherapie, J. Sonntag-Verlag, Regensburg, S. 15f.)

So erlebte Hahnemann zum ersten Mal am eigenen Leibe und bewußt mit, daß ein Arzneimittel bei einem gesunden Menschen ganz bestimmte Wirkungen hervorrufen kann. Und in seiner ihm eigenen Akribie überließ er nun nichts mehr dem Zufall, sondern ging dem Phänomen auf den Grund: Er wollte wissen, ob das, was er da erlebt hatte, nur bei ihm oder auch bei anderen auftrat, und er wollte ebenso wissen, ob dies auch mit anderen Stoffen als der Chinarinde möglich ist. Und so veranstaltete er mit sich selbst, mit seiner Familie und Freunden weitere Arzneimittelprüfungen. Und dabei kam er zu dem erstaunlichen Ergebnis, daß bestimmte Natursubstanzen beim Menschen jeweils ganz charakteristische Symptome hervorbrachten. Und er erkannte bald, daß die Wirkungen, die bei der Prüfung eines bestimmten Stoffes auftraten, niemals gegen die eines anderen Stoffes austauschbar waren. Jede Pflanze, jedes Metall, jedes Salz hatte also seine ihm eigene charakteristische Symptomatik. Und nun kam ihm die entscheidende Idee! Er war ja auf der Suche nach einer Antwort auf die Frage, warum Arzneimittel überhaupt wirkten. In den Arzneimittellehren und Rezeptbüchern seiner Zeit hatte er viele sich widersprechende Angaben, Hypothesen und Vermutungen, aber auch aus der praktischen Erfahrung kommende Vorschläge gefunden. Wenn man ihnen folgte, konnte man manchmal erleben, daß das vorgeschlagene Mittel gut wirkte, manchmal aber konnte man auch fürchterlich enttäuscht werden. Wenn da z. B. die Chinarinde als Mittel gegen Wechselfieber empfohlen wurde, dann hatten er und tausende seiner Kollegen es schon erfahren müssen, wie unsicher die Verordnung war. Einmal wirkte sie, ein anderes Mal nicht. Und nun fragte Hahnemann sich, ob es nicht so sein könne, daß ein Mittel nur dann seine Wirksamkeit entfalten wird, wenn das Symptomenbild, das der Patient bietet, dem Symptomenbild ähnlich ist, das das Mittel bei der Prüfung am Gesunden hervorbringt. Und genau dies bestätigte sich ihm nun in vielen Versuchen. Er fand also heraus, daß die Chinarinde tatsächlich nur dann beim Wechselfieber hilft, wenn die Symptome des Patienten denen ähnlich waren, die die Chinarinde in der Prüfung macht. Oder die Belladonna (Tollkirsche) half beim Scharlach nur, wenn der Patient Belladonna-Symptome hatte, usw. War dagegen diese Symptomenähnlichkeit zwischen dem Patienten und dem Mittel nicht vorhanden, dann wirkte das Mittel nicht. Aus allen diesen Versuchen und Beobachtungen leitet sich das Fundamentalgesetz der Homöopathie ab, das Hahnemann so formulierte: ‹Wähle, um sanft, schnell, gewiß und dauerhaft zu heilen, in jedem Krankheitsfall eine Arznei, welche ein ähnliches Leiden für sich erregen kann als sie heilen soll.› (Organon, S. 37) Häufig wird dieses Prinzip auch in Angleichung an Formulierungen, die schon bei Hippokrates zu finden sind, mit dem kurzen lateinischen Satz ausgedrückt: ‹Similia similibus curantur› (= Ähnliches wird durch Ähnliches geheilt). Dementsprechend nennt der Homöotherapeut das Mittel, das einem gegebenen Fall wegen seiner Symptomenähnlichkeit entspricht, das ‹Simile› (das Ähnliche). Noch lieber wäre es dem Homöotherapeuten, wenn er in heilbaren Fällen das ‹Simillimum› (= das Ähnlichste) finden würde, weil er dann mit Sicherheit wüßte, daß das Mittel heilt.

Von diesem Fundamentalgesetz hat auch diese Heilmethode Hahnemann's ihren Namen. Das griechische Wort ‹homoios› heißt übersetzt ‹gleich, ähnlich›, und das griechische ‹pathein› bedeutet ‹leiden›. Homöopathik ist also eine Heilweise, bei der durch die Erzeugung einer ähnlichen Krankheit, wie sie der Patient hat, die Krankheit des Patienten geheilt werden soll. Hierbei soll die eine Krankheit die andere ‹löschen›, was aber nur möglich ist, wenn sie sich ähnlich sind. Hahnemann führt in seinem Organon eine ganze Liste von Beispielen auf, bei denen sich ähnliche natürliche Krankheiten aufhoben. (Organon, § 46) Bei der Homöopathik aber soll dies, was in den angeführten Fällen von allein und ohne Mitwirkung von Medikamenten geschah, nun auf künstlichem Wege erreicht werden: Das Simile oder Simillimum erzeugt eine Kunstkrankheit, die die natürliche des Patienten aufhebt.

Schon auf den ersten Blick erkennt man, welch himmelweiter Unterschied hier zu der Schulmedizin und vielen anderen Heilmethoden vorliegt. Dort herrscht ein ganz anderes Heilprinzip, das man ebenfalls mit einem kurzen lateinischen Satz ausdrücken kann: ‹Contraria contrariis curantur› (= Gegensätzliches wird durch Gegensätzliches geheilt). Hahnemann gab denn auch dieser Heilweise den Namen ‹Allöopathik›, weil hier mit etwas ‹Anderem› (= griechisch ‹allon›) zu heilen versucht wird. (Der Name ‹Allopathie› hat sich bis heute erhalten!) Versuchen wir das an einem Beispiel zu verdeutlichen: Da liegt ein Mensch mit einer Bronchopneumonie krank, er hat Fieber, Husten, Kopfschmerzen und Schlaflosigkeit, dazu ein schweres Krankheitsgefühl. Der Allopath würde nun als erstes sagen: Diese Krankheit ist durch Bakterien verursacht, und *gegen* sie setze ich nun ein Antibioticum ein. Der Patient hat einen sehr quälenden Husten, *dagegen* verordne ich ein den Husten unterdrückendes Mittel, *gegen* die Kopfschmerzen bekommt er ein Kopfschmerzmittel, und *gegen* seine Schlaflosigkeit schreibe ich ihm auch noch etwas auf. Abgesehen davon, daß dieser Patient dadurch in Einzelbereiche zerlegt wird und seine Krankheit nicht als ein Ganzes angesehen wird, sucht der Allopath für jeden dieser Einzelbereiche ein ‹Contrarium›, ein Gegenmittel. Der Homöopath würde sich an diesem Krankenbett gänzlich anders verhalten: Er würde überlegen, welches Mittel bei der Arzneimittelprüfung am Gesunden ein ähnliches Symptomenbild wie dieser Kranke hervorbringt, und würde ihm dieses dann verordnen. Er verschreibt also ein ‹Simile› oder ein ‹Simillimum›. Und er will damit eine Kunstkrankheit bei diesem Patienten erzeugen, die dann die bei ihm ausgebrochene natürliche Krankheit löscht, und zwar mit *allen* ihren Erscheinungen.

Hahnemann ging bald dazu über, seine Arzneien zu verdünnen. Dafür hatte er zwei gute Gründe: Erstens wollte er seine Patienten nicht vergiften. Er vermehrte ja durch immer weitere Prüfungen seinen Arzneischatz stetig um neue Mittel, zu denen schon bald auch höchstgiftige Substanzen gehörten, wie z. B. die Tollkirsche (Belladonna), der Sturmhut (Aconitum), der Giftsumach (Rhus toxicodendron), oder gar Phosphor und Arsen. Diese Stoffe durfte er natürlich nicht unverdünnt geben. Und zweitens beobachtete er von Anfang an eine merkwürdige Erscheinung bei der Verordnung seiner ‹Similia›: Sie erzeugten sehr häufig bei den Patienten eine kurze ‹Erstverschlimmerung›, die sich darin äußerte, daß die Symptome, unter denen seine Patienten litten, sich für kurze Zeit steigerten, um dann einer raschen Heilung Platz zu machen. Dies war zwar nicht bei allen Patienten der Fall, aber bei vielen doch sehr deutlich. Und er meinte, dem zu entgehen, wenn er seine Arzneien in ganz schwachen Dosen und dazu noch in großer Verdünnung gab.

Aber er stellte sehr bald fest, daß er die Verdünnung nicht zu weit treiben durfte, sonst nützten seine Mittel nichts mehr. Er stand da vor demselben Dilemma wie die moderne Schulmedizin mit ihren Chemotherapeutica, Antibiotica, usw.: Ist die Dosis zu stark, schadet sie dem Patienten, ist sie zu schwach, wirkt sie nicht mehr; und dabei den Mittelwert zu finden, ist außerordentlich schwierig, weil jeder Patient wieder anders reagiert. Hahnemann fand einen anderen Weg, über den später noch ausführlicher berichtet wird: Er verdünnte seine Mittel *stufenweise,* und schüttelte oder verrieb von Stufe zu Stufe das Mittel kräftig. Auf diese Weise blieb auch bei immer höherer Verdünnung die Wirkung erhalten, ja, sie steigerte sich sogar noch gewaltig! Und nun kommt das Erstaunlichste: Selbst wenn die Verdünnung so hoch getrieben wurde, daß von dem Ausgangsstoff kein Molekül mehr in ihr enthalten sein konnte, wirkte das Mittel immer noch, und zwar viel besser und durchgreifender, als wenn noch Materie der Ursubstanz in ihm vorhanden wäre. Daher nannte er diese Arzneiaufbereitung dann ‹Dynamisation› oder ‹Potenzierung› (= Kraftentfaltung). Hahnemann hat jahrelang an dieser ‹Dynamisation› experimentiert, bis er sich für seine Krankenbehandlungen für eine entschied, die weit jenseits der Loschmidt'schen

Zahl lag, also völlig entmaterialisiert war: der C30. Bei ihr blieb er jahrzehntelang, und hatte mit ihr seine spektakulären Erfolge.

Doch nun kommt das Wichtigste: Er stellte fest, daß man auch mit diesen entmaterialisierten Potenzen Arzneimittelprüfungen machen konnte. Bei diesen Prüfungen mit Hochpotenzen kamen sogar die zentralen Symptome deutlicher zum Vorschein als bei niedrigen Potenzen. Die Empfindungen und die Symptome aus dem Gemüt und Nervensystem stellten sich häufig zuerst vor den mehr körperlichen ein und waren ausgeprägter. Es gab also eine bestimmte Reihenfolge, in der die Symptome aufzutreten pflegten, eine Reihenfolge, die Hahnemann immer getreulich einhielt, wenn er über das, was Krankheit ist, sprach: erst kamen die ‹widrigen Empfindungen›, also die funktionellen, nervalen Symptome, und dann die organischen, lokalen. Kent drückte diesen Sachverhalt durch die Formel ‹vom Zentrum zur Peripherie› aus. Damit standen zwei ungeheuer wichtige Dinge fest:

1. Krankheit beginnt immer im ‹Zentrum› des Menschen, also in dem, was Hahnemann die ‹Lebenskraft› nannte, im energetischen Steuerungszentrum. Sowohl die natürliche, als auch die künstliche, durch Arzneimittel erzeugte Krankheit setzen dort – und nirgendwo anders – an! Alles andere, was dann folgt, ist nur Resultat dieser Veränderung im Zentrum.

2. Da dieses Zentrum auch durch Hochpotenzen, also durch nichtmaterielle Arzneien, gestört und verändert werden kann, ist Krankheit nichts Materielles, sondern eine ‹geistartige› oder ‹dynamische› Angelegenheit; Krankheiten sind ‹dynamische Verstimmungen unseres geistartigen Lebens in Gefühlen und Thätigkeiten, das ist, immaterielle Verstimmungen unseres Befindens«. (Organon, S. 17)

Wenn die Dinge so liegen, dann gibt es nur *einen* echten Weg, um zu wahrer Heilung zu kommen: Man muß die *immaterielle* Verstimmung der Lebenskraft, die zur krankhaften Veränderung eines Menschen geführt hat, durch eine *immaterielle* Kunstkrankheit löschen, die man mit Hilfe eines *immateriellen* Medikaments erzeugt. (Die Ausdrücke ‹immateriell› und ‹löschen› stammen von Hahnemann selbst und werden von ihm durchgängig in seinem Organon gebraucht. Da die 6. Auflage sozusagen sein homöopathisches ‹Vermächtnis› ist und die Essenz von über 50-jähriger ‹Beobachtung, Nachdenken und Erfahrung› (Organon, S. 37) enthält, kann man sich darauf verlassen, daß man hiermit ‹an der

Quelle› der Homöopathik ist!). Zwingend und unmittelbar wird man aber durch diese Ausdrucksweise Hahnemann's zu einer Analogie geführt, die Hahnemann noch gar nicht kennen konnte, und die erst Mitte des 20. Jahrhunderts bekannt wurde: Zur Elektronik und Kybernetik. Es ist eigentlich gar nicht verwunderlich, daß die meisten seiner Zeitgenossen ihn nicht verstehen konnten, denn sie wußten ja noch nichts von elektronischer (immaterieller!) Nachrichtengebung, von Computern und gesteuerten Systemen. Hahnemann war da seiner Zeit weit voraus! Um so verwunderlicher ist es jedoch, daß in unserer Zeit, wo diese Dinge nun bereits in der Schule gelehrt werden, die offizielle Medizin der Homöopathie gegenüber nichts anderes zu sagen weiß als die Zeitgenossen Hahnemann's. Befindet sie sich so sehr im Ghetto, daß die Erkenntnisse der modernen Physik an ihr vorübergegangen sind?

Man braucht also zur Erzeugung dieser Kunstkrankheit, die die natürliche Krankheit löscht, gar kein *materielles* Medikament, ja, es ist sogar besser, wenn man ein nicht-materielles verwendet. Nur muß in ihm die Nachricht, der Code, das Programm enthalten sein, das dem Programm der natürlichen Krankheit so sehr ähnlich ist, daß sich diese beiden Programme gegenseitig löschen. Und diese Nachricht, diesen Code, dieses Programm erhält man aus dem Ausgangsstoff, aus dem die Hochpotenz hergestellt ist. In jeder dieser ‹Natursubstanzen› ist ein solches energetisches Programm enthalten, verborgen unter ihrer materiellen Gestalt, das durch die Potenzierung von seiner Materie befreit und dadurch hochwirksam wird. Und jeder dieser Ausgangsstoffe hat sein nur ihm eigenes Programm, das gegen kein anders ausgetauscht werden kann, und das sich in den Arzneimittelprüfungen offenbart. ‹Das Arzneiliche jener Natur-Substanzen, die wir im engeren Sinne Arzneien nennen, bezieht sich bloß auf ihre Kraft, Veränderungen im Befinden des thierischen Lebens hervor zu bringen; bloß auf dieses, auf das geistartige Lebensprinzip, erstreckt sich dessen, Befinden ändernder, geistartiger (dynamischer) Einfluß; so wie die Nähe eines Magnet-Poles dem Stahle *nur* magnetische Kraft mittheilen kann, (und zwar durch eine Art Ansteckung) aber nicht andere Eigenschaften, (nicht z. B. mehr Härte oder Dehnbarkeit, usw.). – Und so verändert auch jede besondere Arznei-Substanz, durch eine Art von Ansteckung, das Menschen-Befinden auf eine, ihr ausschließlich eigenthümliche Weise, und nicht auf die einer anderen Arznei eigene, so gewiß die Nähe eines

Pockenkranken Kindes einem gesunden Kinde nur die Menschen-Pokken-Krankheit mittheilen wird und nicht die Masern. – *Dynamisch,* wie durch Ansteckung, geschieht diese Einwirkung der Arzneien auf unser Befinden, ganz ohne Mittheilung materieller Theile der Arznei-Substanz.› (Organon, Anm. 53)

Durch all dies wird klar, was man braucht, um wirklich heilen zu können: Auf der einen Seite benötigt man die Gesamtsymptomatik des Patienten. Denn in ihr drückt sich die Störung im Steuerungszentrum aus, die ‹Verstimmung der Lebenskraft›. Diese Gesamtsymptomatik ist also die Sprache des kranken Organismus, mit der er nach Hilfe ruft und ausdrückt, *wie* er krank ist. Aus ihr kann man das falsche, störende Programm ablesen, das seine Lebenskraft überlagert hat und nun die krankhaft ablaufenden Lebensvorgänge diktiert. Und man wird ohne weiteres begreifen, daß diese Gesamtsymptomatik wesentlich mehr sein muß als nur die klinische Diagnose. Selbstverständlich braucht man letztere auch, aber sie reicht keineswegs hin, um homöopathisch handeln zu können. Sie klassifiziert das krankhafte Geschehen beim Patienten unter einem bestimmten Namen und reiht ihn damit ein unter Tausende andere Leidensgenossen, die ‹an derselben Krankheit leiden›. Genau das aber ist für die Homöopathik viel zu vordergründig, zumal dabei nur die *Resultate* der Störung im Zentrum erfaßt werden. Und von den Resultaten her kann man die ‹Verstimmung der Lebenskraft› höchstens erahnen, aber nicht konkret fassen. Der Homöopath braucht daher noch wesentlich mehr: er benötigt vor allem die Symptome, die aus dem Zentrum stammen und die dortige Störung charakterisieren. Diese zentralen Symptome wird er aber nur ins Gesichtsfeld bekommen, wenn er sich die Mühe macht, die Gesamtsymptomatik seines Patienten aufzunehmen.

Auf der anderen Seite braucht er ein potenziertes Mittel, das dieser Symptomatik – und zwar der aus dem Zentrum! – entspricht und bei der Prüfung eine höchst ähnliche hervorgebracht hat. Er benötigt also eine immense Arzneimittel-Kenntnis. Und man darf hier ohne Scheu wiederholen, was Hahnemann schon so häufig betonte: Der echte Homöopath ist dem Schulmediziner in der Arzneimittelkenntnis weit überlegen! Er darf nichts verordnen – auch nicht in Hochpotenz! – was er nicht genauestens kennt und über dessen Wirkungen auf den *ganzen* Menschen er nicht bis ins Letzte informiert ist. (Und nur die Arzneimittelprüfungen bringen wirklich alles hervor, wozu ein Mittel fähig ist!) Aber es stehen ihm solche Mittel zur Verfügung! Es sind inzwischen weit über tausend, deren Symptomatik einigermaßen relevant ist.

Und dann muß er vergleichen und die höchste Ähnlichkeit zwischen der Symptomatik des Patienten und dem Symptomenbild eines Mittels herausfinden. Und dies muß er dann verordnen. Und dann muß er auf Ergebnisse warten. Dies ist ‹ein zwar leicht scheinendes, doch sehr nachdenkliches, mühsames, schweres Geschäft, was aber die Kranken in kurzer Zeit, ohne Beschwerde und völlig zur Gesundheit herstellt – und so ein heilbringendes und beseeligendes Geschäft wird›. (Organon, S. 10) ‹Kommen wir also zu der Frage: Was ist Homöopathie? Ich muß antworten: Kein Mensch weiß es, Gott allein kennt die Länge und die Breite des verwirrenden, unergründlichen Geheimnisses. Der erkennbare Teil dieser Wissenschaft – wenn ich dieses Wort gebrauchen darf – besteht darin, daß man die krankmachenden Phänomene der Arzneien und die Phänomene von Krankheit beobachtet, daß man die Ähnlichkeiten sammelt und zusammenstellt, daß man nach offensichtlicher Ähnlichkeit das Mittel aussucht, und dann auf Ergebnisse wartet.› (Lesser Writings, S. 485)

Natürlich wird sich bei dem, der zum ersten Mal von diesen Dingen hört, nun einiger Zweifel erheben, ob dies alles tatsächlich möglich sei und in der Realität auch funktioniert. ‹Die Botschaft hör' ich wohl, allein mir fehlt der Glaube!› Hier wird wahrscheinlich nur eines überzeugen: Das eigene Erlebnis. Die Sache mit der Arzneimittelprüfung am Gesunden wird man zwar noch theoretisch einsehen können, denn jeder hat schon einmal von einer Tollkirschenvergiftung gehört und gelesen, und auch davon, daß diese Vergiftung ein anderes Symptomenbild macht als etwa die Vergiftung mit dem Fliegenpilz (Agaricus muscarius). Und er selbst hat es schon bei sich oder in seiner Familie miterlebt, daß zu viel Kaffee oder Tabak oder auch nur das Schneiden einer Zwiebel Wirkungen auf den Menschen macht und bestimmte Symptome hervorbringt. Aber daß so etwas auch in hoher Potenz, also ohne die ursprünglichen Kaffee-, Tabak- oder Zwiebelmoleküle, noch möglich ist? Und daß dies sogar im geeigneten Fall heilende Wirkung haben soll? Wie schon gesagt: wer sich theoretisch davon nicht überzeugen lassen kann, der muß es praktisch erleben. Aber vorher sollte er dann nicht darüber reden! Und wenn er es praktisch nachvollziehen will, dann muß er es genau nach den Gesetzen der Homöopathie tun! (Dies muß tatsächlich bis zum Überdruß eingehämmert werden, damit Fehlurteile und Enttäuschungen vermieden werden!) ‹Diese Kraft kann wirklich nur von dem beobachtet werden, der die Lehre begriffen hat, die im Organon Samuel Hahnemann's dargelegt wurde; und man kann erst, nachdem – *niemals vorher*! – man die wunderbaren Wirkungen eines Mittels, das dem Ähnlichkeitsgesetz entsprach, miterlebt hat, die Macht richtig würdigen, die man damit in der Hand hat, um gegen die Krankheiten des Lebens zu kämpfen und einen schwachen Menschen gegen die Angriffe seiner natürlichen Feinde zu verteidigen.› (Lesser Writings, S. 484f.)

Similia similibus curantur – dieses sogenannte ‹Ähnlichkeitsgesetz› hat – genau wie die Lehre von der Lebenskraft – zahlreiche logische Konsequenzen für die Praxis der Homöopathie, die genauestens beachtet sein wollen. Von ihnen wird später näher berichtet.

4

DIE ARZNEIMITTEL-PRÜFUNG

Grundlage und Ausgangspunkt aller Homöopathie ist also die Arzneimittelprüfung am gesunden Menschen. Nur durch sie wird der Homöotherapeut in die Lage versetzt, die Kunstkrankheit kennenzulernen, die ein Mittel erzeugt, also das ‹Programm›, die ‹Nachricht›, zu erkennen, das in einem bestimmten Mittel steckt. Hahnemann hatte ja so sehr darunter gelitten, daß er und seine Zeitgenossen in völliger Dunkelheit darüber tappten, *wie* ein Stoff aus der Natur wirkt. Mit der Arzneimittelprüfung am gesunden Menschen hatte er nun eine Möglichkeit, dies genau zu erforschen. Und man muß einfach sagen, daß er damit – trotz allem Respekt vor den Leistungen der modernen Wissenschaft – eine wesentlich bessere Möglichkeit zur Verfügung stellte, als es die chemische Analyse in den modernen Laboratorien zuläßt. Was hat man davon, wenn man die chemischen Bausteine und deren Molekularstruktur eines Stoffes kennt und ihnen einen schönklingenden Namen geben kann? Was hat man davon, wenn man sich ausrechnen kann, daß das Molekül x eines Stoffes, wenn es auf das Molekül y im Körper des Patienten trifft, so oder so reagiert und diese oder jene lokale Wirkung hervorruft? Wie aber jener Stoff die – nicht-materielle! – Lebenskraft beeinflußt, das weiß man damit noch lange nicht! Welche Wirkung also ein Stoff auf den *gesamten* Menschen macht, das bleibt damit weiterhin im Dunklen!

Daß z. B. Aconitum die große Todesangst hervorruft, die den Menschen dazu bringt, sogar seine Todesstunde vorauszusagen; daß Belladonna den Menschen in ein so wildes Delirium hineinbringen kann, daß er aus dem Bett aufspringt und davonrennt; daß Arsen eine so große Unruhe erzeugt, daß der Mensch keinen Augenblick ruhig sitzen kann, von einem Stuhl zum anderen läuft, sich aber vor Schwäche immer wieder hinsetzen muß; daß Lachesis den Menschen so geschwätzig macht, daß er gar nicht aufhören kann zu reden und dabei von einem Thema zum andern springt; daß Aurum den Menschen in tiefste Melancholie hineinstoßen kann; daß Nux vomica den Menschen jähzornig machen kann; daß Gelsemium eine dumpfe Schläfrigkeit erzeugt, usw., usf. – das weiß man nicht aus der chemischen Analyse, sondern davon erfährt man nach wie vor entweder durch die Vergiftung mit diesen Stoffen, die aber sehr gefährlich, oft sogar tödlich ist, oder eben durch die homöopathischen Arzneimittelprüfungen am gesunden Menschen. Sie sind wohl das Faszinierendste, was je in der Geschichte der Medizin unternommen worden ist. Davon kann man sich erst ein annäherndes

Bild machen, wenn man einmal so eine zehnbändige Arzneimittellehre wie die von Dr. C. Hering oder Dr. T. F. Allen aufgeschlagen und auf -zig Seiten die endlosen Reihen von Symptomen durchgelesen hat, die solche Mittel wie Phosphor, Sulfur, Sepia usw. bei der Prüfung hervorbrachten. Und ein noch besseres Bild kann man sich machen, wenn man selbst bei solchen Mittelprüfungen mitgewirkt und an sich selbst das Auftreten der verschiedenartigsten Symptome gefühlt hat. Ganz besonders, wenn man eine solche Prüfung mit einer Hochpotenz – also mit nicht-materiellen Dosen! – durchgeführt hat, wird man aus dem Staunen nicht herauskommen und fürderhin auf die Angabe der chemischen Zusammensetzung eines Mittels nicht mehr allein Wert legen. Auf jeden Fall wird man begreifen, daß erst eine solche Arzneimittelprüfung das wahre Wesen eines Naturstoffs, seine eigentliche Kraft und seinen ‹Geist› oder seine ‹Idee› offenbart.

Dies alles ist nun wahrlich nichts Märchenhaftes, Geheimnisvolles, Phantastisches, und schon gar nicht Scharlatanerie! Man braucht ja nur in den Wald zu gehen und eine Handvoll Tollkirschen, einen Knollenblätterpilz oder einige Fliegenpilze zu verspeisen, man kann sich von der Kreuzotter oder einer giftigen Spinne stechen lassen, oder ein paar Eßlöffel eines arsenhaltigen Rattengiftes zu sich nehmen – und die Wirkungen werden nicht ausbleiben. Das weiß jeder. Aber jeder weiß auch, daß die Wirkungen eines jeden dieser Stoffe verschieden sein werden. Jeder Stoff erzeugt sein ihm eigenes Vergiftungsbild! Und diese sogenannten Erstwirkungen gehören schon in das Arzneimittelbild eines Stoffes hinein.

Von dieser, der Menschheit seit Jahrtausenden bekannten Tatsache der Vergiftungsmöglichkeiten und ihrer verschiedenen Bilder ist es eigentlich nur ein kleiner, experimenteller Schritt zur ‹Feinvergiftung›: Wenn man das zu prüfende Gift so weit verdünnt, daß es den Menschen nicht mehr umbringt, wird es trotzdem noch bestimmte Symptome und Zeichen hervorrufen, wenn es eingenommen wird, und zwar ‹ein jegliches nach seiner Art›! So ist es in der Natur vorgesehen. Gerade gegen Ende des 20. Jahrhunderts wissen die Menschen so gut wie nie zuvor in ihrer Geschichte von diesen ‹Feinvergiftungen› und fürchten sich vor ihnen. Tagtäglich lesen wir in den Zeitungen von den Schäden, die diese ‹geringen› Dosen von Giften – und heute sind es meist chemische – bewirken. Das sind durchaus homöopathische Vorgänge. Denn es wird dabei ja nicht nur organisches Gewebe direkt geschädigt (z. B. durch chemische Veränderung von Zellen oder durch Einlagerung fremder Moleküle in die Zelle oder den Zellverband), sondern es wird auch die Lebenskraft funktional beeinflußt, so daß sie aus der Harmonie gerät und den Gesamtorganismus mit falschen Informationen beliefert, die dann irgendwann einmal auch Veränderungen in organischen Bereichen zur Folge haben. Diese Art der ‹Feinvergiftung› entspräche also der Arzneimittelprüfung mit sogenannten Tiefpotenzen, also mit homöopathischen Aufbereitungen, die noch eine große Menge Materie des Giftstoffes enthalten.

Diese Art der Arzneimittelprüfung wurde mir vor vielen Jahren auf eine ganz alltägliche Weise deutlich vor Augen geführt. Es war die Zeit, in der die Jugendlichen sich für ‹Freizeiten› begeisterten und ihre Wochenenden gern irgendwo im Grünen verbrachten. Mehrere Hamburger Kirchengemeinden hatten sich zusammengetan und in einem Heidedorf ein schönes, großes Grundstück gekauft. Auf ihm stand ein kleines, strohgedecktes Häuschen, in dem die Jugendgruppen nun ihre Wochenendfreizeiten verbrachten. Man war nicht sehr anspruchsvoll: Das ‹Herzchenhaus› befand sich etwa 20 m entfernt am hinteren Zaun, und der Wasserhahn ragte 20 m entfernt am vorderen Zaun aus dem Boden. Letzteres erwies sich als oft sehr unerfreulich: Wer wäscht sich schon gern bei Schnee oder Regen im Freien, besonders wenn die Spaziergänger auf der Dorfstraße dabei zuschauen! Also wurde tatkräftig Abhilfe geschaffen. Die Jugendlichen hoben im Schweiße ihres Angesichts einen tiefen Graben aus und legten eine Wasserleitung ins Haus. Doch dieser Komfort wurde bald durch eine merkwürdige Erscheinung getrübt: Jedesmal, wenn wir am Wochenende hinausgefahren waren und unseren ersten Tee oder Saft zum Abendbrot getrunken hatten, setzte eine auffallende ‹Reisewelle› zum Herzchenhaus ein, die oft zu dramatischen Situationen vor demselben führten. Kluge Köpfe tauften den Plattenweg dorthin bezeichnenderweise ‹Ruhrschnellweg›, weil es in der Tat an solchen Abenden keine gemächlich zu jenem verschwiegenen Ort bummelnden Bewerber um Einlaß gab. Alle hatten sie ein gewisses Drücken in der unteren Bauchregion, das gebieterisch nach Abhilfe rief und zum Laufen zwang. Und was dann geschah, wenn man den Ort erreicht hatte, konnte man durchaus nicht als normal bezeichnen, sondern trägt im Fachjargon den Namen ‹Diarrhoe›. Woran lag es? Das Wasser selbst war wunderbar, es war – damals noch! – reinstes Heidewasser aus dem Ortsnetz. Aber die Jugendlichen hatten ein *Bleirohr* verlegt! In ihm stand das Wasser eine oder zwei Wochen lang, da das Haus nur an Wochenenden benutzt wurde. Und das erste Wasser, das dann aus dieser Leitung floß, brachte jedesmal die eben beschriebene Bewegung in die Mannschaft. Bleiwirkung! Man tauschte das Rohr gegen eine Kunststoffleitung aus, und der ‹Ruhrschnellweg› konnte wieder in gemütlichem Tempo begangen werden.

Damals machte ich bei mir und bei anderen noch eine merkwürdige Beobachtung: Jenes Bauchgrimmen, das uns zum Run auf's Klosett zwang, war eigentlich nicht nur im Bauch vorhanden, sondern irgendwie auch im ganzen Körper zu spüren, als ob es vom Bauch aus sogar bis in die Arme und Beine strahlte – ein deutliches Ziehen und Grimmen, das sehr schwer zu beschreiben ist, das ich aber heute noch nachempfinden kann. Einige Zeit später schaffte ich mir mein erstes Kent'sches Repertorium an, und da wurde mir klar, warum einige von uns diese Art von Schmerz fühlen mußten: es war ein deutliches Prüfungssymptom von Plumbum (Blei). Wenn man einmal Kent III/551 f. aufschlägt, kann man lesen, daß der Bauchschmerz, der sich zu allen Körperteilen erstreckt, ein hochgradig charakteristisches Symptom für Blei ist.

Merkwürdig war nur, daß nicht alle von uns dieses und die anderen Symptome in gleicher Intensität verspürten. Einige hatten starkes Bauchgrimmen, das sich über den ganzen Körper erstreckte, und erheblichen Durchfall, einige hatten nur ein bißchen Druck im Unterbauch und wenig Durchfall, und einige wenige, die sonst an starker Verstopfung litten, hatten endlich normalen Stuhlgang mit etwas Drang. Damit erlebten wir etwas, was bei jeder Arzneimittelprüfung zu beobachten ist: Es sind keineswegs alle gleich empfindlich gegenüber dem zu prüfenden Stoff. Diese unterschiedliche ‹Empfänglichkeit› wird umso deutlicher, je höher die Verdünnung des Prüfstoffes ist. Menschen, die eine gehörige Dosis Arsen einnehmen, werden alle sterben; von solchen, die Arsen in einer Verdünnung von 1 : 1 000 000 sich einverleiben, wird ein großer Teil Symptome bekommen, die nun nicht mehr tödlich sind, aber doch einer Arsenvergiftung in abgeschwächter Form entsprechen; und von denen, die Arsen in einer Verdünnung von $1 : 100^{30}$ einnehmen, wird nur noch ein kleiner Teil deutlich reagieren. Voraussetzung dafür ist allerdings, daß der Ausgangsstoff nicht nur stufenweise verdünnt, sondern auch bei jeder Verdünnungsstufe kräftig durchgeschüttelt wird. (Über diese Entdeckung Hahnemann's wird im Kapitel ‹Potenzierung› noch ausführlich berichtet.)

Wenn schon also bei der ‹Feinvergiftung› die Menschen mit unterschiedlicher Intensität reagieren, dann steigert sich diese Unterschiedlichkeit mit der Höhe der Potenz, die geprüft wird. Man kann also bei einer homöopathischen Arzneimittelprüfung niemals verlangen, daß alle Prüfer dieselben Symptome in gleicher Intensität hervorbringen. Und das ist völlig logisch! Wer es anders verlangt, kann einfach nicht logisch denken! Schon im täglichen Leben begegnen wir diesen Unterschieden allerorten! Da ist der eine, der noch unmittelbar vor dem Schlafengehen seine Kanne Kaffee austrinkt und danach selig schläft, und dann gibt es den anderen, der nachmittags noch nicht einmal ein Tässchen verdünnten Kaffee trinken darf, weil er dann eine schlaflose Nacht vor sich hat. Oder der eine trinkt ein Glas Wein und wird müde, der andere wird davon erst richtig ‹aufgedreht›. Oder der eine geht durch ein blühendes Kornfeld und merkt gar nichts, der andere darf noch nicht einmal in die Nähe desselben kommen und hat schon seinen Heuschnupfenanfall. Und so könnte man stundenlang fortfahren, solche unterschiedlichen ‹Empfänglichkeiten› aufzuzählen. Man würde aber nur Eulen nach Athen tragen, denn sie sind jedermann bekannt. Nur in der offiziellen Schulmedizin scheint man diese Phänomene zu ignorieren, denn bei ihren Arzneimittelversuchen wird immer so getan, als müßten alle Menschen auf einen Stoff in gleicher Weise reagieren. Aber die immer wieder vorkommenden Überreaktionen bestimmter Patienten auf ein Arzneimittel zeigen, daß diese Art der statistischen Betrachtung von Arzneimittelwirkungen an der Wirklichkeit vorbeigeht. Winston Churchill soll einmal gesagt haben, daß man sich nur auf diejenige Statistik verlassen könne, die man selbst gefälscht habe. Wie wahr!

Wenn man Hahnemann's Lehre von der Lebenskraft begriffen hat, dann ist die Tatsache, daß die Menschen verschieden auf bestimmte Stoffe reagieren, nichts Verwunderliches mehr. Man muß sich auch dies wieder durch eine Analogie aus der Elektronik klarmachen. Fast 10 Jahre lang wohnte ich früher in der Einflugschneise zum Hamburger Flughafen, allerdings mehrere Kilometer von ihm entfernt. Damals besaß ich einen Plattenspieler, der immer wieder den Funkverkehr zwischen dem Tower des Flughafens und einer anfliegenden Maschine in die Darbietung einer Platte einfließen ließ. Und eine zeitlang besuchte ich sonntags eine Kirche, die eine sogenannte ‹Induktionsschleife› besaß, die es Hörgeschädigten erlaubte, mit Hilfe ihres Hörgerätes die Predigt zu verfolgen. Gleichzeitig waren an diese Anlage auch die Lautsprecher der Verstärkeranlage angeschlossen. Dort konnte man es öfters erleben, daß die Predigt unterschwellig von fröhlichen Pop- oder Rocktönen begleitet wurde, wenn in der Nachbarschaft eine bestimmte Hifi-Verstärkeranlage in Betrieb war. Und wenn wir unser Radio eingeschaltet haben, um ein schönes Konzert zu hören, dann kann es geschehen, daß dieses Konzert durch eine wüste Knatterei gestört wird, wenn in der Nachbarschaft jemand eine nicht funkentstörte elektrische Maschine in Betrieb nimmt. Wenn deren Funken ähnliche Frquenzen erzeugen wie die auf meinem Empfänger eingestellte, dann kommt es zu dieser Knatterei. Man nennt diese Vorgänge ‹Induktion›. Schwingungskreise mit ähnlichen Frequenzen beeinflussen einander. Je nachdem, auf welche Frequenz ich meinen Radioempfänger eingestellt habe, wird er ‹empfänglich› und hochempfindlich gegen diese Schwingungen. Und so kann man 100 Radios nebeneinanderstellen, und jedes von ihnen auf eine andere Frequenz einstellen, dann werden alle 100 Empfänger zu gleicher Zeit je ein anderes Programm wiedergeben. Wollte man mit diesen 100 Radios nun einen der berühmten Reihenversuche anstellen, wie sie in der Schulmedizin so beliebt sind (man gibt ein Medikament möglichst vielen Menschen, um seine Wirkungen zu prüfen), dann würde man ein Fiasko erleben: Nur einer dieser 100 Radioempfänger könnte überhaupt antworten, wenn zufällig die bei ihm eingestellte Frequenz getroffen worden wäre. (Natürlich müßte diese ‹Prüfung› nicht mit einem Arzneimittel, sondern mit einem Sendeprogramm durchgeführt werden!)

Auf lebende Organismen übertragen, bedeutet dies also, daß bei einer Prüfung von Hochpotenzen, in denen keine Materie, sondern nur noch das energetische ‹Programm› oder die ‹Nachricht› eines Ausgangsstoffes enthalten ist, nur noch ganz wenige Menschen reagieren werden. Je ähnlicher die ‹Wellenlänge›, auf der ihre eigene Lebenskraft agiert, der ‹Wellenlänge› des zu prüfenden Stoffes ist, desto heftiger werden sie antworten, und auch desto klarer! Und letzteres ist ganz entscheidend! Prüft man z. B. Arsenicum album mit Hochpotenzen, dann wird es unter 100 oder 200 Prüflingen viele geben, die gar nicht oder nur ganz schwach reagieren; ein paar werden schon deutlicher antworten und dieses oder jenes markante Symptom hervorbringen; aber vielleicht nur einer oder zwei werden hervorragende Ergebnisse bringen und ein klares Bild der Arsen-Symptome entwickeln.

So gibt es also auch in der Homöopathie Reihenversuche, aber eben nicht mit der Erwartung, daß möglichst viele Probanden gleich reagieren, sondern mit dem Ziel, diejenigen herauszufischen, die im Besitz einer ‹Lebenskraft› sind, die auf die Prüfungspotenz antworten kann. Übrigens ist es ja auch bei den Krankheiten ähnlich: Es gibt Menschen, die z. B. bei einer Grippe-Epidemie überhaupt nicht erkranken, manche nur schwach und andere äußerst heftig! Auch hier kommt es auf die ‹Empfänglichkeit› an!

Aus dem allen ergibt sich, daß man bei der Arzneimittelprüfung – grob gesagt – mit drei Stufen rechnen muß:

1. Die materielle Vergiftung. Hier wird die Ursubstanz gegeben, und alle Probanden werden reagieren. Eine solche Prüfung verbietet sich natürlich in der Homöopathie wegen der Gefährlichkeit einer solchen Aktion. Dennoch werden die in der Medizingeschichte bekannten Vergiftungsfälle für das Arzneimittelbild eines giftigen Stoffes berücksichtigt. (Man lese hierzu einmal solch ein Standardwerk wie das von Lewin, Gifte und Vergiftungen, Lehrbuch der Toxikologie, 4. Ausg., Berlin 1929.)
2. Die ‹Feinvergiftung›. Sie wird mit tiefen bis mittleren Potenzen durchgeführt, wobei – je nach Potenz – sehr viele Prüflinge reagieren werden, wenn auch schon verschieden stark und deutlich.
3. Die dynamische Prüfung, die mit Hoch- und Höchstpotenzen veranstaltet wird. Hier wird der Kreis der Reagierenden wesentlich kleiner sein und nur wenige werden hypersensibel antworten. Gerade letztere aber bringen die guten Bilder.

Bei allen drei Stufen aber ist eine Erscheinung immer gleich: Die ersten Symptome, die auftreten, sind ‹widrige Empfindungen›, wie Hahnemann es genannt hat. Das war das Urerlebnis bei seiner ersten Chinarinden-Prüfung! Erst kommen die Empfindungen, und dann die ‹regelwidrigen Thätigkeiten›! (vgl. Organon § 11) Das kann man bei *jeder* Prüfung wieder neu erleben, und das ist auch bei jeder Erkrankung so! Erst also kommt das Funktionale, dann das Organische, erst das Zentrale, dann das Lokale. Sowohl die Prüfung als auch die Krankheit setzen zuerst im Zentrum an. (Ausgenommen sind natürlich von außen und gewaltsam gesetzte Verletzungen!) Das ist eine eiserne Gesetzmäßigkeit der Natur, nach der sich der Homöopath ebenso eisern zu richten hat und seine Überlegungen und sein Handeln von ihr bestimmen lassen muß. Das ist auch der Grund, warum in der Homöopathik die ‹widrigen Empfindungen›, also die subjektiven Symptome, sowohl beim Patienten als auch beim Arzneimittelbild, so eine große Rolle spielen. Und hier liegt einer der größten Unterschiede zur Schulmedizin. Wenn dort der Arzt z. B. ein Ulcus duodeni festgestellt hat, dann ist seine Diagnose und Therapie klar. Es interessiert ihn dann nicht, ob dem Patienten morgens, mittags, abends oder nachts übel ist, ob der Schmerz drückend, stechend, ziehend oder bohrend ist, ob der Patient dabei schlaflos oder schläfrig ist, ob er heiß oder kalt ist, ob er zornig oder sanftmütig ist, usw. usf. Genau dies aber müssen für den Homöotherapeuten die interessantesten Dinge sein, weil sie deutlicher als das Ulcus selbst auf die Zentralstörung hinweisen und so zum Mittel führen können. Darum sind die Arzneimittelbilder voll von ‹widrigen Empfindungen› der Probanden, und darum muß bei einer korrekten homöopathischen Fallaufnahme der Notizblock des Homöotherapeuten voll sein mit diesen subjektiven Symptomen.

Natürlich folgen dann auch organische Symptome, denn sie sind ja das Resultat der zentralen Störung. Bei der Vergiftung sind sie – je nach Schwere des Falles – sofort nach den widrigen Empfindungen da, bei der ‹Feinvergiftung› dauert es etwas länger, und bei der energetischen Prüfung kann es sogar sehr lange Zeit in Anspruch nehmen, bis sich organische Veränderungen einstellen. Dafür entwickeln sich aber die Symptome des Gemüts und des Nervensystems bei letzterer deutlicher, und man hat längere Möglichkeiten, sie zu beobachten. So gehören also zu einem vollständigen Arzneimittelbild alle drei Stufen der Prüfung. Erst aus ihrer Kombination ergibt sich, was ein Mittel zu leisten vermag.

Und noch etwas gehört zu einem echten Arzneimittelbild dazu! Wie wir schon hörten, macht jeder Stoff eine Erstwirkung, der dann als Reaktion der Lebenskraft eine Zweitwirkung folgt. Bringt z. B. der Kaffee bei einem empfindlichen Menschen zunächst eine Phase der Erregung hervor, so folgt ihr nach einiger Zeit – als Gegenwirkung – die Phase der Erschlaffung, der Müdigkeit. Das ist bei allen künstlichen ‹Wachmachern› so, weswegen sie ja auch immer wiederholt werden müssen. Vermindert Opium zunächst den Schmerz, so folgt früher oder später die Phase der Schmerzüberempfindlichkeit. Digitalis verlangsamt zunächst den Puls, in der zweiten Phase aber beschleunigt er sich wieder erheblich, usw., usf. (vgl. Organon, S. 33) Beide Wirkungen, sowohl die erste als auch die zweite, gehören in ein vollständiges Arzneimittelbild hinein. Der Homöotherapeut muß sie kennen, damit er sich nicht in den Potenzen vergreift. Leidet also ein Patient an einer Schlaflosigkeit, die der von Coffea erzeugten ähnelt (ohne daß er selbst Kaffee getrunken hat!), dann darf nun nicht Coffea in der Urtinktur gegeben werden, weil damit die Erstwirkung verstärkt würde, sondern es muß in höherer Potenz verordnet werden, um die Zweitwirkung anzukurbeln. Verschreibt man dagegen nur höhere Potenzen, so geht man diesen Schwierigkeiten aus dem Weg, denn sie haben die Eigenschaft, in jedem Fall regulierend zu wirken. Man könnte also sowohl beim schnellen als beim langsamen Puls Digitalis verordnen, sofern es auch noch den übrigen Symptomen des Patienten entspricht. Hoch- und Höchstpotenzen umfassen also in ihrer Heilwirkung die Erst- und die Zweitwirkung bei der Arzneimittelprüfung. Dementsprechend findet man in den Arzneimittelbildern häufig sich widersprechende Symptome, die aus beiden Wirkungsphasen der Prüfung stammen. (Vgl. Organon, § § 63–66)

Es ist nicht verwunderlich, daß Hahnemann in seinem Organon der Arzneimittelprüfung weiten Raum gegeben hat: In den §§ 105–145 bespricht er genau jede Einzelheit, die dabei zu beachten ist. Niemand darf behaupten, er habe eine Arzneimittelprüfung durchgeführt, wenn er sich nicht exakt nach diesen Paragraphen richtete. Leider ist dies in unserer Zeit öfters geschehen, und sogar Gegner der Homöopathie haben solche Prüfungen durchgeführt. Natürlich ist nichts oder nicht viel dabei herausgekommen. Um dies zu verstehen, muß man wieder zu unserer Analogie der Elektrizität Zuflucht nehmen: Wollte man ihre Wirkungen und Gesetze mit Hilfe von Versuchsanordnungen aus der Mechanik überprüfen, würde auch nur wenig oder nichts als Ergebnis zu verzeichnen sein.

Die Versuchsanordnung bei jeder echten Prüfung muß folgendes Grundschema haben: Eine Gruppe klinisch gesunder Menschen beiderlei Geschlechts findet sich unter der Leitung eines Arztes zusammen, der sich in der Homöopathik bestens auskennt und Hahnemann's Organon gut durchstudiert hat. Die einzelnen Mitglieder erhalten je ein Fläschchen mit ihnen unbekanntem Inhalt und ein Journal, in das sie die bei ihnen auftretenden Zeichen und Symptome mit ihren genauen Modalitäten in richtiger zeitlicher Reihenfolge eintragen sollen. Der Prüfungsleiter soll ein guter Homöotherapeut sein, damit er die evtl. bei den Probanden auftretenden Zwischenfälle richtig beurteilen und ihnen begegnen kann. Werden gefährliche Stoffe geprüft, muß aus diesem Grund der Prüfungsleiter Kenntnis von dem Inhalt der Fläschchen haben. Ein Stoff sollte immer – wie oben schon erwähnt – in tiefen, mittleren und hohen Potenzen geprüft werden. Das kann entweder so geschehen, daß ein Teil der Gruppe die tiefen, ein anderer die mittleren, und der dritte die hohen Potenzen prüft, natürlich ohne es zu wissen. Oder aber daß drei zeitlich auseinanderliegende Prüfungen mit den verschiedenen Potenzen veranstaltet werden.

Der Grund für letztere Anordnung liegt darin, daß manche Stoffe ihre Wirksamkeit überhaupt erst in hohen Potenzen entfalten. Solch eine Substanz wie Kochsalz, das wir täglich und regelmäßig in kleinen Dosen zu uns nehmen, entfaltet erst ab D 30 oder C 30 seine Symptomatik, die es als ganz besonders tiefwirkendes Antipsoricum ausweist. Oder Lycopodium, der Bärlapp, bringt in seiner Ursubstanz keine Wirkungen hervor, wird aber ab C 30 zu einem symptomenreichen und alle Miasmen erfassenden Mittel. Oder Silicea, die Kieselsäure, oder Gold, Silber, Eisen, und viele andere mehr, wären als Heilmittel gänzlich oder beinahe unbekannt, wären sie nicht in hohen Potenzen geprüft worden. (Organon, § 128) Prüfungen, die nur mit Tiefpotenzen durchgeführt werden, sind daher sinnlos. Andererseits gibt es auch einige kleinere Pflanzenmittel, die hauptsächlich in Tiefpotenzen ihre Wirkungen entfalten. Eine Prüfung nur mit Hochpotenzen ist also ebenso wenig sinnvoll.

Die Probanden sollen nun in regelmäßigen Abständen, also etwa 1–2mal täglich, einige Tropfen von dem Inhalt ihrer Fläschchen zu sich nehmen. Bei den meisten werden sich dann nach einiger Zeit Symptome einstellen, die genau notiert werden müssen. Leider wird bei vielen Prüfungen, besonders bei den modernen, der Fehler begangen, daß der Prüfungsstoff ununterbrochen regelmäßig eingenommen wird. Das Ergebnis ist, daß nur ein paar allgemeine Symptome auftreten, wie sie viele andere Stoffe auch hervorrufen können. Es geht ja aber darum, die charakteristischen Zeichen und Symptome des Prüfungsstoffes zu erhalten, durch die er sich von anderen Mitteln unterscheidet. Dies aber kann man nur dadurch erreichen, daß man sofort mit der Einnahme aufhört, wenn die ersten Symptome sich zeigen. (Vgl. Lesser Writings, S. 229) Auch das ist wieder logisch aus dem Ansatz der Homöopathik zu erklären: Der Prüfungsstoff soll ja die Lebenskraft beeindrucken, er soll ihr sein Programm aufdrücken, so daß sie ‹entgleist› und dem Prüfprogramm entsprechend reagiert. Da die Probanden klinisch gesund sind, ihre Lebenskraft also einigermaßen in ‹Harmonie› ist, braucht es ein wenig Zeit, bis ihre Lebenskraft von dem fremden Prüfprogramm sich ‹aus der

Bahn› bringen läßt. Ist dieser Effekt aber erst einmal erreicht, dann läuft ein Prozeß ab, der sich durch das Auftreten von Symptomen äußerlich manifestiert. Und genau dieser Prozeß muß nun ohne Störung beobachtet werden. Greift man durch erneute Gaben des Prüfungsstoffes ein, dann gibt es ‹confusion›, wie Kent sagt, und es kommen nur allgemeine, aber nicht die charakteristischen Symptome hervor. (Ähnlich ist es übrigens auch beim Krankheitsverlauf nach der Gabe des Simile. Vgl. das Kapitel ‹Der Verlauf der Kur›.) Man muß also nun Sorge dafür tragen, daß dieser symptomenbildende Prozeß nicht gestört wird, weder durch erneute Zufuhr des Prüfungsstoffes noch durch andere Dinge wie falsche Diät, Überanstrengung, Aufregung, usw. Erst wenn deutlich ist, daß der Prüfstoff nicht mehr wirkt, dann darf die Gabe wiederholt werden. Das gilt für Prüfungen mit jeder Potenz! Gerade bei Hochpotenzen kann es sehr lange dauern, bis solch eine Gabe ausgewirkt hat, tage- oder wochenlang, manchmal sogar monatelang, je nach Empfindlichkeit des Probanden. Die Symptome, die man auf diese Weise erhält, sind meist sehr charakteristisch für den Prüfungsstoff. Und oft beeindrucken sie den Probanden so tief, daß er sie noch lange Zeit behält. Es gibt sogar Fälle in der Homöopathiegeschichte, in denen der Proband diese Symptome sein Leben lang nicht mehr los wurde. So litt Kent's Frau an den Symptomen einer Lachesis-Prüfung bis an ihr Lebensende, was sie aber nicht daran hinderte, uralt zu werden.

Wenn eine Prüfung beendet ist, beginnt die Auswertungsarbeit. Die Symptome und Zeichen müssen gesammelt, gewertet und zu einem sogenannten Arzneimittelbild zusammengestellt werden. Symptome, die bei allen Probanden auftraten, werden z. B. besonders hoch gewertet. Dabei hat sich im Laufe der Homöopathiegeschichte eine Bewertung der Symptome in drei Graden eingebürgert, die auch heute allgemein üblich ist. Besonders typische und bei den meisten Prüfern vorkommende Symptome erhalten eine Dreiwertigkeit, die auch in der Literatur irgendwie hervorgehoben wird. (Im Kent'schen Repertorium z. B. durch Fettdruck, in anderen Büchern etwa durch Großdruck, usw.) Symptome, die bei mehreren Prüfern auftraten, erhalten die Zweiwertigkeit (im Kent Schrägdruck), und Symptome, die nur bei einzelnen Prüfern sich zeigten, werden als einwertige klassifiziert (im Kent einfacher Druck). Man darf aber nun nicht denken, daß die einwertigen unwichtig wären. Wir sahen ja schon, daß gerade bei Hochpotenzprüfung oft nur wenige Prüfer charakteristische Symptome hervorbringen. Diese können für ein Arzneimittelbild ungemein wichtig sein. Darum haben manche Autoren, wie z. B. Kent, diesen Symptomen eine höhere Bewertung gegeben, wenn sie sich im klinischen Gebrauch auch als Auswahlsymptome bei der Mittelfindung bewährten. Das bedeutet, daß die Gradeinteilung im Kent'schen Repertorium aus den Arzneimittelprüfungen *und* der klinischen Erfahrung resultiert. (Will man dagegen nur reine Prüfungsergebnisse kennenlernen, dann muß man Hahnemann's ‹Reine Arzneimittellehre› oder T. F. Allen's ‹Encyclopedy of the Pure Materia Medica› lesen. ‹Rein‹ bedeutet dabei so viel wie ‹unvermischt› mit klinischer Erfahrung.)

Hahnemann machte den Anfang, und seither sind unzählige Stoffe geprüft worden. Über 1000 haben Symptome hervorgebracht, wovon manche von geringem Wert für die homöopathische Praxis geblieben sind. Sie sind ‹kleine› Mittel von sehr beschränktem Wirkungskreis. Einige davon aber haben sich als besonders tief auf den menschlichen Organismus wirkend gezeigt und werden sogar gegen chronische Krankheiten eingesetzt. Manche haben sich als wirksam für sehr verschiedene Krankheitszustände erwiesen und heißen deswegen ‹Polychreste› (= für Vieles nützlich), während andere nur für bestimmte einzelne Krankheitszustände geeignet sind. Die gängisten Mittel sind wieder und wieder geprüft worden, und was vor 180 Jahren dabei herauskam, stimmt auch heute noch. Unsere Materia Medica – die Sammlung der Arzneimittelbilder – ist heute natürlich wesentlich größer als die Hahnemann's, und auch seit Kent sind schon wieder neue Mittel dazugekommen. Hier liegt ein großes Arbeitsfeld vor jeder Homöopathengeneration, denn die Prüfungen dürfen natürlich nicht aufhören.

Und ebenso wird es, solange es Homöotherapeuten gibt, kein Aufhören des Studiums der Arzneimittelbilder geben. Denn das ist nun eine der Hauptaufgaben eines jeden, der die Homöopathik ausüben will, daß er eifrig die Symptomenbilder der homöopathischen Mittel lernt. Trotz aller technischer Hilfsmittel wie Repertorium oder gar Computer, muß er doch, so gut es geht, die Mittelbilder im Kopf haben und den ‹Geist› oder die ‹Idee› eines Mittels kennen, um seinen Patienten helfen zu können. Er muß also möglichst viele Arzneimittellehren sein eigen nennen und sie immer wieder durchstudieren. Leider gibt es bis heute noch kein Standardwerk, das *alle* Prüfungen seit 180 Jahren aus allen Teilen unserer Erde, und dazu die klinischen Erfahrungen, zusammenfassend und sachlich richtig darstellt. So etwas zu schaffen, würde zwar Vieles vereinfachen und die Zahl der Bücher beschränken, aber es wäre eine Jahrhundertarbeit! Trotzdem dürfen die Homöopathen am Ende des 20. Jahrhunderts zufrieden sein: ihnen steht so viel Material und Literatur zur Verfügung wie keiner Generation vorher!

Die Arzneimittelprüfung am Gesunden ist also der Ausgangspunkt aller Homöopathie! Durch sie erweist sich, *daß* die Lebenskraft beeinflussbar ist – auch mit hohen Potenzen! – und *wie* sie beeinflußt werden kann. Man kann, wenn man etwas tiefer in diese Zusammenhänge eingedrungen ist, nur seine Bewunderung und Hochachtung demjenigen ausdrükken, der diese Sache gefunden und weiterentwickelt hat: Dr. Samuel Hahnemann!

5

DIE POTENZIERUNG

Aber es gibt noch eine zweite Sache, die Hahnemann, der Arzt, Apotheker und Chemiker, in die Medizingeschichte einführte, und die in ihrer Genialität der Arzneimittelprüfung in nichts nachsteht. Gemeint ist die ‹Potenzierung› seiner Arzneien, von der schon vor Hahnemann manche Ärzte geträumt haben, die aber von keinem erreicht wurde. Schon im Mittelalter wußten einige Ärzte davon, daß man Arznei von ihrer Materie befreien müsse, damit sie besser wirken könnte. Allen voran versuchte Paracelsus, seinen Mitteln eine andere Gestalt zu geben, indem er sie spagyrisch bearbeitete und sie z. B. veraschte. Wieder aber war es Hahnemann, der auf eine ebenso einfache wie geniale Art und Weise den Weg fand, die Arznei zu entmaterialisieren, ‹geistartig›, ‹dynamisch› (modern ausgedrückt: energetisch) zu machen und sie dadurch in ihrer Wirkung wesentlich zu verstärken, weswegen auch der Ausdruck ‹Dynamisation› oder ‹Potenzierung› (= Kraftentfaltung) dafür verwendet wird. Wie wir schon hörten, muß ja die nichtmaterielle Lebenskraft durch eine ‹Nachricht› oder ein ‹Programm› beeinflußt werden, um Heilung zu bewirken. Dementsprechend muß also die ‹Nachricht› oder das ‹Programm›, das in einer Arznei steckt, ‹herausgeholt› werden, und dies muß der Lebenskraft dann mitgeteilt oder aufgedrückt werden, damit sie reagiert. Die das ‹Programm› umklammernde Materie muß also entfernt werden, damit eben nur noch das ‹Programm› vorhanden ist und wirksam werden kann.

Nach Hahnemann braucht man dazu nur den arzneilichen Ausgangsstoff und einen neutralen Trägerstoff, dem man das ‹Programm› aufdrükken kann. In stufenweiser Verdünnung wird die Materie immer mehr entfernt, und durch das bei jeder Verdünnungsstufe vorzunehmende Schütteln (bei Dilutionen) oder Reiben (bei Triturationen) wird das ‹Programm› immer wieder dem Trägerstoff mitgeteilt. Praktisch sah das bei Hahnemann folgendermaßen aus:

1. *Dilution (= flüssige Lösung)*

Zunächst einmal stellt man die ‹Urtinktur› der zu potenzierenden Arznei her. Dazu vermischt man den frisch ausgepreßten Pflanzensaft mit gleichen Teilen ‹Schwamm-zündenden Weingeistes› (Organon § 267). Dadurch wird der Pflanzensaft haltbar und verdirbt nicht sofort. Von dieser Urtinktur gibt man 1 Tropfen in ein absolut sauberes Fläschchen, füllt 100 Tropfen Weingeist (heute hochgradigen Alkohol) dazu und schüttelt das Fläschchen kräftig oder stößt es gegen eine feste, federnde

Unterlage, ‹etwa auf ein mit Leder eingebundenes Buch› (Organon § 270, Anm. 206). Nach dieser Prozedur befindet sich die sogenannte ‹C 1› des Ausgangsstoffes in dem Fläschchen. Das ‹C› bedeutet, daß die Verdünnungsstufen nach der Centesimalskala vorgenommen werden, denn die Verdünnung beträgt 1 : 100. Die Zahl ‹1› sagt aus, daß es sich um die erste Verdünnungsstufe handelt. Die Flasche erhält auch ein entsprechendes Etikett z. B. also ‹Aconitum C 1›. Nun nimmt man ein nächstes absolut sauberes Fläschchen und gibt von der C 1 einen Tropfen hinein, füllt wieder 100 Tropfen Alkohol dazu und schüttelt oder stößt kräftig. Auf diese Weise erhält man die C 2. Die Verdünnung beträgt jetzt schon $1:100^2 = 1:10\,000$. Nun gibt man in ein drittes sauberes Fläschchen einen Tropfen von der C 2, fügt 100 Tropfen Alkohol hinzu, schüttelt oder stößt kräftig, und hat damit die C 3 gefertigt ($= 1:100^3 = 1:1\,000\,000$) Und so fährt man immer weiter fort, bis man die C 30 erreicht hat, welche über Jahre und Jahrzehnte Hahnemann's Standardpotenz war. Jedesmal beträgt das Verdünnungsverhältnis 1 : 100, jedesmal wird kräftig geschüttelt oder gestoßen, und jedesmal wird eine neue und absolut saubere Flasche gebraucht. Bei diesem Verfahren überschreitet man mit der C 12 die Avogadro'sche Zahl, d. h. von dieser Potenzstufe an könnte sich theoretisch kein Molekül des Ausgangsstoffes mehr in dem Fläschchen befinden, die Arznei ist also entmaterialisiert. Wenn man den Inhalt eines solchen Fläschchens nicht erhitzt oder mit Metallgegenständen in Berührung bringt, bleibt er immer wirksam. Ich selbst besitze noch homöopathische Mittel aus der Zeit um 1870, die alle heute noch wirksam sind. Man kann eine solche Dilution – gleichgültig in welcher Potenz – auch über Milchzuckerkügelchen gießen und diese trocknen, dann hat man dieselbe Potenz in Form von Globuli, die genau so wirksam sind, genau so lange halten und den Vorteil haben, das sie nicht verdunsten können, was bei einer Dilution leicht der Fall sein kann, wenn die Flasche nicht richtig verschlossen ist.

2. *Trituration (= Verreibung)*

Möchte man feste Stoffe (z. B. Salze, Mineralien, Metalle, Tiere), die nicht zu einer Urtinktur zu bereiten sind, potenzieren, dann gibt man 1 Teil des Ausgangsstoffes in einen absolut sauberen Mörser, fügt 33 Teile Milchzucker hinzu und verreibt das Ganze mit einem ‹unten mattgeriebenen, porcellanenen Pistill ... etwa 6–7 Minuten ... ziemlich stark›, darauf scharrt man alles 3–4 Minuten lang vom Boden des Mörsers und vom

Pistill wieder mit einem Spatel aus Porzellan ab, verreibt wieder 6–7 Minuten lang, scharrt wieder 3–4 Minuten lang ab, dann gibt man weitere 33 Teile Milchzucker zu, verreibt und scharrt wieder wie eben beschrieben, und gibt dann noch einmal 33 Teile Milchzucker dazu, und verfährt wieder wie eben beschrieben mit dem Ganzen. Das Pulver, das man auf diese Weise erhält, ist die C 1. Man füllt es in ein lichtabweisendes Fläschchen und verschließt es luftdicht. Um die C 2 herzustellen, nimmt man von der C 1 einen Teil, den man wieder wie eben beschrieben stufenweise mit 99 Teilen Milchzucker verreibt. Von der C 2 nimmt man wieder 1 Teil und verreibt ihn mit 99 Teilen Milchzucker auf dieselbe Weise, und ist damit bis zur C 3 gekommen (Organon § 270, Anm. 204). Diese zeitraubende Arbeit kann man ab C 4 etwas vereinfachen: Man nimmt von der C 3 1 Gran und löst es in etwas Aqua dest. auf, gibt 100 Tropfen Alkohol dazu und schüttelt oder stößt diese Lösung wie unter ‹Dilution› beschrieben. Damit hat man die C 4. Von nun ab behandelt man das Ganze als Dilution weiter bis zur C 30. Auf diese Art werden Stoffe, die sonst gar nicht gelöst werden könnten, zu flüssigen Hochpotenzen und entfalten eine erstaunliche tiefgreifende Wirksamkeit (z. B. Gold, Silber, Eisen, Kupfer, aber auch Kochsalz, Kalk, etc.)

Dies ist sozusagen das Grundmodell der Herstellung homöopathischer Potenzen. Ehe wir uns den Varianten zuwenden, soll eine grundsätzliche Feststellung getroffen werden, um aller dummen und unsachgemäßen Rechnerei in dieser Sache den Wind zu nehmen. Jedermann kann sich vorstellen, daß gerade an den entmaterialisierten Hochpotenzen die Gegner der Homöopathik – sowohl von außen als von innen – ihre wahre Freude haben und sie als das Hauptziel benutzen, auf das sie sich eingeschossen haben. Wieviel Hohn und Spott ist schon über Hahnemann und seine Schüler bis zum heutigen Tage gegossen worden, weil ja ‹nichts› in diesen Potenzen sei. Vor Jahren hat sie einmal ein Journalist anläßlich eines Kongresses klassischer Homöopathen als ‹heilsame Nullen› bezeichnet. Und wenn ‹Null› und ‹Nichts› in ihnen ist, dann kann es entweder nur Suggestion sein, oder nur Zufall, oder gar Magie, was da heilt. Und die Homöopathen, die solche Hochpotenzen verordnen, sind dann selbstverständlich nur Scharlatane! Diejenigen, die so etwas behaupten, sind dieselben, die selbstverständlich vor ihrem Radio sitzen und Musik hören, oder vor ihrem Fernseher und einen Western sehen, die von ihrem Auto aus telefonieren, oder mit einem Linienflugzeug bei Nacht und Nebel landen, oder am Bildschirm mitverfolgen, wie eine

Raumfähre gesteuert wird, usw. – lauter Dinge, die ebenso mit ‹Nichts›, also ohne Materie, vor sich gehen. Und daß man nichtmaterielle Nachrichten und Programme auf ‹Trägern› speichern und wieder abrufen kann, exerzieren sie ebenso tagtäglich selber vor, indem sie Schallplatten, Musikcassetten, Tonbänder und Videocassetten in ihre Apparate einlegen und abspielen. Über den Anachronismus, der in ihren Gehirnen sich zu höchster Blüte entfaltet hat, ist an anderer Stelle schon geredet worden. Nur eines ist sicher: Solche Leute haben noch niemals den Gesetzen der Homöopathik entsprechend Hochpotenzen ausprobiert und reden daher wie der Blinde von der Farbe, wenn sie sich über dieses Thema verbreiten. Denn hätten sie schon einmal lege artis Hochpotenzen eingesetzt, dann wäre die Frage, ‹ob so etwas überhaupt wirken kann› kein Thema mehr für sie. Kann es Suggestion oder Plazebo-Wirkung sein, wenn

1. man ausgezeichnet Tiere damit behandeln kann?
2. man ebenso ausgezeichnet Säuglinge mit ihnen heilen kann?
3. man Ohnmächtige und Bewußtlose damit bestens beeinflussen kann?
4. in der Arzneimittelprüfung typische Symptome im Blindversuch bei Hochpotenzen erzeugt werden?
5. sehr häufig Erstverschlimmerungen bei der Gabe von Hochpotenzen auftreten, die sich gewaschen haben, und die der Patient sich keinesfalls – auch nicht autosuggestiv – gewünscht hat? Gerade diese Erstverschlimmerungen sind es immer wieder, die den angehenden Homöopathen – sofern er das Simillimum getroffen hat – zur Verzweiflung bringen und oft wünschen lassen, die Hochpotenzen niemals kennengelernt zu haben, die ihm aber auch Respekt vor diesen Potenzen beibringen und ihm klarmachen, daß ihre Wirkungen alles andere als Suggestion oder Plazebo-Effekt sind. Der große Kent hat dazu nur einen kleinen Satz gesagt: ‹Einige haben die Meinung geäußert, daß Suggestion eine Hilfe bei der Wirkung des Mittels sei; aber es ist klug zu wissen, daß die Suggestion versagt, wenn das falsche Mittel gegeben wurde.› (Lesser Writings, S. 208) Dieser Satz ist wahrlich ein Bonbon, und man muß ihn genüßlich auf der Zunge zergehen lassen, denn er macht mit feiner Ironie all den Unsinn zunichte, den Leute erzählen, die nicht den blassesten Schimmer von Kenntnissen über die Homöopathie haben. Denn nur das passende Mittel wird – den immer wieder zitierten Gesetzen der Homöopathik entsprechend

– irgendwelche Wirkungen machen! Aber eben dieses passende Mittel wird unabhängig von Suggestion oder sonstigen Unterstellungen den Gesetzen entsprechend wirken!

Andere haben angefangen zu rechnen und wollten Moleküle auszählen oder ähnliche Scherze anstellen. Aber das geht im Grunde alles an der Sache vorbei! Ob ich nun im Verhältnis 1:100 oder 1:99 oder 1:50 oder 1:10 oder 1:27,5 verdünne, spielt gar keine Rolle. Wenn ich nur stufenweise verdünne und bei jeder Stufe schüttele oder stoße, werde ich nach einiger Zeit, wenn die Entmaterialisierung erreicht ist, ein Medikament erhalten, das hochpotenztypisch wirkt. Das haben die verschiedenen Varianten, die im Laufe der Geschichte der Homöopathie ausprobiert wurden – und viele davon sind wieder vergessen! – deutlich gezeigt. Es steht jedem frei, sich in eigenen Versuchen davon zu überzeugen! Ich für meinen Teil habe es getan und kann nur sagen, daß es stimmt. Allerdings wird man dabei bald bemerken, daß die Wirkung sofort aufhört, wenn man das Schütteln oder Stoßen oder Verreiben wegläßt. Würde man nur verdünnen ohne zu schütteln, hätte man am Ende eine wirkungslose Brühe. Das Geheimnis der Weitergabe der ‹Nachricht› oder des ‹Programms› liegt also in diesem Schütteln oder Reiben. Ob es sich dabei um einen elektrischen oder molekularen Vorgang handelt ist noch ungeklärt. Die meisten Indizien scheinen aber dafür zu sprechen, daß es Vorgänge sein müssen, die in das Gebiet der Elektrizität gehören. (Man kann z. B. den Stromfluß bei der Elektrolyse durch Hinzufügen von Hochpotenzen verändern!) Auch hier liegt noch ein großes Forschungsgebiet brach! Interessant aber ist, daß die Anzahl der Schüttelschläge bei jeder Verdünnungsstufe eine Rolle spielt. Schüttelt man z. B. 100 ×, dann erhält man verhältnismäßig ‹scharfe› Potenzen, die sehr ‹blitzartig› und ‹hart› wirken, schüttelt man nur 10x, dann sind sie ‹sanfter› und ‹milder›, aber nicht ganz so tiefgreifend. Hahnemann selbst hat davon schon gewußt, und er hat lange herumexperimentiert, was die Anzahl der Schüttelschläge anbetrifft. Zeitweise versuchte er es aus Respekt vor den stark geschüttelten Potenzen sogar nur mit 2 oder 3 Schlägen, aber das erwies sich dann doch als zu schwach. Um die 10 Schläge müssen es schon mindestens sein. Ich selbst habe in vielen Versuchen bei der Herstellung von Autonosoden zur Desensibilisierung für Heuschnupfen-Patienten die Beobachtung gemacht, daß 100x geschüttelte wesentlich bessere Erfolge brachten als nur 10 x geschüttelte. Erst bei den LM-Potenzen (s. d.)

hat Hahnemann durch einen Trick sein Ideal erreicht! Sie sind 100x geschüttelt und doch ‹sanft›, was er durch das Einschalten eines zweiten ‹Trägers› bewirkte.

Wer bis hierhin mitgelesen hat, dem wird klar geworden sein, daß es sich bei den Hochpotenzen gar nicht mehr um ‹Arzneimittel› handelt, sondern um physikalische Agentien, was besonders Dr. Voegeli immer betonte. Sie einer chemischen Analyse zu unterwerfen und auf diese Weise einen Wirkungsnachweis zu fordern, ist genau so unsinnig, wie das Gewicht eines Funksignals bestimmen zu wollen. Aber in deutschen Landen ist man eifrig dabei, so etwas sogar gesetzlich vorschreiben zu wollen. Die Schildbürger sind unter uns! So hat man schon – obwohl man genau weiß, daß in einer C 30 kein einziges Molekül des Ausgangsstoffes mehr vorhanden sein kann – einige dieser Hochpotenzen verboten, wie z. B. Opium, Cannabis, Cocainum, usw. Das tun dieselben, die sonst über die ‹Wirkungslosigkeit› der Hochpotenzen lachen. Dem Homöopathen aber gehen auf diese Weise wertvolle, oft rettende Mittel verloren. Man sieht: Hier geht es nicht mehr um sachliche Dinge, sondern da ist ‹etwas faul im Staate›!

Nun soll jedoch noch von einigen Varianten der Potenzierung berichtet werden:

1. Dr. C. Hering führte das ‹Dezimalsystem› ein, d. h. er verdünnte nicht von Stufe zu Stufe im Verhältnis 1 : 100, sondern nur 1 : 10. Potenziert man nach diesem System, wird erst ab D 23 die Avogadro'sche Zahl überschritten und die Entmaterialisierung erreicht. Hierbei kennzeichnet ein ‹D› nach dem Namen des Ausgangsstoffes das System, also z. B. Aconitum D 30. Geschüttelt wird dabei genau so wie beim Centezimalsystem. Ganz besonders in Deutschland erfreuen sich die D-Potenzen großer Beliebtheit, wahrscheinlich deswegen, weil in einer D 6 noch verhältnismäßig viel Materie vorhanden ist, was manchem ein ruhiges Gewissen verschafft. Jenseits der D 23 aber ist kein Unterschied mehr zu den Wirkungen im Centesimalsystem: eine D 30 wirkt etwa wie eine C 30 und eine D 200 wie eine C 200.

2. Der Russe Korsakoff führte die ‹Einglasmethode› ein. Hahnemann verbrauchte ja für jede Potenzstufe ein neues Fläschchen. Das war sehr teuer und umständlich. Korsakoff verwendete für seine Art der Potenzierung nur noch eine Flasche. In sie tat er 1 Tropfen der Urtinktur, füllte 100 Tropfen Alkohol dazu und schüttelte oder stieß kräftig. Dann ent-

fernte er den Verschluß und schüttete den Inhalt mit zwei kräftigen Schlägen nach unten wieder heraus. Er rechnete sich aus, daß danach die Rückstände an der Flaschenwand etwa 1 Tropfen entsprächen. Also gab er einfach 100 Tropfen neuen Alkohol dazu und schüttelte kräftig. Auf diese Weise erhielt er die C 2. Und so fuhr er fort. Er blieb aber nicht bei der C 30 stehen. Schon Hahnemann hatte mit höheren Potenzen experimentiert, aber bereits v. Bönninghausen u. a. gingen noch höher. Die Korsakoff'sche Einglasmethode gab die Möglichkeiten dazu. Da aber die Arme durch das dauernde Schütteln der Potenzen arg strapaziert wurden, erfand man bald Schüttelmaschinen, die in den homöopathischen Apotheken oder den Praxen selbstdispensierender Ärzte dauernd klapperten. Sie wurden z. T. so verfeinert, daß sie nicht nur das Schütteln übernahmen, sondern auch das Ausschütten des Inhaltes des Fläschchens und das Hinzuzählen von 100 Tropfen Alkohol. Auf diese Weise konnte man Potenzen herstellen, die bis zur C 1 000 000 und noch höher reichten. Allerdings ist es etwas schwierig, das genaue Verdünnungsverhältnis zu berechnen. Wieviel vom Ausgangsstoff übrigbleibt, wenn es auf den Rückstand an der Flaschenwand ankommt, hat schon manchem Mathematiker den Schlaf geraubt, aber zu eindeutigen Ergebnissen ist man nicht gekommen. Per Zufall könnten auch noch bei der C 30, C 200 oder gar C 1000 noch einige Moleküle vorhanden sein. Aber auch darauf kommt es nicht an: Die Potenzen nach Korsakoff wirken genau so! (In manchen Ländern unterscheidet man bei der Signierung der Flaschen zwischen Hahnemann- und Korsakoff-Potenzen: die Hahnemann'sche wird mit CH (Aconitum CH 30) und die Korsakoff'sche mit CK (Aconitum CK 30) ausgezeichnet.

3. In dem Bestreben, die Arbeit für Hochpotenzen noch mehr zu vereinfachen, hat man – besonders in Amerika vor der Jahrhundertwende – die abenteuerlichsten Maschinen konstruiert, die die seltsamsten Arten von Potenzen hervorbrachten. Sie haben alle gewirkt, sind aber alle in Vergessenheit geraten. Besonders die sogenannten Fluid-, Fluxions- oder Fluxationspotenzen sollen noch erwähnt werden, weil sie zu der Frage nach den Vorgängen beim Potenzieren noch einiges beitragen können, und weil auch Kent u. a. mit ihnen teilweise gearbeitet und ihre Erfolge gehabt haben. Bei ihnen wollte man das lästige Schütteln umgehen und dasselbe durch einen Reibungseffekt erreichen. Im Prinzip bestanden die dazu benötigten Maschinen aus einer langen, engmensurierten Glasröhre, die

spiralförmig oder in vielen engen Kurven gewunden war. Durch dieses Röhrensystem jagte man nun unter hohem Druck 100 ccm Alkohol, dem am Anfang des Systems durch ein Ventil 1 ccm Urtinktur eingespritzt wurde. Durch den hohen Druck, mit dem dieses Gemisch durch die vielen Windungen der engen Glasröhre gepreßt wurde, entstand eine starke Reibung an den Röhrenwänden, die man mit dem Schütteln in der Flasche gleichsetzte. Das System war so konstruiert, daß nach dem Durchlauf von 100 ccm Alkohol erneut 1/100 der vorhergehenden Potenz eingespritzt wurde, und sich so der Vorgang wiederholte. Auf diese Weise erhielt man allerhöchste Potenzen in verhältnismäßig kurzer Zeit, die dieselbe Wirkqualität wie die Korsakoffpotenzen hatten.

4. Am Ende seines Lebens erfand Hahnemann die LM-Potenzen, die er dann in seiner Pariser Zeit (1835–1843) anwendete. Zwei Dinge wollte er damit erreichen: Erstens sollten sie sanft, aber dennoch tiefgreifend sein. Zweitens sollte der Patient öfters davon einnehmen können, ohne der Kur zu schaden. (Vgl. ‹Der Verlauf der Kur› und ‹Die Dosierung›) Das Neue dieser Potenzen bestand darin, daß er von Stufe zu Stufe *zwei* neutrale ‹Träger› hintereinander verwendete. Dadurch unterscheiden sich diese Potenzen grundsätzlich von allen anderen Potenzarten, so daß sie nicht miteinander verglichen werden können. Zunächst einmal stellte er von *jedem* Ausgangsstoff – also auch vom flüssigen! – durch Verreiben mit Milchzucker wie vorhin beschrieben eine C 3 her. Von diesem Pulver nahm er ein Gran (= 0,06 gr.) und löste es in 500 Tropfen eines Gemisches auf, das zu 4/5 aus Aqua dest. und 1/5 aus Alkohol bestand. Das war dann die ‹Stammlösung›, der Ausgangspunkt zur Herstellung der LM-Potenzen. Davon nahm er 1 Tropfen in ein sauberes Fläschchen, fügte 100 Tropfen Alkohol hinzu und gab ‹dann dem mit seinem Stöpsel zugepfropften Fläschchen 100 starke Schüttelstöße mit der Hand gegen einen harten, aber elastischen Körper geführt›. (Organon § 270) Damit befeuchtete er winzig kleine Streukügelchen aus Stärkemehl und Rohrzucker, ‹wovon 100 Einen Gran wiegen› (Anm. 207), indem er sie in ein zylindrisches Gefäß von der Form eines Fingerhutes, das unten eine feine Öffnung hatte und aus Glas oder Porzellan bestand, hineingab und sie ‹mit etwas› von der eben gefertigten Potenz übergoß. Danach klopfte er sie aus dem Gefäß heraus und ließ sie auf Löschpapier trocknen. (Anm. 208) Diese Kügelchen bewahrte er in einem Fläschchen mit der Aufschrift I auf (= LM I) Davon nahm er nur ‹ein einziges› Kügelchen, löste es in 1 Tropfen Aqua

dest. auf und gab 100 Tropfen Alkohol dazu, schüttelte 100× stark, befeuchtete wieder die winzig kleinen Kügelchen, trocknete sie und hatte so die LM II erreicht. Und so fuhr er fort bis zur LM XXX. Er hatte sich ausgerechnet, daß ‹500 solcher Streukügelchen noch nicht völlig einen Tropfen zu ihrer Befeuchtung annehmen können›. (Anm. 209) Somit wird das Verdünnungsverhältnis von Stufe zu Stufe annähernd 1:50 000. (Zunächst 1:100 mit Alkohol, und dann noch einmal 1:500 bei den Kügelchen, was 100 × 500 = 50 000 ergibt.) Dabei geht die Potenzierung über zwei völlig verschiedene Träger vor sich, zuerst über den Alkohol wie bei den C-Potenzen, danach noch einmal über die Kügelchen. Und dies bedeutet, daß ein ganz neues Element in die Potenzierung hineingekommen ist: Ein Tropfen einer Lösung, auf solche Kügelchen getropft, verteilt sich blitzschnell über deren Oberfläche und erzeugt dabei eine Oberflächenspannung, die bei den anderen Potenzierungsarten so nicht vorkommt.

Jedenfalls hatte Hahnemann mit diesen LM-Potenzen sein Ideal erreicht. Deswegen beschreibt er sie ausführlich in der 6. Auflage seines ‹Organon›. Der Tod hinderte ihn daran, das schon völlig fertige Manuskript herauszugeben. Seine Witwe verhinderte das Erscheinen durch ihre maßlosen Honorarforderungen. Erst nach dem 1. Weltkrieg gelang es, die Summe aufzubringen, die die Erben für das Manuskript forderten. 1921 konnte dann die Veröffentlichung erfolgen, und Dr. Flury in der Schweiz war danach der erste, der mit der Herstellung von LM-Potenzen und ihrer Anwendung begann. Sie sind also erst seit der ‹Renaissance› der Homöopathie nach dem 2. Weltkrieg im Gebrauch. Zu ihrer Kennzeichnung steht nach dem Namen des Ausgangsstoffes ein ‹LM› auf dem Etikett (z. B. Aconitum LM XVIII). Das ist leider eine nicht ganz sachgemäße Schreibweise. L steht für 50 und M für 1000, aber die Zahl 50 000 würde im Lateinischen nicht so geschrieben, worauf Dr. Klunker in ZKH 1983/6 wieder einmal verweist. Wenn bei den anderen Potenzarten D für ‹Dezimalsystem› und C für ‹Centesimalsystem› gebraucht wird, dann müßte bei den LM-Potenzen eigentlich Q für ‹Quinquagintamillesimalsystem› stehen, wie es bei einigen Autoren auch der Fall ist. Aber das ‹LM› hat sich nun einmal so eingebürgert, daß es schwer auszurotten ist. Sehr wichtig für die Sache ist dieser Streit auch gar nicht.

Viel wichtiger ist, daß die LM-Potenzen sachgemäß verordnet werden. Sollen sie nämlich öfters wiederholt werden, wozu Hahnemann sie ja geschaffen hat, dann dürfen sie niemals dem Patienten als Kügelchen verabreicht werden. Sondern von der entsprechenden Potenz wird *ein*

Kügelchen in etwas Aqua dest. gelöst und etwas Alkohol wegen der Haltbarkeit hinzugegeben, und *davon* nimmt der Patient täglich oder alle paar Tage einen bis fünf Tropfen, aber er muß vorher das Fläschchen unbedingt 10 × kräftig schütteln. Dadurch wird die Potenz jedesmal verändert und ‹etwas höher dynamisiert› (Organon § 247), und so wird sie von der Lebenskraft ohne Schaden angenommen. (Vgl. auch § 272)

6

DIE AKUTE KRANKHEIT

In der Homöopathie macht man einen strengen Unterschied zwischen akuter und chronischer Krankheit. Das liegt nicht nur an den selbstverständlichen und bekannten klinischen Unterschieden, sondern vor allem an der besonderen Definition, die Hahnemann den chronischen Krankheiten gab, die im Einzelnen im nächsten Kapitel besprochen wird. Da Krankheit ja eine ‹Verstimmung der Lebenskraft› ist, macht das unterschiedliche Reagieren der Lebenskraft jeweils die Verschiedenheit aus. Für akute Krankheit ist dem ‹Programm› der Lebenskraft sozusagen ein ‹Notprogramm› eingebaut, sie reagiert mit Abwehr- und Heilmaßnahmen, die wir alle als Fieber, Schweiße, Ausleerungen, Exantheme, usw. kennen, und die manchmal sehr dramatisch sein können. Aber immerhin: die Lebenskraft *reagiert*! Sie nimmt es nicht schweigend und duldend hin, daß ein fremdes, feindliches Krankheitsprogramm ihr aufgeprägt wird. Wenn auch – nach Hahnemann – diese Abwehrmaßnahmen oft ‹blind› und ‹verstandlos› ablaufen, ja sogar dem Patienten schaden können, und wenn auch Abwehrreaktionen und Krankheit gar nicht auseinanderdividiert werden können – diese Bestrebungen ‹sind ja eben die Krankheit selbst› (Organon, S. 29) – so ist aber doch durch die Tatsache, daß die Lebenskraft aktiv reagiert, ein entscheidendes Merkmal der akuten Krankheit gegeben: Sie läuft auf ein *Ziel* zu! Natürlich gibt es verschiedene Verlaufsformen, aber die unbehandelte, natürliche akute Krankheit ist dadurch gekennzeichnet, daß es irgendwann eine Krise gibt, bei der sich entscheidet, ob sie mit Heilung oder Tod endet. Aber sie *endet* irgendwann, und selbst wenn chronische Schäden zurückbleiben sollten, so ist doch die akute Symptomatik zu Ende. Bei dem, was Hahnemann eine chronische Krankheit nennt, verhält sich dagegen die Lebenskraft ganz anders: Sie läßt dieser chronischen Krankheit ungehindert Zutritt zum Organismus, ‹die verstandlose Lebenskraft nimmt sie im Körper ohne Bedenken auf, vermag aber keins derselben nicht einmal zu mindern, geschweige denn eigenthätig wieder aus dem Organism zu entfernen; vielmehr läßt sie dieselben darin wuchern, bis der Tod oft nach einer langen, traurigen Lebenszeit dem Leidenden die Augen schließt›. (Organon, S. 22f.)

So stehen wir also vor der Tatsache, daß bei der akuten Krankheit die Symptomatik, die der Patient bietet, zusammengemixt ist aus dem aufgedrückten, feindlichen, krankmachenden ‹Programm› *und* den eigenen Abwehrmaßnahmen, die im ‹Notfallprogramm› der Lebenskraft vorgesehen sind. Bei der chronischen Krankheit dagegen fehlt diese Reaktion der

Lebenskraft, und daher bietet die Symptomatik des Patienten sozusagen ‹unverfälscht› das Programm der feindlichen Krankheit dar. Aus diesen Überlegungen ergibt sich, daß der Therapeut bei der Verschreibung für eine akute Krankheit andere Richtlinien und Grundsätze anwenden muß als bei der Behandlung einer chronischen Krankheit.

Als Zwischenbemerkung sei eingeschoben, daß davon unberührt die generelle Tendenz der Lebenskraft bleibt, das Krankheitsgeschehen möglichst an die Peripherie des Organismus zu verlagern. Diese Tendenz wird bei beiden Krankheitsformen deutlich: Sowohl bei der akuten wie bei der chronischen Krankheit wird das Krankheitsgeschehen um so ungefährlicher, je weiter es vom Zentrum an die Peripherie verlagert wird. Tritt z. B. bei einer akuten Krankheit ein Exanthem auf, dann ist dies immer so zu verstehen, daß der Organismus dadurch entlastet werden soll. (So war ja auch die ‹Ableitung auf der Haut› der alten Naturärzte gedacht.) Tritt dagegen das Exanthem wieder zurück, bedeutet das oft höchste Gefahr für den Patienten, wie jeder von Masern oder Scharlach weiß. Beim plötzlichen Verschwinden des Exanthems verlagert sich dann das Geschehen auf zentralere und damit wichtigere Bereiche: Herz, Nieren, Hirnhäute, etc. Auch bei der chronischen Krankheit kann man diese Vorgänge beobachten. Häufig leidet das Kind an chronischen Ekzemen (‹Neurodermitis› sagt man heute dazu), und wenn diese durch Salbenbehandlung unterdrückt werden oder von selbst vergehen, stellen sich Asthma oder rheumatische Beschwerden ein, später werden daraus Magen-, Leber, Herz- oder Nierenkrankheiten, und schließlich steht man vor echt destruktiven Erscheinungen. Je schwächer also die Lebenskraft wird, desto tiefer geht es in's Zentrum. Oder umgekehrt gesagt: je vitaler und kräftiger das Steuerungszentrum ist, desto mehr besteht die Tendenz, die Krankheitserscheinungen an der Peripherie anzusiedeln. Obwohl die Lebenskraft verstimmt und gestört und dadurch also der Mensch krank ist, besteht dennoch – je nach Stärke und Vitalität der Lebenskraft – der Impuls, alles von innen nach außen zu schieben. Je mehr sich dabei an der Peripherie abspielt, desto ungefährlicher ist es für den Menschen. Als deutliches Beispiel für das eben Gesagte mag die Syphilis – auch bei Hahnemann eine der chronischen Krankheiten – dienen: Nach der Inkubationszeit stellen sich erst die peripheren Erscheinungen ein. Zunächst der Schanker, dann die Maculae auf der Haut, später die schon mehr destruktiven Veränderungen im Hals und an den Knochen, und zuletzt (im Endstadium) wird das Nervensystem angegriffen.

Solange die Lebenskraft noch ‹jung› und ‹kräftig› ist, bleiben die Erscheinungen auf der Haut; je schwächer sie wird, desto tiefer fressen sie sich im Organismus voran. Schon hier wird deutlich, daß wahre Heilung nur bedeuten kann, diesen Prozeß umzukehren, und vom Zentrum wieder zur Peripherie zu treiben. Und ebenfalls schon hier kann angedeutet werden, daß wahre Heilung *niemals* dadurch zustande gebracht wird, daß in solchen Fällen lokale Behandlung angewendet wird, die zur Folge hat, daß periphere Krankheitserscheinungen verschwinden und ‹nach innen getrieben werden›. (Lassen wir diesen etwas altertümlich klingenden Ausdruck ruhig so bestehen, denn er ist sachlich absolut richtig!) Der Mensch, der so etwas unternimmt, handelt damit gegen die Natur und gegen ein ehernes Gesetz, das dem lebenden Organismus innewohnt.

Dieses Gesetz, daß der Organismus versucht, die Krankheitserscheinungen vom Zentrum zur Peripherie zu schieben, entspricht dem anderen, daß Krankheit im Zentrum beginnt und zur Peripherie fortschreitet. Und es gilt sowohl für die akute wie die chronische Krankheit. (Hierüber muß später unter dem Stichwort ‹Local-Übel› noch einiges gesagt werden.) Aber diese Tendenz vom Zentrum zur Peripherie hebt den Unterschied zwischen akuter und chronischer Krankheit nicht auf.

Die akute Krankheit bietet also eine Symptomenmischung aus ‹feindlichem Programm› und eigenem ‹Notfallprogramm›, welches zeitlich vom Anfang und vom Ende her begrenzt ist. Sie ist nur eine Episode innerhalb der Lebenszeit des Patienten. Daher leitet sich für den Homöopathen die Regel ab, daß er zur Behandlung einer akuten Krankheit nur die akuten Symptome zu berücksichtigen hat, wenn er das passende Mittel finden will. Sie bringt ja verhältnismäßig schnell einsetzende und aufeinanderfolgende Symptome hervor, die das Befinden des Patienten dramatisch verändern können. Selbst wenn er schon längere Zeit chronisch krank ist, geht mit dem Patienten eine sowohl objektiv wie subjektiv deutliche Änderung vor sich, und nur das ist es, was den Homöopathen interessieren muß.

Diese Regel wird noch verständlicher, wenn man eine merkwürdige Beobachtung zur Kenntnis nimmt und sich ins Bewußtsein ruft, die man in fast allen Fällen machen kann: Während einer akuten Krankheit schweigen die Symptome der chronischen, oder treten in den Hintergrund. Es ist, als ob die akute die chronische Krankheit verstummen läßt, solange erstere die Herrschaft hat. Es geht in dieser Zeit etwas Neues oder Anderes mit dem Patienten vor sich, und darum ist verständlich, daß nur die Symptomatik dieses Neuen und Anderen wichtig für die Mittelfindung ist. Das Mittel soll ja auch nur eine Kunstkrankheit hervorrufen, die der *akuten* höchst ähnlich ist und diese löschen kann. Nun kann es einige Fälle geben, bei denen das eine oder andere Symptom der chronischen Krankheit, an der der Patient leidet, während einer akuten *nicht* verschwindet oder *nicht* abgemildert ist, sondern deutlich und klar bestehen bleibt. Dann ist das etwas Auffallendes und Besonderes! Und deswegen muß solch ein chronisches Symptom, das in die akute Symptomatik hineinragt, zur Mittelwahl mitverwendet werden. Konstruieren wir dazu ein Beispiel: Ein Patient leidet an einer chronischen Gastritis, die u. a. dadurch gekennzeichnet ist, daß er sofort nach jeder noch so kleinen Mahlzeit so stark aufgebläht ist, daß er sogar das Essen abbrechen muß, weil er so ‹voll› ist. Wenn es diesen Patienten mit einem ‹grippalen Infekt› erwischt, dann wird er Schnupfen, Husten, Kopf- und Gliederschmerzen und Fieber haben, aber normalerweise wird seine Magensymptomatik zurücktreten, und er wird sich wundern, daß er in dieser Zeit seinen Magen gar nicht merkt. Bleibt dagegen während des ‹grippalen Infekts› seine Magensymptomatik deutlich und betont bestehen, dann wird dieses Symptom für die Mittelwahl des akuten Mittels wertvoll! (Synopsis, S. 14)

Andererseits können gegen Ende einer akuten Krankheit manchmal Symptome hervortreten, die die chronische, unter der der Patient leidet, charakterisieren. Wenn also die akute verstummt, dann kann es geschehen, daß die chronische besonders deutlich redet. Die Symptome, die sich in dieser Übergangsphase zeigen, können daher in manchen Fällen besonders gut für die Mittelwahl eines chronischen Mittels verwendet werden. Dies ist besonders dann sehr hilfreich, wenn die chronische Krankheit bisher nur schwer zu fassen war, weil sie ein so undeutliches Bild abgab. Darum muß der Homöotherapeut einen Patienten, von dem er weiß, daß er an einer chronischen Krankheit leidet, gerade am Ende einer akuten besonders beobachten. (Vgl. H. A. Roberts, The Principles and Art of Cure by Homoeopathy, B. Jain Publishers, New Delhi, S. 78)

In nicht wenigen Fällen ist eine akute Erkrankung gar kein eigenständiges Geschehen (wie das z. B. bei einer ‹epidemischen› der Fall wäre), sondern nur ein immer wieder vorkommendes Aufflackern einer chronischen. Um zu verstehen, was damit gemeint ist, hilft am besten die Betrachtung eines Vulkans. Wenn er ausbricht und glühende Lava und Asche ausspeit, ist dies zwar ein höchst akuter Vorgang, aber jeder weiß, daß dies nur stattfindet, weil in und unter dem Vulkan sich ein dauerndes, nicht ungefährliches Geschehen abspielt. Bei seinem akuten Ausbruch öffnet sich nur das Ventil, und das, was sonst unsichtbar ist, bricht sich nach außen und sichtbar Bahn. Genau so muß man viele akute Attacken im Leben eines Patienten verstehen. Beim Asthma bronchiale z. B. ist dies jedem sofort klar. Der akute Anfall ist jeweils nur der ‹Vulkanausbruch› der chronischen Krankheit. Auch bei der Malaria oder anderen immer wieder aufflackernden ‹Wechselfiebern› kann man dies leicht einsehen. Aber auch viele immer wieder – vielleicht sogar regelmäßig oder gar periodisch – auftretende Anginen, Bronchitiden, ‹grippale Infekte›, Durchfälle, usw. sind nichts anderes als Exacerbationen einer tief im Inneren fortschreitenden chronischen Krankheit. Dies zu erkennen ist für den Homöotherapeuten sowohl für die Beurteilung der Krankheit als auch deren Behandlung eminent wichtig. Hierfür gelten nämlich wiederum besondere Regeln:

1. Diese akuten Exacerbationen einer chronischen Krankheit können nur geheilt werden, wenn man eben diese chronische heilt. Das Mittel für die chronische Krankheit sollte aber nicht im akuten Stadium gegeben werden, denn es könnte den akuten Anfall wesentlich verschlimmern: die ‹homöopathische Erstverschlimmerung› (siehe Kapitel: Der Verlauf der Kur) könnte sich mit der schon eingetretenen akuten, krankhaften Verschlechterung des Patienten verbinden, was in diesen Fällen nicht wünschenswert wäre. Man stelle sich einen akuten Asthmaanfall vor: Niemals dürfte in einen solchen hinein das chronische Mittel des Patienten gegeben werden! Die Verschlimmerung könnte den Patienten an den Rand des Lebens bringen.

2. Während des akuten Anfalls muß man also palliativ handeln. Man sucht dazu Mittel aus, die den akuten Symptomen ähnlich sind, aber nicht zu den großen, tiefwirkenden Antipsorica, Antisycotica oder Antisyphilitica gehören. Meist sind dies kleine, pflanzliche Mittel. Erst in der anfallsfreien Zeit verordnet man das chronische Simile.

3. Wenn in solchen akuten Stadien einer chronischen Krankheit bestimmte Symptome *immer wieder deutlich* hervortreten, dann können sie zur Auswahl des chronischen Mittels dienen! Wenn z. B. der Asthmaanfall regelmäßig um Mitternacht auftritt, oder die Angina immer auf der rechten Halsseite beginnt, oder wenn die auslösende Ursache für die ‹Grippe› jedesmal und deutlich eine Durchkältung der Füße ist, dann sind

das Symptome, die hohen Rang bei der Mittelwahl haben müssen. Nur sei es noch einmal gesagt: diese Symptome müssen deutlich, regelmäßig und auffallend sein, so daß durch sie die Reaktionsweise des Patienten charakterisiert wird.

Vor einer anderen Situation steht man, wenn im Verlauf einer chronischen Kur intercurrente akute Krankheiten auftreten. Auch hierbei ist es eminent wichtig, zunächst einmal zu beurteilen, was sich da abspielt. Die Lage ist ja dadurch gekennzeichnet, daß das chronische, zum Patienten passende Mittel bereits gegeben wurde, und – wenn es das Simillimum war – sich nun ein Prozeß abspult, von allein und automatisch, den man möglichst wenig oder gar nicht stören sollte. Tritt innerhalb dieses Verlaufs eine akute Erkrankung auf, dann muß man zunächst einmal herausfinden, ob dies eine neue, von außen herantretende, oder eine alte, dem Patienten allzu bekannte Erscheinung ist. Wenn letzteres der Fall ist, wenn also der Patient sagt, daß er diese ‹Art der Erkältung› früher häufig so gehabt habe, dann ist das im Verlauf der Rückspulung einer chronischen Krankheit eine normale Sache. Am besten tut man dabei gar nichts, wenn die Krankheitserscheinungen nicht sehr schwer sind. Sie gehen von allein vorüber, und der Patient wird sich nachher wohler fühlen als vorher: er hat eine wichtige Station der Rückspulung hinter sich gebracht! Ist aber ein Eingreifen nötig, weil die Erscheinungen schwer sind, dann gilt auch hier wieder: Nur mit kleinen, pflanzlichen, der Symptomatik ähnlichen Mitteln, die auch nicht in der gleichen Potenzhöhe wie das chronische Mittel gegeben werden sollten, die akuten Erscheinungen ausheilen! (siehe Kapitel: Der Verlauf der Kur)

Handelt es sich aber um eine von außen hinzukommende, evtl. sogar ‹epidemische› Krankheit, die also nichts mit der Rückspulung der chronischen zu tun hat, dann muß ebenfalls die Schwere der Erkrankung ausschlaggebend dafür sein, ob man eingreifen soll oder nicht. Am schönsten und elegantesten wäre es auch hierbei, ohne Mittel auszukommen. Dies ist aber keineswegs immer der Fall. Man muß oft zufrieden sein, wenn man hierbei ebenfalls mit kleinen, pflanzlichen Mitteln (Apsorica) auskommen kann. Steht man aber vor ganz schweren Krankheitsbildern wie z. B. Pneumonie, Typhoid o. ä., dann muß man nicht zögern, ohne Rücksicht auf die chronische Kur das passende Mittel zu geben, ob es nun ein Antipsoricum ist oder nicht, und dann ist wie bei jeder anderen akuten Erkrankung die akute Symptomatik ausschlaggebend.

Nach Ausheilung solch einer intercurrenten Krankheit erhebt sich dann allerdings die Frage: Läuft nun die chronische Kur noch? Wirkt das ursprünglich gegebene chronische Mittel noch? Hatte es sich um frühere, dem Patienten bekannte Erscheinungen gehandelt, sind also nur Symptome aus alten Zeiten aufgetreten, dann ist die Antwort klar: Die Kur läuft noch, das Mittel wirkt noch, es darf nichts gegeben werden. Schwieriger ist es in den anderen Fällen. Stand am Anfang der chronischen Kur eine Einzelgabe einer hohen D- oder C-Potenz, sitzt man in dieser Situation ziemlich auf dem Trockenen. Ehe man einen Fehler macht und zu früh die Gabe des chronischen Mittels wiederholt, sollte man erst einige Zeit warten und die Entwicklung der Symptome beobachten. Der Organismus wird signalisieren, was er braucht. Verordnete man dagegen eine LM-Potenz, liegen die Dinge einfacher: Während der akuten Krankheit setzt man mit der Einnahme des chronischen Mittels in LM-Potenz aus, und fängt dann nach der Genesung wieder damit an.

Dies alles gilt aber natürlich nur dann, wenn durch die akute Krankheit nicht eine totale Veränderung des chronischen Symptomenbildes eingetreten ist, was durchaus vorkommen kann. Wenn ein Patient z. B. an einer Kombination zweier oder dreier chronischer Krankheiten leidet, kann es geschehen, daß nach ‹Absolvieren› der akuten Krankheit eine andere chronische ihr Haupt erhebt, während die erste, gegen die das ursprüngliche chronische Mittel gerichtet war, in den Hintergrund tritt. Das Alternieren zweier chronischer Krankheiten, auf das später noch näher eingegangen wird, kann sich auch im Verlauf einer akuten vollziehen. Der Behandler muß bei einem solchen Verlauf sich vergewissern, daß die neuen Symptome nicht nur vorübergehende, sondern festständige sind. Ist dies der Fall, muß er ein neues, der neuen Symptomatik entsprechendes chronisches Mittel aussuchen. Man übersehe dann nicht, was eben über das Erscheinen von Symptomen am Ende einer akuten Krankheit gesagt wurde.

Auf eine besondere Form der akuten Krankheit, die auch in der ‹Homöopathik› eine Rolle spielt, muß aber noch hingewiesen werden: die ‹epidemische› Krankheit. Der Begriff der Epidemie ist ja jedermann bekannt, und jedermann weiß auch, daß es schwere, sogar sehr schwere, aber auch leichte epidemische Krankheiten gibt. Von der Cholera bis zum Schnupfen, von den Pocken bis zum Durchfall, ist der Bogen gespannt. Die Schulmedizin macht für alle epidemischen Krankheiten ‹Erreger› verantwortlich, die tatsächlich dabei auch nachweisbar sind, wenn auch bei leichteren, z. B. durch Rhinoviren bedingten Krankheiten die *alleinige* Verantwortung der Viren bereits aufgegeben wurde. Daß die Homöopathie da etwas tiefer denkt, wurde bereits erwähnt. Es gibt dabei aber noch eine merkwürdige Erscheinung, die nur der Homöopathie bekannt ist, und die ein besonderes Schlaglicht auf diese Krankheiten und ihre Entstehung wirft. Wenn in einer Stadt oder einem Landstrich beispielsweise eine Grippe- oder Durchfallepidemie auftritt, dann lohnt es sich, wenn der Homöotherapeut von Anfang an die Symptome seiner Patienten, besonders der ersten, sorgfältig in einem Extraverzeichnis festhält. Er wird nämlich dadurch bald feststellen, daß alle Patienten ein und dasselbe Mittel benötigen. Ausgenommen davon sind nur wenige Fälle, und das sind meist nur solche, bei denen Komplikationen durch Vergesellschaftung mit anderen Krankheiten auftraten oder die falsch behandelt wurden. Er wird zwar bemerken, daß seine Patienten individuell verschiedene Symptomenbilder aufweisen, doch wird er bald herausfinden, daß es meist nur Teilsymptome eben dieses einen Mittels sind, das für fast alle Fälle zuständig ist. Nehmen wir als Beispiel eine epidemische Bronchitis: Dabei wird der eine Patient den für Bryonia charakteristischen Durst aufweisen, ein anderer die Reizbarkeit von Bryonia, ein dritter die Verschlimmerung der Brustschmerzen durch Bewegung wie für Bryonia typisch, ein vierter den kennzeichnenden Bryoniaschmerz unter dem Brustbein beim Husten, ein fünfter die Gliederschmerzen von Bryonia, usw. Jeder dieser Patienten hat etwas ganz Charakteristisches von Bryonia an sich. Und so merkt der Homöotherapeut, wenn er besonders die ersten Fälle dieser Epidemie studiert, daß es sich um eine ‹Bryonia-Epidemie› handelt. Er ist damit dem ‹Genius epidemicus›, wie die alten Homöopathen sich ausdrückten, auf der Spur. Es steht also ein gemeinsames nicht-materielles, energetisches Agens hinter dieser Epidemie, das dem, was die Zaunrübe (Bryonia) beim Gesunden hervorruft, ähnelt. Hat der Homöotherapeut erst einmal ein solches ‹epidemisches Mittel› eruiert, dann braucht er nur bei seinen Patienten nach charakteristischen Symptomen dieses Mittels zu forschen und kann es dann, wenn er solche gefunden hat, beruhigt verordnen. Ja, er kann es sogar als vorbeugendes Mittel, sozusagen als ‹Schutzimpfung› einsetzen. Auf diese Weise war es Hahnemann möglich, etwa für Scharlach- und Choleraepidemien das heilende und vorbeugende Mittel im Voraus anzugeben. Obwohl er damit großen Erfolg hatte und viele sich zur Homöopathik bekehrten, brachte ihm dieses öffentliche Vorhersagen der Mittel auch viel Ärger ein: Viele

Ärzte, die die Homöopathik nicht begriffen hatten, aber doch seinem Rat gefolgt waren und bei einer Scharlachepidemie Belladonna eingesetzt hatten, waren von dem Erfolg so begeistert, daß sie es bei der nächsten Epidemie wieder verwendeten. Aber dabei versagte es völlig! Warum? Weil es nicht dem ‹Genius epidemicus› entsprach und für diese neue Epidemie ein anderes Mittel zuständig war. Da sie dies aber nicht verstanden, machten sie Hahnemann dafür verantwortlich und überhäuften ihn mit Vorwürfen. Doch es war auch in diesen Fällen wie immer in der Homöopathie: wenn sie nicht ‹funktioniert›, dann liegt es nicht an ihr, sondern an der Unwissenheit dessen, der sie anwendet.

Ein wichtiger Hinweis für die Fallaufnahme bei akuten Krankheiten darf zum Schluß nicht fehlen: Man muß bei ihnen besonders auch auf die ‹Zeichen› achten! Gerade bei ihnen sind die objektiven Wahrnehmungen des Behandlers oder der pflegenden Personen von großer Wichtigkeit! Neben den subjektiven Symptomen, die der Patient schildern kann, muß man sich vergewissern, ob nicht auch Krankheitserscheinungen vorliegen, deren sich der Patient gar nicht bewußt ist. Er kann z. B. über eiskalte Füße klagen, faßt man sie aber an, stellt man fest, daß sie objektiv ganz warm sind. Die umgekehrte Möglichkeit gibt es auch: Die Füße des Patienten sind eiskalt, aber er merkt es gar nicht. Man muß beobachten, ob und wie und wann er schwitzt, ob seine Pupillen groß oder klein sind, ob seine Gesichtsfarbe rot oder blaß ist, ob sein Rachen weiß oder gelb oder grün belegt ist, oder ob die Mandeln hell- oder dunkel-rot aussehen, wie sein Gesichtsausdruck ist, wie sein Urin beschaffen ist, wie seine Haut aussieht, usw., usf. Der Behandler muß also alle seine Sinne einsetzen, um solche Zeichen zu finden. Er muß fühlen, sehen, ja sogar riechen! Und das geht bei der Homöopathie weit über die zur klinischen Diagnose benötigten Zeichen hinaus. Wenn man sich hierüber einen annähernden Überblick verschaffen will, dann muß man einmal das Kent'sche Repertorium an den entsprechenden Stellen durchlesen. Was da an objektiven Zeichen unter ‹Innerer Hals› (III/267) oder ‹Schnupfen› (III/167) oder ‹Auswurf› (III/403) oder ‹Stuhl› (III/651) oder ‹Urin› (III/715) oder etwa unter ‹Fieber› (II/31), ‹Schweiß› (II/55) und ‹Haut› (II/143) zu finden ist, davon würde sich kein Schulmediziner etwas träumen lassen. Und doch sind das alles Dinge, die entweder in der Arzneimittelprüfung oder im klinischen Gebrauch vorgekommen sind, viele davon sogar sehr häufig. Gewiß ist es richtig, daß man zuerst die zentralen Symptome eines Patienten berücksichtigen soll, und wenn sich während einer akuten

Krankheit das Gemüt eines Patienten entscheidend verändert hat, dann darf das für die Mittelwahl keinesfalls übersehen werden. Andererseits zeigt sich aber gerade bei akuten Krankheiten das Fehlverhalten des Zentrums häufig in ganz objektiven Zeichen. So etwas Objektives wie eine Ausscheidung aus einer Körperöffnung und deren Konsistenz oder Geruch oder Farbe können daher manchmal die Mittelwahl entscheiden. Man denke nur an den glasigen, fädigen Schleim von Coccus cacti (Keuchhusten), die grünen Zahnungsdurchfälle von Calcarea oder Chamomilla, den zähen, gelben, fadenziehenden Schleim von Kalium bichromicum, den Käsegeruch des Eiters von Hepar sulf. oder den Aasgeruch des Stuhls bei Arsenicum alb. Und so könnte man noch lange fortfahren. All dies kann die zentrale Störung objektiv charakterisieren! Oder man könnte ebenso auch sagen: All dies kann charakteristisch für ein bestimmtes Mittel sein. Und darum dürfen diese Zeichen nicht übersehen werden.

Für die akute Krankheit gelten also folgende Regeln:

1. Nur die akuten Symptome, die die Veränderung des Patienten gegenüber seinem vorherigen Zustand charakterisieren, werden aufgenommen, hierarchisiert und repertorisiert.

2. Bei akuten Krankheiten versuche man mit apsorischen, asycotischen, asyphilitischen Mitteln auszukommen. Jedoch spielt hierbei die Schwere der Erkrankung eine entscheidende Rolle: Bei sehr schweren akuten Krankheiten zögere man nicht, ein ‹großes› Mittel einzusetzen, wenn es paßt.

3. Bei akuten Exacerbationen chronischer Krankheiten sei man vorsichtig mit dem Einsatz des Simillimums, das zu der chronischen Krankheit gehört! Die Erstverschlimmerung könnte unangenehm sein. Man wende im akuten Anfall passende ‹kleine› Mittel an.

4. Akute Exacerbationen chronischer Krankheiten können letztlich nur geheilt werden, wenn die chronische Krankheit verschwindet. Man verabreiche das chronische Simile nur in der anfallsfreien Zeit!

5. Meist mildern sich während einer akuten Krankheit die Symptome der chronischen. Reicht aber ein Symptom der chronischen deutlich in die akute hinein, so ist es dadurch zu einem für die Mittelwahl wertvollen Symptom geworden.

6. Gegen Ende einer akuten Krankheit treten oftmals Symptome der chronischen, an der der Patient leidet, auf. Sie sind besonders wichtig und leitend bei der Mittelwahl für die chronische Krankheit des Patienten.

7. In epidemischen Krankheiten ist es hilfreich, möglichst bald den ‹Genius epidemicus› zu ermitteln.

8. Treten im Verlauf einer chronischen homöopathischen Kur akute Krankheiten auf, versuche man ebenfalls, mit kleinen, apsorischen, asycotischen, asyphilitischen Mitteln auszukommen, damit das für die chronische Krankheit gegebene Simile möglichst wenig gestört wird.

7

DIE CHRONISCHEN KRANKHEITEN

Mit der Lehre von den chronischen Krankheiten hat Hahnemann die Tür weit aufgestoßen zu einem Gebiet, das vor ihm noch niemand betreten hatte, das bis heute auch nur der Homöopathie bekannt ist, und das eine ganz neuartige Betrachtungsweise von bestimmten Krankheitserscheinungen, ja, von Leben, Gesundheit und Krankheit ermöglicht. Die therapeutischen Konsequenzen, die aus dieser neuen Krankheitslehre gezogen werden, sind ebenfalls nur der Homöopathie bekannt, doch versetzen sie den Homöotherapeuten in die Lage, Krankheiten zu heilen, die sonst niemand zu heilen vermag. Insbesondere refraktäre Krankheiten, an denen sich die Schulmedizin bis heute die Zähne ausbeißt, deren Erscheinungen sie höchstens mit stark giftigen oder Nebenwirkungen erzeugenden Medikamenten notdürftig lindern oder unterdrücken kann, und für deren Diagnose und zweifelhafte Therapie sie teuerste Apparate und Medikamente braucht, wie z. B. Asthma, Rheuma, Hauterkrankungen, Stoffwechselerkrankungen usw. mit allen ihren Folgen, kann die Homöopathik dadurch heilen. Zwar haben Hahnemann und seine Nachfolger wegen dieser Lehre von den ‹chronischen Krankheiten› noch mehr Hohn und Spott über sich ergehen lassen müssen, aber sie haben sich dadurch nicht beirren lassen und haben allen zum Trotz ihre chronisch Kranken geheilt und die wunderbarsten Kuren durchgeführt. Hahnemann war auch in dieser Sache Realist, und so schreibt er: ‹Indem ich aber der Welt diese großen Funde mitteile, bedauere ich, zweifeln zu müssen, ob meine Zeitgenossen die Folgerichtigkeit dieser meiner Lehren einsehen, sie sorgfältig nachahmen und den unendlichen daraus für die leidende Menschheit zu ziehenden Gewinn, welcher aus der treuen, pünktlichen Befolgung derselben unausbleiblich hervorgehen muß, erlangen werden – oder ob sie, durch das Unerhörte mancher dieser Eröffnungen zurückgeschreckt, sie lieber ungeprüft und unnachgeahmt, also ungenutzt lassen werden.› (Chron. Krankh., Vorwort zur ersten Ausgabe 1828) Seine Zweifel waren nur allzu berechtigt: Nicht nur die Schulmedizin, sondern auch ein großer Teil von ‹Homöopathen› verschlossen sich diesen Lehren und lehnten sie ab. Da aber die Gesetze und Regeln, die sich aus diesen Lehren ergeben, grundlegend für die ‹Homöopathik› sind, dürfte sich niemand ‹Homöopath›, schon gar nicht ‹klassischer Homöopath› nennen, der sie nicht kennt und befolgt. Denn ‹diese Dinge müssen klar sein! Anderenfalls müssen Sie auf einer niedrigeren Stufe der homöopathischen Kunst bleiben ... Ohne dieses Wissen ist die Kenntnis der homöopathischen Materia Medica unzureichend außer für akute Fälle. Homöopathie aber ist für chronische, alte, unterdrückte Zustände angemessen: Gonorrhoe, Psora, Ausschläge und Syphilis ... Die Arbeit, die Sie in meiner Praxis gesehen haben, unterscheidet sich von der Arbeit anderer durch diese Kenntnisse. Wer sie nicht hat, macht Mißgriffe und zerstört menschliches Leben, weil er nicht weiß, was vor sich geht.› (Lesser Writings, S. 276f.) So stehen wir also mit der Lehre von den chronischen Krankheiten auf ureigenstem homöopathischen Boden.

Was war der Anstoß, der Hahnemann zur Entwicklung dieser Lehre brachte? Er ergab sich aus Beobachtungen, die Hahnemann in der täglichen Praxis machte: Ca. 25 Jahre lang hatte er Arzneimittel geprüft, sie nach der Ähnlichkeitsregel angewendet und ihre Wirkungen mit der ihm eigenen Akribie beobachtet und aufgezeichnet. Dabei war ihm aufgefallen, daß in manchen Fällen seine Mittel hervorragend wirkten und die Patienten danach gesund blieben, in vielen Fällen aber nach der guten Wirkung eines Mittels sich bald wieder krankhafte Zustände einstellten. Meist waren es dieselben oder ähnlichen Erscheinungen, die sich wieder erhoben, und nun zeigten sie sich hartnäckiger. (Chron. Krankh., S. 2ff.) Man muß dazu verstehen, daß Hahnemann anfangs hauptsächlich pflanzliche Mittel prüfte und einsetzte, während er erst nach und nach die metallischen und mineralischen Mittel in seinen Arzneischatz aufnahm. Und so fing er an, getrieben durch die Beobachtung, daß die Wirkung kleiner Mittel nur vorübergehender Art war, sich Gedanken zu machen, was hinter dieser merkwürdigen Erscheinung steckte. Er zweifelte dabei keinen Augenblick an der Richtigkeit der bisher von ihm gefundenen Gesetze der Homöopathie: ‹Und dennoch war die Lehre selbst auf die unumstößlichsten Pfeiler der Wahrheit gestützt und wird es ewig seyn. Die Beglaubigung ihrer Vortrefflichkeit, ja, ich möchte sagen (– so weit sich dieß von menschlichen Dingen sagen läßt –) ihrer Untrüglichkeit hat sie durch Thatsachen der Welt vor Augen gelegt.› (Chron. Krankh. S. 5) An der Homöopathie also konnte es nicht liegen, denn eine Heilmethode, die die gefährlichsten, schwersten, oft tödlich verlaufenden akuten Krankheiten in den Griff kriegen kann, müßte doch auch mit den chronischen, subakut verlaufenden Krankheitserscheinungen fertig werden. Diesen Dingen auf den Grund zu gehen, ‹diese höchst ernste Aufgabe beschäftigte mich seit den Jahren 1816, 1817 bei Tag und Nacht und, siehe! der Geber alles Guten ließ mich allmählig in diesem Zeitraume durch unablässiges Nachdenken, unermüdete Forschungen, treue Beobachtungen und die genauesten Versuche das erhabene Räthsel zum Wohle der Menschheit lösen›. (ebd. S. 6) Da die fünf Bände seiner ‹Chronischen Krankheiten› zuerst 1828–1830 erschienen, hat er sich also zwölf Jahre lang mit dieser Frage beschäftigt und in dieser Zeit nicht nur die Antwort gefunden, sondern auch die therapeutischen Konsequenzen daraus sich durch die Praxis bestätigen lassen, so daß er nicht nur eine theoretische Antwort gab, sondern auch die nötigen praktischen Anweisungen erteilen und die entsprechenden Mittel vorstellen konnte.

Seine Antwort lautet, und sie wird immer gültig bleiben: Wenn ein Mensch nicht völlig gesund ist, wenn bei ihm immer wieder einmal hier und da krankhafte Erscheinungen aufflackern, dann leidet er an einer chronischen Krankheit. Die immer wieder sich einstellenden Krankheitserscheinungen darf man dann nicht als immer wieder neue Erkrankungen auffassen, sondern muß sie als ‹Theile eines tief liegenden Ur-Uebels› begreifen. Wie schon erwähnt, handelt es sich dabei um Vorgänge, die ähnlich den Eruptionen eines Vulkans sind, wobei das eigentliche Übel tief im Inneren immer vorhanden ist. Wollte man einen Vulkan zum Schweigen bringen, müßte man die unter der Erdoberfläche brodelnde Lava löschen und zur Ruhe bringen. So ist es auch mit der chronischen Krankheit. Es nützt nichts, wenn man ihre immer wieder aufflackernden akuten Schübe bekämpft, da sie ja nur die an der Oberfläche kommenden sicht- und fühlbaren Zeichen dieser sonst unsichtbaren, immer vorhandenen Krankheit sind.

Daß es solch eine Art von Krankheit überhaupt geben konnte, daß also im Organismus eines Menschen eine unheilbare Krankheit sich immer weiter vorfraß, die zeitweise zu schweigen schien, dann aber immer wieder neu und an anderen Stellen des Körpers hervorbrach, war Hahnemann und seinen ärztlichen Zeitgenossen bereits bekannt durch die Syphilis. Er führt sie denn auch als Beispiel für solch eine chronische Krankheit an. (Chron. Krankh. S. 7f.) Bei ihr gibt es eine Ansteckung und eine Inkubationszeit, und dann folgen – wenn sie unbehandelt bleibt, – in kürzeren oder längeren Abständen bestimmte, sicht- und spürbar werdende Stadien, die sich immer mehr ins Zentrum des Organismus voranschieben, bis der Mensch durch totale Destruktion zu Grunde geht. Zwischendurch aber gibt es Zeiten, in denen Ruhe zu herrschen scheint, und in denen die Krankheit schweigt, was aber absolut trügerisch ist. Und wenn man diese Krankheit mit den damaligen Methoden der Schulmedizin behandelte, wenn man also ihre äußeren Manifestationen (Schanker,

Hauteruptionen, usw.) durch lokale Maßnahmen zum Schweigen brachte, dann verschlimmerte man die innere Krankheit nur, beschleunigte ihren Verlauf oder fachte ihre destruktiven Kräfte nur noch an.

Dieser Typ von Krankheit hat also andere Merkmale als die akute. Ihre Charakteristik besteht aus drei wichtigen Punkten:

1. Sie ist chronisch und unheilbar und endet erst mit dem Tod.
2. Sie frißt sich unter immer wieder aufflackernden Schüben in immer zentralere Regionen vor.
3. Wenn ihre äußeren Manifestationen durch lokale Maßnahmen unterdrückt werden, geschieht das Gegenteil von Heilung, und sie verschlimmert sich.

Nun ist die Syphilis ja eine venerische Krankheit. Auf diesem Gebiet fand Hahnemann noch eine zweite, die er Sycosis nannte oder ‹Feigwarzen-Krankheit› (Chron. Krankh. S. 104). Sie nimmt ihren Ausgang von der Gonorrhoe (Tripper) und hat dieselben Charakteristiken wie oben angeführt, wenn auch der Verlauf und die Destruktion, die sie anrichtet, anders aussehen als bei der Syphilis. Von ihr wird später noch ausführlicher geredet.

Aber Hahnemann fand heraus, daß es auch eine nicht-venerische chronische Krankheit gab, der er den Namen ‹Psora› gab. Und das war – und ist bis heute – absolut neu, und es ist sein einmaliges Verdienst, diese Krankheit erforscht zu haben. Der Name ‹Psora› ist dabei nichts Entscheidendes, Hahnemann hätte auch einen anderen Ausdruck gebrauchen können für das, was er meinte. Er nahm ihn aus der Septuaginta, einer vorchristlichen Übersetzung des hebräischen Alten Testaments ins Griechische, wo an mehreren Stellen (z. B. 3. Mose 13 und 21) der Ausdruck ‹Psora› für den krätzeartigen Aussatz vorkommt. Tatsächlich sieht Hahnemann schon im Alten Testament die Psora beschrieben, und zwar schon in verschiedenen Formen! (Chron. Krankh. S. 12) Damals aber und noch lange danach machte sie sich vor allem durch krätzeähnliche Hautausschläge sichtbar (‹Aussatz›), während sie später, vom Mittelalter ab bis in die Neuzeit, durch aufkommende Bäder, Waschungen und Salbenbehandlung mehr und mehr von der Oberfläche des Körpers verschwand und deswegen im Inneren noch verheerender wirkte (ebd. S. 13f.).

Man muß aber verstehen, daß sie im eigentlichen Sinne keine Hautkrankheit ist. Es gibt ja nach der Lehre der Homöopathie keine eigenständigen Hautkrankheiten – es sei denn, sie sind von außen künstlich oder mit Gewalt zugefügt, wie z. B. bei Verbrennungen, Verätzungen, Verletzungen oder Vergiftungen durch Kontakt mit bestimmten Pflanzen. Alle anderen Hauterscheinungen haben es mit inneren Vorgängen zu tun, sie sind nur der sichtbare Teil einer inneren Krankheit. So ist es mit Sicherheit auch bei der Psora. Daß sich bei ihr etwas auf der Haut abspielt, ist nicht das Entscheidende und auch nicht das Gefährliche, sondern daß dabei der Mensch innerlich chronisch krank ist und daß sich diese Krankheit unaufhaltsam weiterfrißt, um schließlich in Destruktion zu enden, macht das Wesen dieser Krankheit aus. Zwar werden alle Psora-Kranken irgendwann in ihrem Leben einmal ‹etwas› mit der Haut zu tun gehabt haben, aber das kann in sehr verschiedenen Formen oder sehr verschiedenen Stärken gewesen sein. Diese Menschen können jahrelang mit chronischen Ekzemen geplagt sein, doch genügt es auch schon, wenn *einmal* ein oder ein paar stark und wollüstig juckende Bläschen vorhanden waren, deren Jucken zum Kratzen zwingt, auf das dann ein Brennen an der betroffenen Stelle folgt. Dies alles sind jedoch nur Anzeichen der inneren Erkrankung. Aber diese innere Erkrankung nun hat es in sich! Es gibt fast nichts an chronischen Krankheitserscheinungen, was nicht seinen Grund in der Psora haben könnte. Sie ist ein ‹tausendköpfiges Ungeheuer› (ebd. S. 99), ‹die allgemeinste Mutter der chronischen Krankheiten› (ebd. S. 17), ‹jene älteste, allgemeinste, verderblichste und dennoch am meisten verkannte, chronisch-miasmatische Krankheit, welche seit vielen Jahrtausenden die Völker verunstaltete und peinigte, seit den letzten Jahrhunderten aber die Mutter aller der Tausende unglaublich verschiedener (akuter und) chronischer (unvenerischer) Uebel geworden ist, von denen jetzt das cultivierte Menschengeschlecht auf der ganzen bewohnten Erde mehr und mehr heimgesucht wird›. (ebd. S. 11) Von Asthma bis Rheuma, von Diabetes bis Hepatitis, von Sinusitis bis Heuschnupfen, von Colitis ulcerosa bis Epilepsie, von Herz- bis Geisteskrankheiten, von Hämorrhoiden bis Fußpilz, von großen bis kleinsten chronischen Erscheinungen – immer sind es Äußerungen der vorhandenen Psora. Hahnemann braucht 40 Seiten, um all die verschiedenen Symptome aufzuzählen, die sie hervorbringen kann, und schließt diese Liste mit der Bemerkung ab: ‹Dieß sind einige der vorzüglicheren, von mir beobachteten Symptome, die, wenn sie sich oft wiederholen oder anhaltend werden, den Hervortritt der inneren Psora aus ihrer Verborgenheit bezeichnen. Sie sind zugleich die Elemente, aus denen sich das (unter ungünstigen äußern Verhältnissen des Menschen) laut werdende Krätz-Siechthum zu der unübersehligen

Zahl chronischer Krankheiten zusammensetzt und bei dem einen Menschen so, bei dem andern anders sich gestaltet, je nach eines Jeden Körper-Konstitution, Erziehungsfehlern, Angewöhnungen, Beschäftigung, äußern Verhältnissen, und so noch durch verschiedene psychische oder physische Eindrücke modificiert, zu mancherlei Krankheitsformen sich entfaltet, mit so vielen Abänderungen, daß sie durch die in der Pathologie der alten Schule aufgestellten Krankheits-Symptome (fälschlich von ihr für in sich abgeschlossene, ständige, eigene Krankheiten ausgegeben) bei weitem nicht erschöpfet werden.› (ebd. S. 98) Man könnte also sozusagen eine unendliche Liste der Krankheitserscheinungen aufstellen, die die Psora hervorbringen kann.

Was soll aber dann das Ganze? Hat es denn irgendeinen Sinn, wenn man sagt: Psora – das kann alles sein? Zumal Hahnemann dann auch noch feststellt, ‹daß wenigstens sieben Achtel aller vorkommenden chronischen Siechthume von ihr, als von ihrer einzigen Quelle ausgehen, während das übrige Achtel aus Syphilis und Sycosis oder einer Complication von zweien dieser drei miasmatisch-chronischen Krankheiten, oder (was selten ist) aller dreier entspringt›. (ebd. S. 17f.) Also was hat man davon, wenn Hahnemann's Theorie richtig ist?

Diese im ersten Augenschein so theoretisch anmutenden Äußerungen Hahnemanns haben gewaltige therapeutische Konsequenzen. Ich will versuchen, sie im Folgenden darzulegen:

Zunächst einmal wird hier klar verdeutlicht, was chronische Krankheit eigentlich ist. Bevor ich eine homöopathische Praxis eröffnete, war ich 20 Jahre lang Pastor, und in Ausübung dieses Dienstes stand ich an vielen Kranken- und Sterbebetten und mußte viele Beerdigungen halten. Dabei fiel mir auf, daß es einige wenige Menschen gab, die 95 oder 100 Jahre alt wurden, ohne jemals ernstlich krank gewesen zu sein. Sie rauchten ein Leben lang, sie schütteten ein Leben lang Unmengen von Alkohol in sich hinein, und sie aßen im Laufe ihres Lebens ganze Herden von fetten Schweinen – aber sie waren nicht krank, sie wurden uralt, und alle ihre Sünden gegen Diät- und Gesundheitsvorschriften schadeten ihnen nichts. Sie waren gesund. Ich erlebte das in der eigenen Familie an einem Onkel mit, der niemals in seinen Erdentagen krank war. Er kannte keine Kopfschmerzen, er wußte nicht, was Übelkeit war, er konnte nicht verstehen, daß man schlecht schlafen könnte oder schwach oder matt war, und ob es regnete, schneite oder die Sonne schien – es zwickte ihn nichts. Als er 70 Jahre alt war, bekam er einmal einen Schnupfen; da glaubte er, nun müsse er sterben. Schließlich aber holte ihn doch das Alter ein: als er mit 86 Jahren merkte, daß es zu Ende ging, ließ er seine vier Kinder von weither kommen, und als sie versammelt waren, holte er jedes einzeln an sein Sterbebett, sprach mit ihm, betete mit ihm und segnete es. Als dies geschehen war, schloß er seine Augen und schlief friedlich ein. Es war, wie es im Alten Testament öfter berichtet wird: ‹Er starb im schönen Alter, alt und lebenssatt, und ward versammelt zu seinen Vätern› (z. B. 1. Mose 25,8) Das waren Leben *ohne* chronische Krankheit! Hier funktionierte die Lebenskraft, das Steuerungszentrum absolut normal, alle Reize und Agentien von außen konnten diesen Organismen nichts anhaben, sie wurden abgeschüttelt, und im Inneren war auch nichts, was fehlfunktionierte. (Hahnemann bemerkt sogar, daß gesunde Menschen sich nicht einmal erkälten können: ‹Personen, die nicht psorisch sind, leiden von Zugluft oder feuchter Kälte, wenn sie ihnen auch nicht angenehm ist, keine Verkältung, keine Nachbeschwerden.› Chron. Krankh., S. 59, Fußnote) Selbstverständlich könnte man noch unzählige weitere Beispiele für solche absolute Gesundheit aufführen, wenn sie auch in unserer Zeit immer seltener werden. Aber jeder weiß, daß es das gibt.

Jeder jedoch weiß auch, daß das Entgegengesetzte viel häufiger vorkommt. Da gibt es das große Heer der Menschen, die trotz aller Diätvorschriften, die sie befolgen, und trotz aller Gesundheitsregeln, die sie beachten, dauernd krank sind und alle Augenblicke unter irgend etwas leiden, manchmal schwer, manchmal leicht. Aber sie sind nie gesund, und irgendwann kommt bei vielen eines Tages das destruktive Ende. Ein mir bekannter Arzt lebte vorbildlich und eisern ‹naturgemäß›: er rauchte nicht, er trank nicht, er aß kein Schweinefleisch, ernährte sich nach allen möglichen reformerischen Vorschriften, trieb aktiv Sport und starb doch sehr früh an Krebs. Wieviele Kinder haben schon in den ersten Lebensmonaten oder Jahren die Zeichen chronischer Krankheit an sich: Neurodermitis, Asthma, chronisch vereiterte Mandeln, Verdauungsstörungen, ja sogar schon Rheuma! Aber damit ist es ja nicht genug: selbst wenn es zwischendurch Zeiten der Ruhe gibt, stellen sich später immer wieder neue Leiden ein, die rein klinisch gar nicht in irgendeinem Zusammenhang zu stehen scheinen, die aber den Menschen immer weiter in die Destruktion treiben. Das alles ist Psora, oder ihre Kombination mit Sycosis oder Syphilis. Und je mehr dieser drei chronischen Krankheiten miteinander verbunden sind, und je enger sie miteinander verflochten sind, desto schwerer sind die Leiden, die auftreten!

Und hier haben wir schon die erste, gewichtige therapeutische Konsequenz, die sich aus dem Ansatz Hahnemann's ergibt: Man darf unter keinen Umständen die einzelnen Krankheitsstationen im Leben eines Menschen – außer wenn es sich um banale epidemische Erkrankungen wie z. B. Schnupfen, ‹grippale Infekte›, Sommerdiarrhoe, usw. handelt – als eigenständige, neue Krankheiten ansehen, sondern muß sie als Exacerbationen ein und derselben chronischen Grundkrankheit verstehen. Will man daher den Menschen *heilen* und ihm nicht nur für kurze Zeit Ruhe verschaffen, dann muß man diese chronische Grundkrankheit ausrotten! Diese, selbst der modernen Schulmedizin leider immer noch ferne Wahrheit soll an einem Beispiel, das man sozusagen täglich in der Praxis erleben kann, erläutert werden: Da kommt ein Mann von 40 Jahren, der an schwerer Colitis ulcerosa leidet. Er erhält dagegen von seinem Arzt schwere Medikamente, u. a. auch Corticoide, weil sonst die Blutungen nicht in Schach zu halten sind. Es stellt sich heraus, daß die Darmstörungen etwa vor 10 Jahren begonnen haben. Die Anamnese ergibt weiter, daß er etwa zwischen dem 20. und 30. Lebensjahr an Asthma litt. Er war damals in Behandlung mehrerer Lungenfachärzte, die ihm schwere Medikamente verschrieben hatten, u. a. Corticoide, weil die Anfälle anders nicht in den Griff zu kriegen waren. Davor hatte er von frühester Jugend an eine Neurodermitis, die jahrelang mit den verschiedensten Salben behandelt wurde, die einmal mehr, ein anderes Mal weniger Erfolg hatten. Die Schulmedizin sieht hier drei verschiedene Krankheiten, der sie auch drei verschiedene Namen gibt (Neurodermitis, Asthma bronchiale, Colitis ulcerosa) und die dementsprechend von drei verschiedenen Spezialisten (Dermatologe, Lungenfacharzt, Proktologe) behandelt wurden. Die Krankheiten schienen sich ja auch an drei verschiedenen Lokalisationen abzuspielen: Haut, Bronchien, Darm. Die Homöopathik aber sieht darin nur eine einzige Krankheit, die sich immer weiter in den Organismus vorfrißt: die Psora! Und es nützt dem Patienten gar nichts, wenn man die einzelnen Stationen dieser Krankheit, dazu auch noch unterdrückend, bekämpft, denn die Krankheit wird sich trotz und gerade wegen dieser Maßnahmen immer weiter voranfressen, bis nach dem Stadium der Colitis ulcerosa noch schwerere und ernstere innere Störungen zum Tode führen. Was man also zu tun hat, ist nur dies eine: die Psora auszurotten, und dann wird der ganze Mensch wieder gesund. Alles andere ist therapeutisch verfehlt und verschlimmert nur die Psora, statt sie zu mindern.

Dies war nur *ein* Beispiel, das um -zigtausende ähnlicher Art vermehrt werden könnte. Es sollte damit nur der grundlegende Unterschied zwischen der Schulmedizin und der Homöopathie bei der Therapie chronischer Erkrankungen dargelegt werden, und ich kann nur hoffen, daß der Leser die ganze Tragweite dieses Unterschiedes, die Hahnemann immer wieder betonte, erkannt hat. Nun erhebt sich dann die Frage: Wie heilt man aber die Psora oder die Sycosis oder die Syphilis oder eine Kombination von ihnen?

Dazu muß man zunächst noch eine theoretische Überlegung anstellen. Krankheit ist ja, wie wir hörten, eine Verstimmung der Lebenskraft. Bei der chronischen Krankheit ist die Lebenskraft dann also chronisch, grundlegend verstimmt. Es ist dem Steuerungszentrum ein Fremdprogramm aufgedrückt worden, gegen das es sich nicht selbst zur Wehr setzen kann, und durch das es gezwungen wird, nun *immer nur* falsch zu reagieren, bis der Mensch stirbt oder bis er geheilt wird. Wir hatten ebenfalls gehört, daß dieses Fremdprogramm, dieses ‹Agens›, das die Lebenskraft verstimmte, geistartig, dynamisch, energetisch, immateriell ist. Dies alles gilt auch und in ganz besonderem Maße für Psora, Sycosis und Syphilis. Wenn man also die Psora heilen will, dann muß man geistartige, dynamische, energetische ‹Arzneien› einsetzen. Es ist eine der merkwürdigen Erfahrungen, die man bei der Behandlung der chronischen Krankheiten nach Hahnemann machen kann, daß man mit Tiefpotenzen – also Mitteln, die noch Materie enthalten – wenig oder gar nichts erreicht. Hier liegt ein großer Unterschied zu der Behandlung akuter Krankheiten, bei denen der Patient auch auf Tiefpotenzen reagiert, wenn sie richtig eingesetzt werden. Bei Psora, Sycosis oder Syphilis lassen sie fast immer im Stich. Das haben alle Homöopathen, die sich nach den Lehren Hahnemann's richteten, schon erfahren und, wenn sie redlich genug dazu sind, auch eingestehen müssen. Auch dem großen Kent erging es so. Er berichtet, daß er in seiner homöopathischen Anfängerzeit einen ausgesprochenen Sulfur-Fall zu behandeln hatte, und weil er in seinen Kenntnissen über die C 6 noch nicht hinausgedrungen war, gab er Sulfur C 6 in fortlaufend wiederholten Dosen. Er hatte einen kleinen Anfangserfolg, aber dann war wieder alles beim Alten. So wechselte er das Mittel. ‹Ich wechselte und wechselte, und schließlich wechselte der Patient.› Drei Jahre später kam er wieder, weil ihm kein anderer hatte helfen können. Inzwischen hatte Kent mehr gelernt und gab ihm eine Einzeldosis Sulfur C 55 000, die die entscheidende Wende brachte und den Patienten für zwei Monate von seinem Leiden befreite. Dann war eine zweite Dosis derselben Potenz nötig und später noch eine dritte. ‹Drei Dosen heilten den Fall dauerhaft ... Es ist nichts Neues an diesen Tatsachen, aber sie scheinen so befremdlich zu sein, daß es Leute gibt, deren Gehirn zu klein ist, um sie zu begreifen, oder zu unredlich, um sie anzuerkennen, oder zu skeptisch, um sie zu glauben ... Das Simillimum kann man vielleicht in den tiefsten Potenzen finden, aber mit Sicherheit wird es für alle heilbaren Krankheiten in den hohen und höchsten echten Potenzen gefunden.› (Lesser Writings, S. 428f.) So mag man sich also merken, daß bei Psora, Syphilis und Sycosis nur entmaterialisierte Arzneien in Frage kommen, wobei die D30 oder C30 oder LM XVIII die Ausgangspotenzen sein können.

Hier muß nun noch eine Zwischenbemerkung eingeschoben werden. Hahnemann spricht immer davon, daß Psora, Sycosis und Syphilis durch *Ansteckung* erworben werden. Er meint damit jedoch nicht die Infektion durch Erreger, denn die kannte er noch nicht. Aber er und die Ärzte seiner Zeit wußten ja, daß z. B. die epidemischen und auch die venerischen Krankheiten durch Übertragung weitergegeben werden konnten. Hahnemann verwendete für diesen Vorgang den Ausdruck ‹Miasma›. Das ist ein griechisches Wort, das man mit ‹Besudelung›, ‹Verunreinigung› wortwörtlich übersetzen müßte, was nach dem Moralverständnis der damaligen Zeit besonders beim Erwerb venerischer Krankheiten zutraf. Im weiteren Sinne wurde es dann für ‹Ansteckung› gebraucht. So benutzt Hahnemann folgerichtig für Psora, Sycosis und Syphilis die Bezeichnung ‹chronisch-miasmatische Krankheit›, womit er zum Ausdruck bringen will, daß Psora, Sycosis und Syphilis im Gegensatz zu akuten miasmatischen (= ansteckenden) Krankheiten eben chronische, erworbene, ansteckende Krankheiten sind. (Später wurde dann in der homöopathischen Literatur der Ausdruck ‹Miasma› häufig nur noch dazu verwendet, das auszudrücken, was Hahnemann unter einer ‹chronisch-miasmatischen Krankheit› versteht; er ist also später nur eine Abkürzung, und jeder wußte Bescheid, was mit einem ‹Miasma› gemeint war.) Was aber versteht nun Hahnemann unter einer ‹Ansteckung›? Es bedarf dazu – nach seiner Meinung, die er in den Chron. Krankh. S. 48ff. äußert – durchaus der Berührung. ‹Denn die Psora ist ... die alleransteckendste unter den chronischen Miasmen und bei weitem ansteckender, als die andern beiden chronischen Miasmen ... das Krätzmiasm aber bedarf nur der Berührung der allgemeinen Oberhaut, am meisten bei zarten Kindern. Die Fähigkeit, vom Krätzmiasm angesteckt zu werden, hat – was bei den andern beiden Miasmen nicht der Fall ist – fast jeder Mensch und fast unter allen Umständen.› Schon beim Pulsfühlen des Arztes, beim Anprobieren von Handschuhen, wenn psora-verseuchte Wäsche mit anderer zusammenkommt, wenn man in einem fremden Bett schläft, ja selbst während des Geburtsaktes oder durch das Streicheln des Säuglings mit einer psorischen Hand wird sie übertragen. Es gibt 1000 × 1000 mögliche Berührungen, so ‹daß die von der Psora unangesteckt gebliebenen Menschen unter die seltenern gehören›. ‹Der Einsiedler auf dem Montserrat entgeht in seinem Felsenneste ihr eben so selten, als der kleine Prinz in den battistenen Windeln.› Und doch ist diese Ansteckung dynamisch und greift im Zentrum, in der Lebenskraft! ‹Sobald das Krätzmiasm z. B. die Hand berührt, so bleibt es in dem Augenblick, wo es gehaftet hat, nicht mehr örtlich ... Der Nerve, welcher das Miasm zuerst ergriff, hatte es schon den Nerven des übrigen Körpers unsichtbar, dynamisch mitgetheilt ... bis die Veränderung des Ganzen zu einem durchaus psorischen Menschen, das ist, die innere Ausbildung der Psora vollendet worden.› Und erst nach einer Zeit von ca. 6–14 Tagen reagiert die Lebenskraft mit der Ausbildung vieler oder weniger krätzähnlicher Bläschen! So ähnlich beschreibt er auch die ‹Ansteckung› bei Syphilis und Sycosis. Es handelt sich also niemals um eine örtliche Ansteckung, sondern der ‹Ort› reagiert erst, nachdem der ganze Organismus und vor allem die Lebenskraft von dem Miasma durchdrungen ist. Der lokale Ausschlag ist – wie bei der Syphilis der Schanker und bei der Sycosis der Ausfluß – ein von der Lebenskraft veranstalteter Versuch, das innere Leiden zu beschwichtigen! ‹Nur dann erst, wenn der ganze Organism sich von dieser eigenartigen, chronisch-miasmatischen Krankheit umgeschaffen fühlt, bestrebt sich die kranke Lebenskraft, das innere Uebel durch Veranstaltung eines angemessenen Lokal-Symptoms auf der Haut (Krätzbläschen) zu erleichtern und beschwichtigen, so daß, so lange dieser Ausschlag in naturgemäßer Verfassung äußerlich besteht, die innere Psora mit ihren sekundären Leiden nicht hervorbrechen kann, sondern verdeckt, schlummernd, latent und gebunden bleiben muß.› Der Ausschlag ‹vikarirt für das innere Uebel›! (Chron. Krankh. S. 50f.)

Diese sowohl dem alten wie auch dem modernen Schulmediziner sehr befremdlich klingenden Äußerungen Hahnemann's sind nichtsdestotrotz außerordentlich wichtig, und wer sie erst einmal begriffen hat, wird sie Tag für Tag in der Praxis bestätigt sehen. Sie besagen nämlich wieder einmal mehr – und man wird dem allüberall in der Homöopathik begegnen –, daß alles, was von innen nach außen auf die Haut, an die Peripherie des Organismus, kommt, absolut unangetastet bleiben muß. Es ist in jedem Fall der Versuch des Organismus, innere Leiden zu ‹beschwichtigen›, sich zu entlasten, ein Gegengewicht gegen innere Vorgänge zu schaffen. An diesen (von innen kommenden) Hauterscheinungen herumzumanipulieren, sie wegzuschneiden oder sie wegzusalben, ist in jedem Falle eine Todsünde des Behandlers, ob er nun Schulmediziner oder Homöopath ist! Hahnemann, Kent und andere können für solch ein Handeln noch viel schärfere Worte finden. Aber ob es nun sanft oder hart gesagt wird, es ist in jedem Fall die Wahrheit, von der sich jeder tagtäglich überzeugen kann, wenn er nur sein Spezialistentum aufgibt und aufhört, den Menschen in spezielle Bereiche aufzuteilen, sondern ihn – was er ja auch ist – als ein Ganzes ansieht. Wenn er dann auch noch richtig beobachten kann, sieht er recht bald die Wahrheit der Sätze Hahnemann's ein. Hier haben wir ein zweites Grundgesetz der Therapie der Psora, Sycosis oder Syphilis: Unterlasse unter allen Umständen jegliche Manipulation an ihren äußeren Manifestationen!

Aber zurück zur ‹Ansteckung›! Hahnemann's Nachfolger erweiterten seine Lehre von den chronischen Miasmen um einen entscheidenden Punkt, in dem sie sagten: Man kann Psora, Sycosis und Syphilis nicht nur *erwerben* (durch Ansteckung), sondern man kann sie auch *vererbt bekommen!* Das bedeutet, daß es auch eine hereditäre Psora, Sycosis oder Syphilis gibt. Und zweifellos haben sie damit Recht! Bei der Psora wäre es noch verhältnismäßig belanglos, ob man sie sich erwirbt oder erbt, denn wenn schon – nach Hahnemann – der Säugling durch den Geburtsakt oder die psorische Hand der Mutter, des Arztes oder der Hebamme angesteckt wird, wäre es ein Streit um des Kaisers Bart, wollte man sich auf ‹Ansteckung› oder ‹Vererbung› versteifen. Es wäre für die Praxis genug zu wissen, daß der Mensch vom ersten Tage seines Daseins mit Psora behaftet sein kann. Bei der Sycosis und Syphilis ist dies jedoch anders. Wenn sie nur beim Coitus erworben werden könnten, dann gäbe es keine sycotischen oder syphilitischen Säuglinge und Kinder. Und doch begegnen einem diese sehr häufig! Das erlebt nicht nur der Homöopath, sondern auch der Schulmediziner weiß, daß z. B. ein Syphilitiker einen syphilitischen ‹touch› an seine Nachkommen weitergeben kann. Und so gibt es in der Tat schon Säuglinge und Kinder, die vom sycotischen oder syphilitischen Miasma stigmatisiert sind. Und das bedeutet, daß auch in ihnen – ohne daß sie jemals ein akutes Stadium hatten! – das entsprechende Miasma seine zerstörerische Kraft im Verborgenen entfaltet und eines Tages seine Spätfolgen hervorbringen wird. Darum haben so große Homöopathen wie J. H. Allen oder J. T. Kent festgestellt, daß die chronischen Miasmen nicht nur erwerbbar, sondern auch vererbbar sind. Und sie haben – wie später noch gezeigt wird – ein gutes und klares Bild z. B. des sycotischen Säuglings gezeichnet. Jedermann wird einsehen, daß dies eine außerordentlich wichtige Erweiterung des Hahnemann'schen Ansatzes ist. Wer von diesen Dingen Kenntnis hat, der ist dadurch in die Lage versetzt, schon bei kleinen Kindern die Miasmen auszurotten, was gerade bei Kindern wesentlich leichter möglich ist als bei Erwachsenen. Man kann auf diese Weise Präventivmaßnahmen schon in jungen Jahren ergreifen, die in ihrer Bedeutung für die künftige Gesundheit des betroffenen Menschen nicht hoch genug eingeschätzt werden können!

Aber eines ist deutlich: Wenn Hahnemann von ‹Ansteckung› spricht, dann wird er damit nicht seinem Prinzip untreu, daß Krankheit eine Sache der ‹verstimmten Lebenskraft› sei. Erst wenn die Lebenskraft, das Steuerungszentrum, aus dem Gleichgewicht gebracht ist, beginnt die Krankheit. Nicht die Ansteckung macht die Krankheit, sondern ob und wie die Lebenskraft darauf reagiert, ist das Entscheidende. Denn viele Menschen stecken sich an und werden dennoch nicht krank! (Viele Männer bekommen z. B. keine Gonorrhoe, selbst wenn sie sich infiziert haben müssen!) Es gehört – wie man nur immer wieder betonen kann – eine spezifische Empfänglichkeit der Lebenskraft dazu, damit sie auf irgendein Agens reagiert. Wenn aber J. H. Allen und J. T. Kent, die selbstverständlich ebenfalls die ‹Ansteckung› kennen, zusätzlich noch die Vererbbarkeit der chronischen Miasmen betonen, dann ist es wiederum dasselbe: Die Krankheit geht von der gestörten Lebenskraft aus. In beiden Fällen aber, ob erworben oder vererbt, ist es ein grundsätzliches, nicht selbst-heilbares Fehlfunktionieren der Lebenskraft, das dem gesamten Organismus chronische Fehlreaktionen, die später bis in die Destruktion der Gewebe führen, aufzwingt.

Aus allem bisher Gesagten ergibt sich nun für die Behandlung der chronischen Miasmen ein weiteres, außerordentlich wichtiges Gesetz: Um zu ihrer Heilung das passende Arzneimittel, das eine entsprechende Kunstkrankheit hervorrufen kann, finden zu können, muß man die Gesamtheit der Symptome und Zeichen eines Menschen während seines ganzen Lebens zusammensammeln, ja man muß sogar noch die Krankheiten seiner Voreltern kennen! Es müssen dem Behandler sowohl die Reaktionsweisen der Lebenskraft, die sich ja in Zeichen und Symptomen ausdrücken, wie auch die einzelnen Stationen in der Biographie des Patienten, an denen ihr erneut falsche Programme aufgedrückt wurden, von Geburt an bekannt sein. Anders wird er nicht zu einem Simile kommen. Hier liegt also dem Charakter der chronischen Krankheit entsprechend ein grundlegender Unterschied zur Behandlung der akuten Krankheit vor: Bei der akuten brauche ich nur die gegenwärtigen, akuten Zeichen und Symptome (wozu auch noch die auslösende Ursache rechnet!) zur Mittelwahl, während ich bei der chronischen die Gesamtsymptomatik eines Lebens einschließlich der verschiedenen Weichenstellungen durch äußere Einwirkungen (Impfungen, schwere Krankheiten, Operationen, starke Gemütsbelastungen usw.) benötige. Erst wenn ich dies alles zusammengeholt habe, erst wenn ich mir den Ablauf der Dinge, die im Leben des Patienten geschehen sind, vergegenwärtigen kann, werde ich in die Lage versetzt, Mittel zu erwägen, die ähnliche Abläufe hervorrufen können. Es kommt hier – wie bei der akuten Krankheit – alles auf die Fallaufnahme an, nur muß sie wesentlich ausgedehnter sein!

Wie außerordentlich wichtig das ist, soll an drei konstruierten Beispielen verdeutlicht werden: Ein Patient leidet seit 5 Jahren unter einem schweren Bronchialasthma, das in seiner ganzen Symptomatik etwa dem Kalium carbonicum entspricht. Dieses Asthma ist aber erst aufgetreten, nachdem der Patient ein hartnäckiges Exzem an den Händen durch die Behandlung mit einer corticoidhaltigen Salbe ‹loswurde›. Würde man ihm nun Kalium carb. verordnen, dann würde man entweder einen totalen Fehlschlag erleben oder das Asthma nur kurzfristig lindern, aber nicht heilen! Warum? Weil man den Ausgangspunkt der ganzen Sache, die ‹Weichenfehlsteuerung›, die Causa, übersehen hätte! Und die liegt in der Unterdrückung des Ekzems! Man war an der entscheidenden Station, an der der Lebenskraft ein Fehlfunktionieren aufgezwungen worden war, vorübergegangen! Kent III/332 findet man unter dem Stichwort ‹Asthma nach Unterdrückung von Hautausschlägen› die Mittel, die für solch eine Fehlsteuerung in Frage kommen. Und Kalium carb. ist nicht dabei!

Oder ein Patient käme mit schweren rheumatischen Beschwerden, die genau dem Arzneimittelbild von Silicea entsprechen. Seine Schmerzen traten aber erst nach der Behandlung einer Gonorrhoe auf, die er sich vor 3 Jahren acquiriert hatte. Silicea würde aber, so ähnlich es auch sein mag, nichts oder nur wenig helfen, weil das Entscheidende übersehen wurde:

die Unterdrückung der Gonorrhoe. Kent II/563 belehrt darüber, daß Silicea nicht unter den Mitteln ist, die rheumatischen Schmerzen nach unterdrückter Gonorrhoe entsprechen.

Oder man hätte ein Kind zu behandeln, das seit Jahren an chronischer Diarrhoe leidet. Sie entspräche nach ihrer Symptomatik genau der Diarrhoe, die Natrium sulf. in seinem Mittelbild hat. Aber die chronischen Durchfälle dieses Kindes stellten sich erst ein, nachdem es mit 2 Jahren gegen Pocken geimpft worden war. Kent III/608 (‹Diarrhoe nach Impfung›) zeigt, daß Natrium sulf. trotz aller Ähnlichkeit nicht das geeignete Mittel wäre.

Man sieht: es darf keine dieser Stationen, an denen eine Weiche falsch gestellt wurde, übersehen werden. Und das kann nur geschehen, wenn man sich aller, wirklich aller nur möglichen Informationen aus dem Leben des Patienten vergewissern kann. Nur dann kann man den notwendigen Überblick gewinnen, nur dann kann man erkennen, was beim Patienten vor sich geht, nur dann kann man ‹die Idee des Falles› (Eichelberger) begreifen. (‹Die Idee des Falles› – mir ist noch kein treffenderer und schönerer Ausdruck begegnet für das, was der Homöotherapeut zu erkennen hat, bevor er überhaupt an irgendein Mittel denken darf.) Um alle diese Informationen zu erhalten, haben einige Homöotherapeuten Fragebögen entwickelt, die der Patient auszufüllen hat. Sie können ein ausgezeichnetes Hilfsmittel für die Fallaufnahme sein, wenn – der Patient sie gewissenhaft ausfüllt und nichts verschweigt!

Hahnemann's Nachfolger haben dann später noch eine vierte chronische Krankheit der Psora, Sycosis und Syphilis hinzugesellt: die Tuberkulinie oder Pseudo-Psora. Die einen definierten sie als eine Kombination von Psora und Syphilis (z. B. J. H. Allen), während andere sie als eine Kombination von Psora und Sycosis verstanden (z. B. P. Schmidt). Diese mehr theoretischen Erwägungen sind sicher nicht sehr wertvoll und entscheidend, während die praktische Tatsache unleugbar ist, daß eine große Anzahl von Menschen tuberkulinisch reagiert. Ganz besonders, wenn ein Eltern- oder Großelternteil an Tuberkulose erkrankt war, findet man häufig schon in jungen Jahren die Tuberkulinie vor, die übrigens nichts mit der aktiven Tuberkulose zu tun haben muß. Selbstverständlich reagieren Menschen, die selbst einmal eine aktive Tuberkulose durchgemacht haben, ihr Leben lang ‹tuberkulinisch›. Sie werden das Stigma dieser Krankheit nicht mehr los. Aber auch diejenigen, die die Tuberkulinie nur vererbt bekommen haben und niemals selbst an aktiver Tuberkulose erkranken, haben jenen tuberkulinischen ‹touch›, den der geübte Homöopath immer an den Symptomen, den Äußerungen des Organismus, erkennen kann. (Genauso ist es übrigens auch bei den anderen chronischen Miasmen!) Es ist, als ob der Organismus durch bestimmte akute Erkrankungen sich bereits in frühester Jugend von diesem chronischen Miasma befreien wollte, sich mit ihm auseinandersetzt und durch diese schon in der Kindheit auftretenden Erkrankungen einen Zustand herstellen möchte, der für ihn und das vor ihm liegende Leben erträglich ist. So ist häufig bei tuberkulinischen Kindern der Keuchhusten die erste Krankheit, die auftritt, und er verläuft dann besonders schwer. Dr. Voegeli sprach in seinen Seminaren immer davon, daß ziemlich sicher eine Tuberkulinie vorliegt, wenn schon in der frühen Kindheit Keuchhusten und Masern auftreten und eine Neigung zu dauernden Bronchitiden vorliegt. Diese Kinder sind ewig ‹erkältet›, eine ‹Erkältung› reiht sich an die andere. In solchen Fällen bringt häufig die Nosode des betreffenden Miasmas die große Wende, in diesem Falle also Tuberculinum. Und es ist sicher, daß man ohne die genaue Kenntnis dieser großen antimiasmatischen Nosoden keine homöopathische Kinderheilkunde betreiben kann. Zu keiner Zeit kann man sie so gut, so wirkungsvoll und ohne Risiko einsetzen wie in der frühen Jugend. Und wenn man ihre Arzneimittelbilder im Kopf hat, wird man bei vielen Kindern durch deren Reaktionsweisen und Symptome sehr deutlich erkennen, von welchen Miasmen sie beherrscht werden.

In diesem Zusammenhang muß auch noch ein Wort über die Kinderkrankheiten gesagt werden. Sie sind ganz bestimmt keine zufälligen Ereignisse im Leben eines Kindes, sondern der Organismus hat sie nötig, er braucht sie, um – wie eben schon gesagt – gegen ein oder mehrere vorhandene Miasmen Verhältnisse durchzusetzen, die ein erträgliches Leben gestatten. Die chronisch fehlfunktionierende Lebenskraft schafft mit ihrer Hilfe Ausgleiche, aufgrund deren sie für einige Zeit *relativ* gut funktionieren kann. Dementsprechend treten sie dort, wo sie nicht nötig sind, auch gar nicht auf. Ich kenne viele Familien mit mehreren Kindern, wo die Mutter beim Auftreten von Masern oder Scharlach alle Kinder zusammen in ein Bett packte, damit sie alle die Krankheit ‹in einem Aufwasch› durchmachen sollten. Aber durchaus nicht alle bekamen diese hochinfektiösen Krankheiten, und manche bekamen sie nie. Dementsprechend kann man auch fast immer nach einer dieser Kinderkrankheiten, wenn sie normal verliefen, feststellen, daß das Kind einen gewaltigen

Schritt vorwärts in seiner geistigen und körperlichen Entwicklung gemacht hat. Es kommt mit Sicherheit anders aus der Krankheit heraus, als es vorher war, und manche Leiden, die vorher nicht in den Griff zu kriegen waren, sind hinterher verschwunden. Dr. Voegeli berichtete in einem Seminar dazu von seinem eigenen Sohn, der unter einem chronischen Husten fast von Geburt an litt. Nichts half, nicht einmal die homöopathischen Künste seines Vaters. Der gab schließlich seine Versuche auf und sagte zu seiner Frau: ‹Dann warten wir eben, bis er seinen Keuchhusten gehabt hat.› Und siehe da – eines Tages bekam er seine Pertussis, und von da an war sein chronischer Husten vorbei. Solche Beispiele – auch mit anderen Leiden – ließen sich noch zu tausenden anführen, bei denen es nach Absolvierung einer Kinderkrankheit der Lebenskraft gelungen war, neue und relativ bessere Verhältnisse herzustellen. Dementsprechend aber kann man auch am Auftreten bzw. Nichtauftreten bestimmter Kinderkrankheiten auf das Vorliegen bzw. Nichtvorhandensein bestimmter Miasmen schließen. Voegeli gab dazu etwa das folgende Schema:

Keuchhusten, Masern, nachfolgend viele Bronchitiden und Sinusitiden, lassen auf tuberkulinisches ‹Terrain› schließen. Er setzte dann neben den angezeigten Similia auch die Nosode Tuberculinum ein.

Scharlach, folgend viele Mandelentzündungen = syphilitisches ‹Terrain› (Luesinum)

Mumps = sycotisches ‹Terrain› (Medorrhinum) und

außerhalb der eigentlichen Kinderkrankheiten: Varicellen, nachfolgend Herpes und viele herpesähnlichen Erscheinungen bis zur Gürtelrose = Schädigung durch Pockenimpfung (Variolinum).

Kinderkrankheiten haben also durchaus ihren Sinn. Wie wenig Sinn hat es dann aber, die Kinder gegen jede dieser Krankheiten zu impfen! Man sagt zwar, es gäbe schwere Komplikationen dieser Krankheiten, die sogar zum Tode oder bleibenden Schäden führen könnten, und dies wolle man den Kindern ersparen. Aber diese Komplikationen treten zumeist nur dann auf, wenn diese Krankheiten falsch, insbesondere unterdrükkend, behandelt werden. Und außerdem werden viele Kinder trotz der Impfung krank. Das Schlimmste aber ist, daß wir heute ein Heer von chronisch kranken Kindern haben, wobei die Impfungen einen großen Schuldanteil besitzen. Es ist jedesmal dasselbe: Wenn man ein 10jähriges Asthma-Kind oder Rheuma-Kind oder ‹Haut›-Kind vor sich hat und die Anamnese beginnt, dann stellt man fest, daß es mit Sicherheit gegen alles, was überhaupt möglich ist, geimpft wurde. Da gibt es keine Ausnahme! Hinzu kommt dann meist noch, daß es schon unzählige Male mit Antibiotica oder ähnlichen Mitteln bombardiert wurde. Dieser arme Organismus hat niemals Gelegenheit haben dürfen, so reagieren zu können, wie seine Lebenskraft es vorsah. Und das Ergebnis ist ein armer und chronisch kranker Mensch!

Nebenbei sei bemerkt, daß man in manchen Fällen auch homöopathisch ‹impfen› kann. Besonders in den Niederlanden, wo die Pockenschutzimpfpflicht schon früher abgeschafft wurde als bei uns, hat man Versuche gemacht, mit Variolinum C30 oder C200 gegen Pocken zu ‹impfen›, wobei es sogar ‹Impflinge› gab, die mit pockenähnlichen Pusteln auf die Gabe reagierten! Und in Amerika hat man tausende von Kindern mit Lathyrus sativus C200 gegen Poliomyelitis ‹geimpft›, einer Erbsenart, die ähnliche Erscheinungen wie die Kinderlähmung erzeugen kann. Keines von den so ‹geimpften› Kindern erkrankte je an Poliomyelitis. (Vgl. G. Bakker, Positive Homöopathie, Haug-Verlag 1960, S. 88ff.; ZKH 1962, S. 211ff. und ZKH 1959, S. 237ff.; und zum ganzen Impfproblem: J. Unkelbach, Das Impfproblem, Naturheilpraxis 10/1983, S. 1251ff.)

Der Gedanke, homöopathische Mittel vorbeugend und den Ausbruch einer Krankheit verhindernd einzusetzen, stammt ja von Hahnemann selbst, der dies bei Epidemien mit großem Erfolg empfahl. Dazu muß man allerdings den Genius epidemicus der betreffenden Krankheit erkannt haben, um ein tatsächlich wirkendes Mittel zu finden. Ich persönlich glaube, daß hier noch ein weites und fruchtbares Feld von der Homöopathie zu beackern wäre! Auf jeden Fall würden die vielen durch Impfungen verschlimmerten und festzementierten Manifestationen von Psora, Sycosis und Syphilis wegfallen, wenn die Homöopathie echte Alternativen zu den herkömmlichen Impfungen anbieten könnte. Hier muß noch gearbeitet und geforscht werden!

Nun haben wir also vier Typen chronischer Krankheit: Psora, Sycosis, Syphilis, Tuberkulinie. Aber Hahnemann selbst hat noch auf eine fünfte hingewiesen, die leider keine natürliche, sondern eine künstliche ist. Wenn er sie beschreibt, gerät er immer in Zorn, den er auch – meist mit sehr deutlichen Worten – äußert. Und wer wollte ihm das verdenken! Denn es ist eine chronische Krankheit, die der Mensch dem Menschen im Namen der Wissenschaft und unter der Flagge des Helfen- und Heilenwollens zufügt. Es ist die künstliche Arzneikrankheit! ‹Zu den chronischen Krankheiten müssen wir leider! noch jene allgemein verbreiteten rechnen, durch die allöopathischen Curen erkünstelte, wie auch den anhaltenden Gebrauch heftiger, heroischer Arzneien, in großen und gesteigerten Gaben, den Mißbrauch von ... (und nun folgt eine Aufzählung von Mitteln, zu denen auch Quecksilber, Jod, Baldrian, Digitalis, Chinin, Abführmittel, Aderlässe und Blutegel gehören!) wovon die Lebenskraft theils unbarmherzig geschwächt, theils, wenn sie ja nicht unterliegt, nach und nach ... dergestalt innormal verstimmt wird, daß sie, um das Leben gegen diese feindseligen und zerstörenden Angriffe aufrecht zu erhalten, den Organism umändern, und diesem oder jenem Theile entweder die Erregbarkeit oder die Empfindung benehmen, oder sie übermäßig erhöhen, Theile erweitern oder zusammenziehen, erschlaffen oder verhärten, oder wohl gar vernichten, und hier und da im Innern und Aeußern organische Fehler anbringen (den Körper im Innern und Aeußern verkrüppeln) muß, um dem Organism Schutz vor völliger Zerstörung des Lebens gegen die immer erneuerten, feindlichen Angriffe solcher ruinierenden Potenzen zu verschaffen.› (Organon, § 74) Kurz gesagt: Jeder als Medizin eingenommene Stoff macht Wirkungen, denen sich die Lebenskraft auf Dauer nicht entziehen kann und auf die sie reagieren *muß*! Sie beeindrucken die Lebenskraft dermaßen, daß sie – wie bei einer Arzneimittelprüfung, aber hier in's Gigantische verzerrt – ein oder mehrere falsche Programme aufgedrückt bekommt, die zu einer chronischen Krankheit werden. Das war ja immer schon Hahnemann's These gewesen, daß jeder als Arznei eingenommene Stoff Wirkungen macht, denn wenn er keine Wirkungen erzeugen könnte, wäre er als Arznei unbrauchbar! Aber er macht *immer* eine Erstwirkung, der dann – als Reaktion der Lebenskraft – eine Zweitwirkung folgt. (Organon § 63) Wenn dies nur einmal geschieht, dann kann nach dem Abklingen der Zweitwirkung, wenn also die Lebenskraft wieder zur Ruhe gekommen ist, u. U. alles wieder beim Alten sein. Wenn dieser Reiz aber dauernd geschieht, ‹entgleist› die Lebenskraft und es kommt zu chronischer Krankheit.

Man muß dies in aller Deutlichkeit hören: Also nicht nur die wirklich giftigen, durch ihre Erstwirkung den Organismus und seine Zellen schädigenden Medikamente (wie z. B. früher Quecksilber oder Arsen, oder heute das die Nieren schädigende Phenacetin oder das das Genmaterial schädigende Contergan), sondern ganz ‹harmlose› Pflanzen wie etwa der Baldrian oder die Kamille können aufgrund ihrer Zweitwirkung (!) die

Lebenskraft aus der Harmonie bringen. Und gerade letzteres wird heutzutage meist gar nicht erkannt. Da ist man häufig stolz darauf, daß man nur ‹rein pflanzliche› Mittel einnimmt, und doch können diese genau so schädlich sein wie manche chemischen. Wann wird man endlich begriffen haben, daß die Bezeichnung ‹rein pflanzlich› absolut nichts über die *Wirkung* dieser Pflanzen aussagt. Pflanzen können höchst giftig sein, manchmal sogar noch giftiger als manche Chemie! Aber selbst wenn sie es nicht sind, wenn sie als ‹harmlos› deklariert werden, so haben sie doch eine Zweitwirkung! Ich hätte dies vielleicht auch nicht so besonders ernst genommen, wenn ich nicht vor einigen Jahren an einer Patientin haargenau das, was Hahnemann sagt, vor Augen geführt bekommen hätte. Es handelte sich um eine 23jährige Frau, die seit Jahren unter fürchterlichen Magenkrämpfen litt, die zu jeder Tages- und Nachtzeit auftreten konnten. Alle nur erdenklichen Untersuchungen waren schon mit ihr angestellt worden, aber sie blieben alle ohne Befund. Aus diesem Grund waren schon die abenteuerlichsten Diagnosen gestellt und die verschiedensten Mittel eingesetzt worden, aber nichts half. Sie war zum Skelett abgemagert, verbrachte ihre Tage in Traurigkeit und großer Nervosität, und empfand jeden Schmerz besonders stark. Auch mehrere homöopathische Mittel änderten nichts an diesem Zustand, bis sich bei der dritten Konsultation herausstellte, daß sie, da sie aus einer reformerisch eingestellten Familie stammte, nur ein einziges Getränk kannte, das sie morgens, mittags und abends, und wenn sie Durst hatte, zu sich nahm: Kamillentee. Sie ließ den Tee weg und wurde gesund! Wäre ich etwas schlauer und wacher gewesen, wäre ich früher darauf gekommen: Das ist es nämlich genau, was die Kamille bei der Arzneimittelprüfung als Zweitwirkung macht, die übergroße Schmerzempfindlichkeit und Nervosität und auch solche Magenschmerzen! Seitdem halte ich Vieles nicht mehr für ‹harmlos›, was so von den Patienten geschluckt wird, und wenn es noch so laut als ‹Naturheilmittel› propagiert wäre.

Ganz besonders wissen dies die Homöopathen schon seit Hahnemann von den Abführmitteln, gerade auch von den ‹harmlosen›. Auch sie können ernsthaft chronisch krank machen. Darum ist schon mancher Fall eines chronischen Leidens, das mit dem jahrelangen Mißbrauch von Abführmitteln einherging, ganz schlicht und einfach durch Nux vomica geheilt worden – das Haupt- und Staatsmittel bei Folgen von Abführmittelmißbrauch. Aber was ist das alles gegen die unzähligen von der modernen Industrie fabrizierten Mittel, mit denen der Mensch des 20.

Jahrhunderts bombardiert wird, oder die er freiwillig tagtäglich schluckt! Mit welchen unglaublichen Dingen, die noch nie, solange der Mensch auf dieser Erdkruste sein Dasein als ‹höchstes Lebewesen› fristet, in einen menschlichen Organismus hineingekommen sind, und die ihn heute nun überfluten, muß sich die arme Lebenskraft auseinandersetzen! Wie wird sie reagieren? Was wird sie hervorbringen? Sehen wir uns doch um: ein Heer von chronisch Kranken bevölkert tagtäglich die Praxen aller Ärzte, Kliniken und Heilpraktiker! Wenn man schon vor einigen Jahren in offiziellen amerikanischen Veröffentlichungen davon lesen konnte, daß selbst die Schulmediziner schätzen, daß 30% aller chronisch Kranken iatrogen krank sind (also durch die Heilkunst selber!), wieviele werden es heute sein? Und wie wird es weitergehen?

‹Diese, durch die allöopathische Unheilkunst, (am schlimmsten in den neueren Zeiten) hervorgebrachten Verhunzungen des menschlichen Befindens, sind unter allen *chronischen Krankheiten* die traurigsten, die unheilbarsten, und ich bedaure, daß wenn sie zu einiger Höhe getrieben worden sind, wohl nie Heilmittel für sie scheinen erfunden oder erdacht werden zu können.› (Organon § 75) ‹Nur gegen natürliche Krankheiten hat uns der Allgütige Hülfe durch die Homöopathik geschenkt – aber jene, durch falsche Kunst schonungslos erzwungenen, oft jahrelangen Schwächungen ... so wie die Verhunzungen und Verkrüppelungen des menschlichen Organismus im Innern und Aeußern durch schädliche und zweckwidrige Behandlungen, *müßte* ... die *Lebenskraft selbst wieder zurücknehmen;* wenn sie nicht schon zu sehr durch solche Unthaten geschwächt worden und mehrere Jahre auf dieses ungeheure Geschäft ungestört verwenden könnte. Eine menschliche Heilkunst zur Normalisierung jener unzähligen, von der allöopathischen Unheilkunst so oft angerichteten Innormalitäten, giebt es nicht und kann es nicht geben.› (Organon, § 76)

So steht Hahnemann als einsamer, aber laut rufender Prophet an der Schwelle der modernen Medizin, aber weder das 19. noch das 20. Jahrhundert haben ihn gehört. Dennoch sind seine Worte in Erfüllung gegangen, und wir haben heute die Folgen zu tragen. Zwar gelingt es häufig, durch entgiftende Maßnahmen (Leber- und Nierendrainage) den Patienten vordergründig von den rein chemischen Belastungen wenigstens teilweise zu befreien, wodurch sich in vielen Fällen der Patient bereits wesentlich besser fühlt und sich manche Funktionen wieder normalisieren. (Häufig sind Bluthochdruck, Herzklopfen, Schlaflosigkeit usw.

nichts anderes als Folgen von Medikamentenmißbrauch!) Aber damit ist ja noch keine Heilung vollbracht! Das Teuflische an dieser ganzen Sache ist jedoch, daß sich diese künstlich erzeugten chronischen Krankheiten mit den natürlichen (Psora, Sycosis, Syphilis, Tuberkulinie) verbinden können. So wie die vier natürlichen untereinander Kombinationen eingehen können, so kann nun *zusätzlich* noch die Kombination mit einer oder mehreren künstlichen Arzneikrankheiten dazukommen. Dadurch werden aber die natürlichen Symptome verwischt oder undeutlich, und es wird dann für den Homöotherapeuten noch schwerer, das Simile zu finden. Hier hatten es die Homöopathen des vergangenen Jahrhunderts noch leichter: Sie hatten *originale* Symptomenbilder – sowohl der akuten wie der chronischen Krankheiten – vor sich. Und selbst, wenn sie vermischt waren mit Arzneisymptomen, so konnte man sehr oft diese Symptome als solche aus dem Gesamtbild herausfischen, denn der Homöopathiker hatte ja gelernt, welche Symptome z. B. Quecksilber, Jod, Chinin, Arsen und Opium machten. Heute aber bei den -zigtausenden von chemischen Mitteln, die nur durch eine Formel, aber nicht durch ein Arzneimittelbild definiert sind, ist das unmöglich! So stehen wir heute oft vor völlig verwischten Bildern sowohl beim Krankheitsverlauf als auch bei den individuellen Symptomen des Patienten. Wo laufen heute noch der Scharlach, die Masern, die Diphtherie, die Röteln, der Mumps usw. so ab, wie es im Buche steht und wie es immer war? Nur noch ganz selten sind diese Krankheiten auf Anhieb zu diagnostizieren, erst umständliche Blutuntersuchungen geben höchstens Aufschluß. Und bei den chronischen Krankheiten ist es ähnlich! Das ist der Grund, warum die Mittelfindung in der Homöopathik heute manchmal so schwierig ist. Um die wahlanzeigenden Symptome eines Patienten zu finden, muß man oft eine Art Suchbildrätsel lösen: unter hunderten von Strichen sind sie verborgen, und man muß das Bild erst hierhin und dorthin drehen und wenden, um ihre Konturen zu erkennen. Doch gibt es natürlich auch Fälle, bei denen die individuellen Symptome sich durch nichts unterdrücken ließen und so laut und deutlich sprechen, daß sie nicht zu überhören oder zu übersehen sind. Das sind dann sozusagen die ‹einfachen› Fälle, bei denen man sich ‹erholen› kann. All dies macht aber noch einmal deutlich, wie wichtig es ist, daß man tatsächlich bei einer chronischen Krankheit die Gesamtsymptomatik des Patienten von Jugend an erfaßt. Wenn sein heutiges Symptomenbild so verwischt ist, daß man nichts damit anfangen kann, dann signalisieren oft Symptome aus der Kindheit, in der er noch original reagierte, welches Mittel er braucht.

Hahnemann hatte nun bereits festgestellt, daß zur Behandlung der chronischen Miasmen nicht alle bekannten homöopathischen Mittel herangezogen werden können, da manche von ihnen nicht die Kraft haben, so tiefsitzende Störungen aufzuheben. Das liegt daran, daß viele der geprüften Homöopathica nicht die charakteristischen Symptome der Psora, Sycosis, Syphilis oder Tuberkulinie bei der Arzneimittelprüfung hervorbrachten. Dadurch ergibt sich eine Klassifizierung der homöopathischen Mittel. Diejenigen, die in der Lage sind, Psora zu heilen, nennt man Antipsorica. Ebenso gibt es Antisycotica oder Antisyphilitica. Die kleineren Mittel, die diese Kraft nicht besitzen, wohl aber für akute Krankheiten und Einzelerscheinungen zuständig sein können, bezeichnet man als apsorisch, usw. Einige Mittel wiederum sind so ‹groß›, daß sie nicht nur ein Miasma, sondern zwei oder sogar drei heilen können. Man wird bemerken, daß die meisten der apsorischen Mittel Pflanzen sind, während sich unter den antimiasmatischen Mitteln – bis auf einige wichtige Ausnahmen – die metallischen und mineralischen Mittel befinden. Man verfalle aber nicht in den Fehler, diese Klassifizierung schematisch vorzunehmen und zu behaupten, weil ein Mittel pflanzlich sei, müsse es auch zu den apsorischen gehören, während ein mineralisches unbedingt zu den antimiasmatischen Mitteln gezählt werden müsse. Solch eine Einteilung ginge von unkorrekten Voraussetzungen aus. Entscheidend für die Einteilung in apsorische und antipsorische Mittel ist kein Schema, und auch nicht irgendeine Theorie, sondern allein das Ergebnis bei den Arzneimittelprüfungen, also die hervorgebrachte Symptomatik. Dazu kommt noch die klinische Erfahrung: wenn ein Mittel in der Lage ist, psorische Symptome im Sinne der Hering'schen Regel dauerhaft verschwinden zu lassen und einen Menschen zu heilen (also nicht nur palliativ zu wirken!), darf man es als Antipsoricum bezeichnen. In dieser Sache hat es natürlich seit Hahnemann eine Entwicklung in der Homöopathik gegeben: Die Zahl der geprüften und klinisch bewährten Antipsorica, Antisycotica, Antisyphilitica ist heute größer als zu Hahnemann's Zeiten! Will man also ein tiefsitzendes chronisches Miasma heilen, dann muß man auf die Klasse der Antipsorica usw. zurückgreifen. Mit apsorischen Mitteln wird man dabei keinen Erfolg haben. Man wird mit diesen ‹kleinen› Mitteln zwar das eine oder andere Symptom des Patienten lindern oder gar beseitigen können, aber man kann die Miasmen damit nicht ausrotten. Und darum muß an dieser Stelle an alle, die die Homöopathie therapeutisch verwenden wollen, eine deutliche Warnung ausgesprochen werden: Wenn es deutlich ist, daß ein Patient an einer chronischen Krankheit leidet, dann sollte – soweit dies möglich ist – auf alle Fälle eine Kur gegen das oder die vorliegenden Miasmen durchgeführt werden. Würde man stattdessen mit verschiedenen kleineren Mitteln ein Symptom nach dem anderen bei ihm beseitigen, dann würde man ihn damit homöopathisch unheilbar machen. Zwar würde man ihn vordergründig und für kurze Zeit von manchem störenden Symptom befreien, aber die chronische Krankheit würde ja weiterlaufen – nun aber verdeckter, verborgener und ohne in's Auge fallende Symptome und Zeichen. Man würde durch solch ein Handeln den Organismus des Patienten ‹stumm› machen, und wenn sich dann doch nach einiger Zeit die Notwendigkeit einer antipsorischen (antisycotischen, antisyphilitischen) Kur herausstellt, dann wäre er des größten Teils einer Symptome beraubt, und man könnte kein passendes antimiasmatisches Mittel für ihn finden, weil sein Symptomenbild total verwischt und ausgedünnt wäre. Der Homöopath, der so handelt, würde genau dasselbe tun, was er dem Schulmediziner so häufig vorwirft: er würde Symptomenunterdrückerei betreiben, wobei der Schulmediziner noch den Vorteil hat, daß die Symptome seines Patienten oft nach Absetzen des unterdrückenden Mittels wiederkehren, wie z. B. Kopfschmerzen, Neuralgien, Schlaflosigkeit, usw., so daß dann doch noch ein Homöopathicum ausgesucht werden kann, was bei der falschen homöopathischen Behandlung selten ist. Dr. Voegeli hat darum in seinen Seminaren immer darauf hingewiesen, daß diejenigen Patienten, die oft mit falschen homöopathischen Mitteln oder Komplexmitteln behandelt worden sind, häufig keine antimiasmatische Kur mehr mitmachen können, weil kein geeignetes Mittel für sie zu finden ist. Und es muß leider beklagt werden, daß es viele Ärzte und Heilpraktiker gibt, die entweder zu wenig Kenntnisse von der Homöopathie haben oder sich die Mühe und Zeit ersparen wollen, die die echte Homöopathik erfordert, die aber trotzdem nicht die Finger von ihr lassen und freiweg homöopathische Mittel verordnen, ohne all die notwendig dazugehörigen Überlegungen anzustellen. Da werden dann flink einige Komplexmittel verordnet, von denen der Patient 3 × täglich 10 Tropfen nehmen soll, und in denen sehr häufig große Antipsorica in niedriger Potenz enthalten sind. Ganz ohne Zweifel ‹beeindruckt› dies die Lebenskraft auch irgendwie, denn jeder Arzneireiz, der sie länger trifft, wird irgendeine Wirkung haben.

Aber er wird niemals so tief reichen, um die vorliegenden Miasmen auszurotten. Oder da werden vorschnell gegen verhältnismäßig geringe und oberflächliche Beschwerden die größten Antipsorica – und das auch noch oft in viel zu schnellem Wechsel – eingesetzt! Und wenn man sie dann einmal wirklich zweckhaft verwenden will, dann greifen sie nicht mehr! Denn – auch darauf wies Dr. Voegeli immer wieder hin – es scheint bestimmte Antipsorica zu geben, die nur *einmal* im Leben eines Menschen richtig wirken. Wollte man sie später noch einmal verwenden, dann scheint es, als ob die Lebenskraft ‹immun› gegen sie geworden wäre und nicht mehr darauf reagiert. Deshalb kann – wenn es tatsächlich um *Heilung* und nicht nur um vordergründige Symptomenbeseitigung gehen soll – nur vor einer vorschnellen und ohne genaue Begründung vorgenommenen Verordnung von Homöopathica gewarnt werden!

Eine einfache Unterdrückung und Beseitigung von einzelnen Erscheinungen kann mit der Homöopathie immer verhältnismäßig einfach bewerkstelligt werden, aber *Heilung* ist meist etwas anderes! Ein so großer Meister wie Kent hat sich oft tagelang Zeit genommen, um das passende Antimiasmaticum herauszusuchen, und dann ließ er es wochen-, monate-, ja sogar jahrelang wirken, damit es den krankhaften Prozeß des Vordringens des Miasmas im Organismus umkehren konnte. Das ist – wie jeder begreifen wird – nicht eine Sache von fünf Minuten, sondern dazu braucht es Zeit! (Vgl. hierzu auch das Kapitel ‹Der Verlauf der Kur›)

Wenn man also eine antimiasmatische Kur durchführen will, dann muß das mit aller Sorgfalt geschehen und – mit langem Atem! Vergegenwärtigt man sich, worum es sich dabei handelt, dann wird dies auch sofort klar: Bei der chronischen Krankheit liegt ja ein grundsätzliches, nicht von allein regulierbares Fehlfunktionieren der Lebenskraft vor, es ist ihr ein ‹Fremdprogramm› aufgedrückt, das sie nicht von allein loswird. Anfänglich siedelt sie die dadurch hervorgerufenen Beschwerden und Veränderungen noch an der Peripherie des Organismus an, doch – als ob ihre Kraft mehr und mehr erlahmte – dringen diese immer weiter ins Zentrum vor und werden dadurch immer lebensbedrohender. Dieser Prozeß muß aufgehalten und umgekehrt werden! Das kann nur dadurch geschehen, daß das ‹Fremdprogramm› gelöscht und die Harmonie der Lebenskraft wiederhergestellt wird. Und daß dies geschehen ist, erkennt man daran, daß jener destruktive Prozeß in Richtung Zentrum nun entgegengesetzt verläuft: Vom Zentrum an die Peripherie. Wenn er aber 30 oder 40 Jahre falsch gelaufen ist, wird man nicht erwarten können, daß in ein paar

Tagen oder Wochen alles wieder in Ordnung ist. Im Gegenteil: es wird immer wieder Verlangsamung oder gar Stillstand des Heilungsprozesses von innen nach außen geben. Und das sind dann die Stationen, an denen immer wieder überprüft werden muß, ob dieser Umkehrprozeß noch richtig ‹läuft›, und wo dann eventuell eine Mittelwiederholung oder gar ein Mittelwechsel notwendig wird. Schon Hahnemann veranschlagte für dies alles einen Zeitraum von ca. zwei Jahren und Kent meinte, eine ‹Rückspulung› dauere manchmal sogar noch länger! Und eines ist sicher: ein Homöotherapeut, der dabei die Geduld verliert, verdirbt seinen Fall und bringt ihn nicht zur Heilung!

Und der größte Fehler, den man dabei machen kann, ist der, daß man die Mittel zu häufig wiederholt. Hiervon wird später noch mehr gesagt werden, jedoch muß Hahnemann's und Kent's Warnung – genau so wie sie es taten – immer wiederholt und geradezu eingehämmert werden: Man verdirbt sich jede Möglichkeit der Heilung eines chronischen Miasmas, wenn man das Mittel zu häufig gibt. Daran muß sich jeder, der sich mit der klassischen Homöopathie anfreunden will, erst – häufig nach bitteren Erfahrungen! – gewöhnen! Die schönsten Erfolge bei der Behandlung einer chronischen Krankheit wird man immer dann erleben, wenn es gelungen war, das passende Antimiasmaticum zu finden, und wenn der Patient dann lange nicht mehr in die Sprechstunde kommt. Wenn er dann nach 6, 9 oder gar 12 Monaten feststellt, daß es ihm nun wieder schlechter geht, und es ihn wieder zum Homöotherapeuten treibt, – dann – und dann erst! – ist genau der richtige Zeitpunkt gekommen, die Mittelgabe zu erneuern, und man wird staunen, wie gut diese zweite Gabe dann wirkt! Homöopathik ist eben etwas anderes als alles andere!

Es folgt nun eine Liste der wichtigsten Antipsorcia:

Agaricus muscarius
Alumina
Ammonium carbonicum
Ammonium muriaticum
Anacardium orientale
Antimonium crudum
Antimonium tartaricum
Apis mellifica
Argentum metallicum
Argentum nitricum
Arsenicum album
Aurum
Barium carbonicum
Borax
Calcium carbonicum H.
Calcium phosphoricum
Carbo animalis
Carbo vegetabilis
Causticum
Clematis erecta

Conium maculatum
Cuprum

Digitalis purpurea
Dulcamara

Euphorbium officinarum

Ferrum
Fluoris acidum

Graphites
Guajacum

Hepar sulfuris calcarea

Jodum

Kalium carbonicum
Kalium jodatum
Kalium nitricum

Lachesis
Lycopodium

Magnesium carbonicum
Magnesium muriaticum
Manganum aceticum

Mezereum daphne
Muriatis acidum

Natrium carbonicum
Natrium muriaticum
Nitri acidum

Petroleum
Phosphoris acidum
Phosphorus
Platina
Plumbum
Psorinum
Pulsatilla

Rhododendron

Sarsaparilla
Selenium
Silicea
Stannum
Staphisagria
Sulfur
Sulfuris acidum

Zincum

Diese Liste ist keineswegs vollständig. Es gibt noch eine ganze Reihe weniger häufig gebrauchter Mittel, die auch noch antipsorisch wirken können. P. Schmidt hat in ZKH 1964, S. 58–63, eine Auflistung aller ihm bekannten Antipsorica, Antisycotica und Antisyphilitica gebracht, mit gleichzeitiger Angabe der Autoren, die das betreffende Mittel als Antimiasmaticum einführten. Dort kann man sich genau informieren. Es sei aber angemerkt, daß bereits in der o. a. Liste einige Mittel vorkommen, die gar nicht *typisch* antipsorisch sind. So sind z. B. Aurum, Kalium jodatum und Nitri acidum viel typischer für Syphilis, Nitri acidum auch noch für Sycosis.

Einige Mittel sind so tiefwirkend, daß sie sogar eine Kombination aller drei Miasmen erreichen und heilen können, wie z. B.:

Argentum metallicum, Arsenicum album,
Aurum,
Carbo animalis, Carbo vegetabilis, Causticum,

Conium maculatum,
Ferrum, Fluoris acidum,
Hepar sulfuris calcarea
Jodum,
Kalium carbonicum,
Lachesis, Lycopodium,
Mezereum daphne,
Nitri acidum,
Petroleum, Phosphori acidum, Phosphorus,
Sarsaparilla, Silicea, Staphisagria, Sulfur.

In der Praxis kommt es auch nicht so sehr darauf an, ob ein Mittel in dieser oder jener Liste aufgeführt ist, sondern wie es in dem *betreffenden Patienten* wirkt. Wenn es nach den Regeln, die im Kapitel ‹Der Verlauf der Kur› beschrieben sind, einen Patienten heilt, dann ist es für diesen das richtige Antimiasmaticum, unter welchen Miasmen auch immer er leiden mag.

Besonders ausführlich soll nun noch auf die Sycosis eingegangen werden. Sie soll sozusagen als Paradigma für alle drei (oder vier) chronischen Miasmen genauer beschrieben werden. Das hat den Vorteil, daß sie nicht so ‹tausendköpfig› wie die Psora ist und deshalb in ihrer Symptomatik einigermaßen erfaßt werden kann. Wollte man die Psora beschreiben, dann müßte man die 40 Seiten abschreiben, auf denen Hahnemann ihre Symptome aufzählt. Und das wäre noch längst nicht alles, da seine Nachfolger ihre Symptomatik noch erweiterten! Bei der Sycosis dagegen kann man ein verhältnismäßig abgegrenztes Bild ihrer Erscheinungen geben. Außerdem ist sie inzwischen zur zweitwichtigsten chronischen Krankheit geworden, der man tagtäglich in der Praxis begegnet. Bei ihrer Beschreibung müssen allerdings schon manchmal Vorgriffe auf die Kapitel ‹Die Mittelfindung› und ‹Der Verlauf der Kur› gemacht werden. Dem Leser werden daher hierbei schon einige Begriffe und Sachverhalte begegnen, die später noch eingehender besprochen werden.

Liest man sich Hahnemann's ‹Chronische Krankheiten› durch, dann fällt auf, daß die Psora ganz eindeutig sein ‹Lieblingskind› war. Ihr schreibt er ja auch ‹Sieben Achtel aller vorkommenden Siechthume› zu, während Sycosis und Syphilis sich das letzte Achtel teilen müssen (Chron. Krankh. S. 17). Der Sycosis scheint er sogar am wenigsten Aufmerksamkeit zu schenken. Er spricht von ihrer ‹nicht schweren Heilbarkeit durch ein paar Gaben Lebensbaum-Saft, mit Salpeter-Säure abwechselnd gebraucht› (ebd. S. 18) und nennt sie das ‹Miasma, welches die bei weitem wenigsten chronischen Krankheiten erzeugte und nur von Zeit zu Zeit herrschend war› und ‹vorzüglich während der französischen Kriege, in den Jahren 1809 bis 1814 so sehr verbreitet war, seitdem aber sich immer seltener zeigte› (ebd. S. 104). Nur 3 Seiten widmet er ihrer Beschreibung und Therapie. Doch manch einer seiner Schüler war gezwungen, die Sycosis ernster zu nehmen, darunter auch solche Meister wie J. T. Kent und J. H. Allen. Kent nennt sie ein ‹gigantisches Miasma› (Lesser Writings, S. 362) und war der Meinung, daß Hahnemann und von Bönninghausen erst einen Anfang mit der Erforschung dieser Sache gemacht hätten und daß sie weiter fortgeführt werden müsse bis zu ihrer endgültigen Erforschung (ebd. S. 360). Als einen entscheidenden Beitrag dazu sehe er die Prüfungen von Medorrhinum an, die manche Charakterzüge der Sycosis erst richtig herausgebracht hätten (ebd. S. 364f.). Und J. H. Allen nimmt sogar an, daß 80% aller Männer von Sycosis befallen sind (Chron. Miasms II, S. 17), nennt sie die ‹venerischste aller venerischen Krankheiten› (ebd. S. 16) und läßt sie den Grund für viele Geistes- und Gemütskrankheiten und Verirrungen bis hin zur Kriminalität sein. ‹In der Tat sind unsere Gefängnisse und Zuchthäuser gefüllt mit diesen armen Unglücklichen, die die Opfer der Syphilis an Zahl weit übertreffen› (ebd. S. 15). Er stellt fest, daß seit Hahnemann 100 Jahre vergangen seien und die Dinge sich geändert hätten. Die Sycosis sei seit damals stark angewachsen und habe sich zehntausendfach multipliziert (ebd. S. 96).

Kent, Allen und viele andere waren durch die sich mehrende Häufigkeit von Sycosis-Fällen gezwungen, sich genauer mit dieser Krankheit zu befassen und haben so den Hahnemann'schen Ansatz erweitert. Sie haben das Bild der Sycosis vervollständigt und neue Mittel zu ihrer Heilung entdeckt. In den 80er Jahren des 20. Jahrhunderts – also ca. 150 Jahre nach Erscheinen der ‹Chronischen Krankheiten› und ca. 70 Jahre nach Kent's Tod – kann man nur feststellen, daß Allen Recht hat: die Sycosis ist eine der verbreitetsten Miasmen und Grund für viele schwere Leiden. Sie zu kennen ist daher in der täglichen Praxis außerordentlich wichtig.

Wie bei allen chronischen Miasmen sind auch bei der Sycosis die Nachfolger Hahnemann's zu der Überzeugung gelangt, daß sie nicht nur durch Ansteckung erworben, sondern auch genauso vererbt werden kann. Allen spricht sogar von der Heredität dieses Miasmas und sagt wörtlich: diese ‹Krankheit ist angeboren, wie es die Syphilis und die Psora sind›. (Chron. Miasms II, S. 17)

Was nun die Ansteckung betrifft, so sind sich Hahnemann, Kent und J. H. Allen über einen merkwürdigen Tatbestand einig: Die Gonorrhoe ist zwar die Grundlage der Sycosis, aber nicht jede Gonorrhoe wird zur Sycosis! (Chron. Krankh. S. 105 Anm.; Lesser Writings S. 362; chron. Miasm. II, S. 13f.) Ihrer Meinung nach gibt es zwei Formen von Tripper. Doch es lohnt sich nicht, an dieser Stelle einen Streit über Begriffe anzufangen. Ob man nun die eine als gemeinen Tripper, spezifische oder unspezifische Urethritis oder Gonorrhoea simplex und die andere als sycotische Gonorrhoe oder Sycosis bezeichnet oder nicht, tut deswegen nicht viel zur Sache, weil es offensichtlich gar nicht auf die Nachweisbarkeit der Gonokokken ankommt. Meiner Erfahrung nach gibt es viele echt sycotische Patienten, (die also auch nur durch ein Antisycoticum geheilt werden konnten), deren Leiden seinen Ausgang von einer unspezifischen Urethritis (ohne Nachweis von Gonokokken!) nahm, während andere, die eine echte Gonorrhoe (mit Nachweis von Erregern!) durchgemacht hatten, deswegen noch lange nicht sycotisch waren. Kent schreibt dazu: ‹Es gibt zwei verschiedene Arten von Harnröhrenausfluß. Der eine ist Sycosis, der andere ist es nicht. Sie scheinen gleich zu sein, aber Sie können den einen mißhandeln und keine Sycosis hervorbringen, während Sie bei dem anderen in dem Moment, wo Sie ihn stoppen ohne zu heilen, mit Sicherheit ein konstitutionelles Miasma haben.› (Lesser Writings S. 362) Auch Künzli weist in seinem Aufsatz ‹Sykosis› (Journal I/2) auf diese Tatsachen hin, läßt aber eine klinische Erklärung offen. Allen wird noch deutlicher und unterscheidet beide Krankheiten schon in ihrem klinischen Erscheinungsbild während des Anfangsstadiums. Er nennt die eine ‹Gonorrhoea simplex› und die andere ‹Sycosis› (Chron. Miasms II, S. 17f.). Die ‹Gonorrhoea simplex› – also die nicht sycotische – macht nach seinen Erfahrungen wesentlich mehr Schmerzen und akute Symptome als die Sycosis. Er schreibt: ‹Der Anfang der Gonorrhoea simplex ist eine Geschichte schmerzhafter und spasmodischer Symptome, bestimmter Reizung der Blase, Chorda und einer deutlich spezifischen Urethritis, während die Geschichte eines typischen Falles von Sycosis in seinem Anfangsstadium ein Fehlen vieler der obigen Symptome aufweist; und sollten die Symptome vorhanden sein, dann sind sie so gemildert, daß selbst ein lässiger Beobachter die beiden Formen schnell zu unterscheiden vermag. Als Regel gilt: Bei der Sycosis ist sehr wenig Schmerz vorhanden

– manchmal, aber nicht immer, ist eine bestimmte Empfindlichkeit da, und etwas Schmerzhaftigkeit wird an der vorderen Oberfläche des ersten Drittels des Organs gespürt. Der Patient empfindet mehr oder weniger Brennen am Meatus, aber es nimmt nie den Grad der Schwere an, der in der spasmodischen oder einfachen Form der Krankheit empfunden wird. Der katarrhalische Ausfluß ist bei der sycotischen Form spärlich und in der Regel zu einem sehr frühen Zeitpunkt mucopurulent. Die Farbe variiert in den verschiedenen Fällen, aber es ist im allgemeinen ein schmutzig gefärbter Eiter, gelblich-grün, oder eine Mischung von Braun, Gelb und Grün. Sehr oft riecht er stark, und in vielen Fällen hat er einen Geruch nach altem Fisch, muffig, oder Salzfisch, und er behält diesen besonderen Geruch mehr oder weniger durch alle Stadien der Krankheit. Die Inkubationszeit beträgt 5–10 Tage, und diese Patienten zeigen früh mehr oder weniger Ängstlichkeit im Gemüt mit dem Verlangen, ihr Organ häufig zu untersuchen. Dieser sehr bemerkenswerte und übermäßige Wunsch, ihrem Fall besondere Beachtung zu schenken, macht auf den behandelnden Arzt deutlichen, wenn nicht sogar überdeutlichen Eindruck ...› (Chron. Miasms II, S. 14f.)

Diese Beschreibung ist zwar exakt, aber sie hat für den klassischen Homöopathen unserer Tage meist nur theoretischen Wert. Denn die akuten Fälle von ‹Gonorrhoea simplex› oder ‹Sycosis› sieht im allgemeinen der Facharzt für Haut- und Geschlechtskrankheiten oder Urologie zu allererst. Und der kümmert sich nicht um Hahnemann's, Kent's oder Allen's Lehren und behandelt alle Fälle gleich mit irgendeinem die Gonokokken oder sonstigen Erreger vernichtenden und den Ausfluß stoppenden Medikament. Der Homöopath bekommt diese Patienten meist dann erst zu Gesicht, wenn sie mit ihrem Asthma, Rheuma oder ihrer Depression zu ihm kommen. Bei der gründlichen Fallaufnahme wird er auch auf einen ‹Tripper› oder eine ‹Harnröhrenentzündung› stoßen, aber der Patient wird selten in der Lage sein, die dazugehörigen, oft jahrelang zurückliegenden Symptome so exakt zu schildern, daß der homöopathische Behandler mit Sicherheit erkennen kann, ob es sich dabei nur um eine Gonorrhoea simplex oder eine Sycosis handelte. Man wird also nur äußerst selten von den einstigen akuten Symptomen her entscheiden können, ob der Patient sycotisch ist oder nicht.

Noch verzwickter wird die Sache, wenn man von Allen erfährt, daß die Sycose nicht nur in ihrem akuten Stadium übertragen werden kann, sondern auch in ihrem zweiten oder dritten Stadium, die einer Unterdrükkung folgen. In solchen Fällen wird der oder die Infizierte natürlich nicht die Symptome des ersten Stadiums aufweisen, sondern eben Symptome aus dem Stadium, in dem der Überträger sich zur Zeit der Übertragung befand (ebd. S. 35f.). Allen weist immer wieder darauf hin, daß Männer, die vor Jahren an einer Gonorrhoe litten, die unterdrückt wurde, bei ihrer späteren Heirat ihre Frau sycotisch anstecken können. (Bei diesen Schilderungen Allen's wird man die ‹Moral› der damaligen Zeit berücksichtigen müssen, die vorschrieb, daß Frauen ‹unberührt› in die Ehe zu gehen hatten, während Männer sich vorher ‹austoben› oder ‹die Hörner abstoßen› und ‹Erfahrungen› sammeln sollten. Dieses Moralverständnis macht begreiflich, warum Allen immer davon schreibt, daß das männliche Geschlecht das weibliche ansteckt. Heute – bei völlig veränderten Moralvorstellungen – wird man davon ausgehen können, daß auch umgekehrt das weibliche Geschlecht das männliche anstecken kann!) ‹Sie hatte niemals eine ernstliche Erkrankung in ihrem Leben, ausgenommen die üblichen Kinderkrankheiten. Tatsächlich ging es ihr gut bis nach der Heirat. Nach ein oder zwei Jahren wurde ein Kind geboren, und seit dieser Zeit litt sie unter Beckenschmerzen, Neuralgie, Rheumatismus, chronischen Rückenschmerzen, chronischen Blasenschmerzen, Beschwerden des Uterus oder der Eierstöcke, Kopfschmerzen, Unregelmäßigkeiten bei der Menstruation und ähnlichen Symptomen. Die Wahrheit ist, daß sie keinen guten Tag mehr gesehen hat seit der Geburt des Kindes. Der ganze Fall ist eine Geschichte von Schmerz und Leiden, oder allgemein schlechter Gesundheit, und all das kommt von jener ursprünglichen Infektion eines Gatten, den man für frei von dieser Krankheit hielt und der vielleicht jahrelang keine Zeichen oder Symptome ihres Vorhandenseins in seinem Organismus zeigte. Das ist der Punkt, an dem wir alle irren, wenn wir nach Symptomen aus dem ersten oder zweiten Stadium suchen, denn sie war schon in's dritte Stadium übergegangen.› (ebd. S. 25f.) Das bedeutet also, daß wir bei der Anamnese nicht einmal auf eine Gonorrhoe oder eine Urethritis zu stoßen brauchen, aber trotzdem einen Fall von erworbener Sycosis vor uns haben könnten.

Noch verwirrender wird die Sachlage, wenn wir schon bei Hahnemann lesen können, daß die allopathisch unterdrückende Behandlung einer einfachen Urethritis eine ‹schlummernde Psora zur Entwicklung› bringen kann (Chron. Krankh. S. 105), so daß mancher ‹Tripper› oder ‹Harnröhrenausfluß› in der Anamnese uns gar nicht auf eine Sycose, sondern auf eine Psora hinweisen will.

Vollendet aber werden die Schwierigkeiten dadurch, daß uns so gut wie alle alten und modernen homöopathischen Autoren darauf aufmerksam machen, daß bei vielen Patienten nicht nur *ein* Miasma vorliegt, sondern eine Kombination von zweien oder dreien. ‹Eins, zwei oder alle drei Miasmen können gleichzeitig in einem Organismus vorhanden sein. Sie können einander komplizieren. Nehmen Sie an, ein Patient leidet zunächst an Psora, dann verwüstet Syphilis seinen Organismus und schließlich kommt noch das gonorrhoische Miasma dazu, und während der ganzen Zeit wird er vollgestopft und kaputtgemacht mit Arzneimitteln. Und nun können Sie sich vorstellen, mit was für einer verwickelten Sache wir uns abgeben müssen!› (Lesser Writings, S. 366)

Wie können wir aus diesen Schwierigkeiten bei der Fallaufnahme herauskommen? Ist es denn wirklich so wichtig zu wissen, welches Miasma bei einem Patienten vorliegt? Genügen nicht einfach seine Symptome, um das richtige Mittel für ihn zu finden?

J. H. Allen hat über diese Frage einen kleinen literarischen Disput mit Dr. C. Hering hinterlassen: ‹Einige mögen fragen, warum es für einen echten Homöopathen nötig sei, etwas über die chronischen Miasmen zu wissen; so lange er dem Ähnlichkeitsgesetz entsprechend seine Rezepte ausstelle, werde er seine Fälle heilen. Es gibt aber viele Gründe, warum er in der Lage sein sollte, ihr Vorhandensein im Organismus zu unterscheiden, ob nun Psora, latente Syphilis, besonders die tuberkulinische Form, oder Sycosis vorliegen mag. Dr. Hering jedoch meint in seinen einführenden Bemerkungen zum Organon (3. amerikanische Ausgabe), dies sei nicht von wesentlicher Wichtigkeit: ‹Was für einen wichtigen Einfluß kann es ausmachen, ob ein Homöopath sich die theoretischen Meinungen Hahnemanns zu eigen macht oder nicht, solange er die hauptsächlichsten Werkzeuge des Meisters und die Materia Medica unserer Schulen festhält? Was für einen Einfluß kann es haben, ob ein Arzt die psorische Theorie annimmt oder verwirft, so lange er immer nur die möglichst ähnliche Medizin aussucht?› ... Tatsache ist, daß wir gar nicht das möglichst ähnliche Mittel aussuchen können, wenn wir nicht die Phänomene des wirkenden und zugrunde liegenden Miasmas verstehen; denn das wahre Simile ist immer gegründet auf die vorhandenen und zugrunde liegenden Miasmen, ob wir uns ihrer bewußt werden oder nicht ... Wir sollten nicht nur den Namen jenes zugrunde liegenden Prinzips kennen, das der Vater jener Erscheinungen ist, mit denen wir so emsig und ernstlich streiten und kämpfen. Es ist der Unterschied zwischen einem klugen Kampf und dem Fechten im Dunklen; es ist keine Schlacht im Nebel mehr! ... Ich sage zu Dr. Hering: Nein! Die Leute, die das ähnliche Mittel auswählen und wissen nichts über Ursachen und Wirkungen, sind keine wahren Heiler der Kranken und haben nicht den Geist des Meisters! Sein System der Medizin ist das wahre, aber da gibt es Tausende von Männern und Frauen, die sich nur mit ein paar Mitteln oder ein paar Seiten unserer Materia Medica vertraut machten und ausziehen, um gegen einen Komplex von Krankheit zu kämpfen, der auf den Kombinationen von Psora, Syphilis und Sycosis beruht, und haben dabei keine Ahnung vom Charakter und den Gewohnheiten des Feindes. Jahrelang wirken sie oft verborgen, so versteckt und verdeckt sind diese Kräfte im Organismus. Wie viele Male haben wir unsere Verschreibung auf die Gesamtheit von Symptomen gegründet, die lediglich nervös oder reflex waren, wenn in dieser Totalität die Wertigkeiten nicht in Betracht gezogen wurden. Aber die Wertigkeiten *müssen* in Betracht gezogen werden, denn Reflexe sind immer sekundär, während primäre und grundlegende Symptome direkt miasmatischen Ursprungs sind. Die nervöse Erscheinung kann durch solch ein Vorgehen gelindert werden, aber sie kehrt zurück, und man verlor nur Zeit bei diesem Versuch. Der Arzt dagegen, der erfahren ist im anti-miasmatischen Verschreiben, sieht über den Schaum an der Oberfläche hinweg und taucht tiefer in den Fall ein, sucht nach der prima causa morbi, und wendet eine arzneiliche Kraft an, die eine tiefere und genauere Beziehung zu der pervertierten Lebenskraft hat. Dadurch werden bessere Ergebnisse erzielt, und so lernt er schnell, sich vertraut zu machen mit diesen grundlegenden Symptomengruppen, die allem, was man Krankheit nennen kann, zugrundeliegen ...› (Chron. Miasms I, 11–14).

Es ist ganz deutlich, daß Allen keinesfalls das Ähnlichkeitsgesetz (und damit das Verschreiben aufgrund von Symptomen) außer Kraft setzen will, sondern ganz im Gegenteil: er will diese Kunst (und damit den § 153 des Organon) zur höchsten Maxime homöopathischen Handelns erheben! Denn es geht in der Homöopathie eben keineswegs um bloße Symptomendeckerei, sondern immer um eine *Wertung* der Symptome (Vgl. das Kapitel ‹Die Mittelfindung›). Und hierbei ist es wichtig, daß man aus der Totalität der Symptome eines Patienten ganz bestimmte, für das jeweilige Miasma *charakteristische* Symptome erkennen und herausholen kann, um sie zur Mittelwahl zu verwenden. Der Ausdruck ‹charakteristisch› stammt ja aus dem § 153 des Organon. Und man kann ihn also durchaus so verstehen, daß Hahnemann damit nicht *nur* charakteristische Zeichen und Symptome versteht, die auf ein bestimmtes Arzneimittel, sondern auch auf ein ganzes Miasma hinweisen. Häufig ist es sogar eine ganze Symptomengruppe oder sind es bestimmte Fakten aus der Biographie des Patienten, die deutlich eines der drei Miasmen erkennen lassen. Ist dem Behandler aber erst einmal das der Erkrankung seines Patienten zugrunde liegende Miasma klar, ist es auch meist nicht mehr weit zum richtigen Arzneimittel. Wie wichtig die Erkenntnis des vorliegenden Miasmas ist, kann man sich leicht an den vielen rheumatischen oder gichtischen Krankheitsbildern klarmachen, die wir behandeln sollen. Jeder Homöopath wird es schon erlebt haben, daß z. B. eine hartnäckige Gonarthritis oder eine Ischialgie auf gutgewählte Mittel gar nicht oder nur vorübergehend ansprachen, was erst dann geändert werden konnte, wenn herausgefunden worden war, ob sie tuberkulinischen, sycotischen oder syphilitischen Ursprungs waren. Insofern ist es also außerordentlich wichtig und in vielen Fällen sogar unerläßlich, das oder die Miasmen zu erkennen, die vom Patienten Besitz genommen haben.

Das wurde mir vor einiger Zeit auf eine für mich sehr lehrreiche Weise deutlich gemacht. Es kam eine etwa 30-jährige Frau in die Praxis, die allerhand nicht allzu schwere, aber sehr störende Leiden hatte, die fast alle nach der Geburt ihres ersten Sohnes aufgetreten waren. Ich verschrieb ihr ein Mittel nach den verhältnismäßig guten Symptomen, aber es brachte nichts. Nach einem zweiten Anlauf 5 Wochen später tat sich auch nichts, und die Patientin blieb weg. Zwei Jahre später kam sie wieder, nachdem sie eine Reihe anderer Ärzte und Heilpraktiker mit den unterschiedlichsten Behandlungsmethoden (ohne Erfolg) hinter sich hatte. Ihre Leiden waren noch genau dieselben, nur etwas gesteigert. Diesmal hatte sie ihren nun 3½jährigen Sohn mitgebracht, der wegen seiner Ekzeme behandelt werden sollte, und rein zufällig begannen wir mit ihm bei der Fallaufnahme. Und da schilderte sie die Säuglingszeit ihres Sohnes genau so, wie Allen den sycotischen Säugling beschreibt. Da sie selbst immer wieder verneint hatte, eine Geschlechtskrankheit gehabt zu haben, fragte ich, ob sie in dieser Hinsicht etwas von ihrem Mann wisse. Sie sagte, daß sie während ihrer Ehe nichts dergleichen bemerkt habe, und was vor ihrer Ehe gewesen sei, entziehe sich ihrer Kenntnis, jedoch habe er mehrere Partnerinnen gehabt. Trotz dieser unsicheren Auskünfte gab ich ihr 5 Kügelchen Medorrhinum C200 auf die Zunge und erhielt 14 Tage später einen begeisterten Anruf, der von der ‹wunderbaren Wirkung› dieser Kügelchen berichtete. Obwohl sie die Hering'sche Regel überhaupt nicht kannte, schilderte sie das, was mit ihr geschehen war, als hätte sie sie eben erst im Lehrbuch gelesen. Bei alsbaldigem Wohlbefinden war ein altes Symptom nach dem anderen erschienen und wieder verschwunden, und sie konnte überhaupt nicht verstehen, wie 5 kleine Kügelchen solch eine Wirkung haben konnten. Das überraschendste an der ganzen Sache aber war das erste Symptom, das bereits vier Stunden nach Einnahme der Kügelchen auftrat: es war ein gewaltiges Brennen und Jucken in der Scheide, das von wenig Ausfluß begleitet und nach zwei Tagen wieder verschwunden war. Es kam ihr ‹irgendwie bekannt› vor, und sie meinte, daß sie so etwas ‹irgendwann früher einmal› schon gehabt haben könne, ohne ihm aber nähere Beachtung zu schenken.

Bei diesem Fall war kein einziges Symptom oder Zeichen zu entdecken gewesen, das auf Medorrhinum gedeutet hätte. Nur zwei Fakten aus ihrer und ihres Sohnes Biographie machten es wahrscheinlich, daß hier eine Sycose vorlag: Zum einen das – nach Allen – sycotische Bild, das die ersten Lebensmonate ihres Sohnes boten, und zum anderen die Tatsache, daß fast alle ihrer Leiden sich nach ihrem ersten Partus einstellten, was – nach Allen – ebenfalls ein Hinweis auf Sycose ist.

An dieser Stelle muß aber sogleich eine Bremse gezogen und eine Warnung ausgesprochen werden: Beileibe nicht jeder Fall von Sycose kann mit Medorrhinum geheilt werden (obwohl Allen noch einige solche berichtet)! Die einfache Formel: Sycosis = Medorrhinum, Psora = Psorinum, Syphilis = Luesinum und Tuberkulinie (oder Pseudo-Psora, wie Allen sie nennt) = Tuberculinum geht niemals auf! Wenn Homöopathie so einfach wäre, dann wäre auf medizinischem Gebiet der Stein der Weisen bereits gefunden, und der Praxis-Alltag wäre reine paradiesische Freude! Jeder weiß, daß es nicht so ist. Wenn Medorrhinum in dem eben geschilderten Fall geheilt hat, dann war es zufällig das Simillimum. Aber das wird keineswegs bei jedem Sycosis-Fall so sein. Die Homöopathie kennt ja eine ganze Reihe von Antisycotica, und jedes von ihnen wird nur dann nützen, wenn es dem Fall entspricht. So wird z. B. eine Impf-Sycose niemals mit Medorrhinum zu beeinflussen sein. Häufig bringt die Nosode auch gar keine Heilung, sondern nur die Klärung des Falles. Hierzu schreibt Kent: ‹Medorrhinum entwickelt das unterdrückte Miasma, so daß seine Symptome zusammenpassend und miteinander vereinbar werden. Es heilt das Miasma nicht. Es heilt auch nicht die Gonorrhoe. Es wirkt wie ein entwickelndes Mittel, wie es Psorinum und Syphilinum bei den anderen Miasmen tun.› (Lesser Writings, S. 365)

Ja, er sagt sogar den für manchen Homöopathen harten Satz: ‹Psorinum heilt nicht die Psora, und Syphilinum heilt nicht die Syphilis, ebenso heilt Medorrhinum nicht die Sycosis.› (Lesser Writings S. 366) Deshalb sollte man nicht vergessen, daß man diese Nosode häufig nur als den Wegbereiter für ein klares Symptomenbild benutzen kann, das sich nach ihrer Verschreibung – und geduldigem Warten – ausprägt und nach dem eigentlichen Antisycoticum ruft. Medorrhinum demaskiert also sozusagen die Sycosis und läßt Symptome erscheinen, die unter einen Hut zu bringen sind und auf ein eindeutiges Mittel weisen. Das ist oft ein wahrhaft unschätzbarer Dienst, den es leisten kann!

Allen hat zweifellos Recht: Wenn man heilen will, muß man etwas über die chronischen Krankheiten – vor allem über ihre Symptomatik – wissen. Und da die Gonorrhoe die Syphilis heutzutage weit überholt hat und eine der verbreitetsten Krankheiten geworden ist – wie jeder Dermatologe bestätigen wird – ist es also auch eminent wichtig, die Sycosis zu kennen und zu erkennen, denn man wird ihr bei einem sehr großen Prozentsatz der chronisch Kranken begegnen. Daher sollen ihre Symptomenbilder und die Reaktionsweisen, die sie einem Organismus aufzwingen kann, im Folgenden dargestellt werden, wie sie von Kent, Allen, Künzli und anderen beschrieben werden.

Die hereditäre Sycosis ist häufig schon unmittelbar nach der Geburt zu erkennen. ‹Kinder, die von solchen (sycotischen) Eltern geboren werden, zeigen unweigerlich irgendeine Form oder Manifestation der Krankheit, und nicht selten Ophthalmia neonatorum.› (Chron. Miasms II, S. 17) Dieses Faktum wird allerdings heutzutage gar nicht mehr erkannt werden können, da ja jeder Säugling automatisch in den ersten Lebensminuten die vorgeschriebene Silbernitratlösung in seine Augen bekommt – und jeder Homöopath weiß, daß diese Lösung nur deshalb Wirkung zeigt, weil Argentum nitricum ein großes Antisycoticum ist. Allen fährt fort: ‹Wenn sie dieser gefürchteten Krankheit entgehen, dann leiden sie an Kolik beinahe vom Augenblick ihrer Geburt an; nicht an der üblichen Blähungskolik, sondern an einer von einer heftigen und besonderen Art, die oft zwischen einem und drei Monaten nach der Geburt immer wieder auftreten kann. Die Leiden, die diese Kinder zu erdulden haben, sind einfach unbeschreiblich; sie krümmen und drehen und winden sich vor Schmerz, wobei sie die Glieder zusammenkrampfen und gleichzeitig oft stundenlang schreien. Der Schmerz kommt gewöhnlich in Anfällen oder er ist von krampfhafter Art, manchmal wird er durch Druck gebessert oder dadurch, daß man das Kind auf den Bauch legt oder die Schwester es auf den Armen herumträgt; auch scheint sanftes Schütteln oder Schaukeln ihre Leiden zu lindern. Wärmeanwendung bringt vorübergehend Besserung, aber jede Nahrung verschlimmert sehr, selbst die Muttermilch, obwohl Nahrungsaufnahme zunächst eine Besserung für den Augenblick zu geben scheint. Häufig wird aus Magen und Darm Gas mit großer Gewalt ausgestoßen, was oft durchaus pathognomonisch für die sycotische Kolik ist. Vielfach habe ich diesen kleinen Leidern mit ein paar Pulvern von Lycopodium oder Argentum nitricum geholfen. Diese beiden Mittel scheinen häufig in diesen Fällen erforderlich zu sein. – Sollten sie jedoch so glücklich sein, der Kolik zu entkommen, haben sie andere Manifestationen der Krankheit zu erleiden, wie z. B. Verdauungsstörung, Darmkatarrh, Speisenerbrechen ohne offensichtliche Übelkeit; Diarrhoe, wobei die Stühle sauer riechen, scharf sind und das Kind um das Perineum wund machen. Häufig entrinnen diese Kinder der gonorrhoischen Ophthalmie und haben stattdessen Snuffles, die ein paar Tage nach der Geburt erscheinen. Die Mutter oder die Krankenschwester werden Ihnen erzählen, daß das Kind sich eine Kopferkältung zugezogen habe, so genau entspricht die Krankheit der normalen Coryza, doch bei einer Untersuchung der Nasengänge werden wir eine besondere Form von Rhinitis feststellen, die als Snuffles bekannt ist. Die Nase ist trocken und fühlt sich verstopft an, recht häufig wird das Kind zornig schreien, wenn es versucht, mit geschlossenem Mund zu atmen, was noch deutlicher bemerkt wird, wenn das Kind saugt. Die Krankheit kann ein paar Tage dauern oder sie kann für einige Zeit fortbestehen, aber gewöhnlich wird sie verdrängt durch irgend etwas anderes von ernsterer Natur, besonders, wenn örtliche Maßnahmen angewandt wurden, um sie zu erleichtern. – Die Vorgeschichte der Eltern wird offenbaren, daß Sycosis unterdrückt oder unvollständig geheilt wurde. Die Diarrhöen dieser Kinder sind gewöhnlich von einer grünlichen, sauren, schleimigen, eitrigen Natur. Die Stühle von Chamomilla, Rheum und Magnesium carb. sind sehr charakteristisch für Sycosis. Oft riechen diese Kinder selbst sauer, und nicht einmal häufiges Baden wird das ändern ... Ich habe bei einer Anzahl von Fällen bemerkt, daß Kinder, die von sehr sycotischen Eltern, bei denen Komplikationen mit Gicht vorhanden waren, geboren wurden, zu gichtischen Zuständen in der Urethra, den Ohren, der Nase und sogar des Rektums und der Vagina neigen. Diese Kinder bekommen Erkältung durch den geringsten Kältereiz und leiden häufig an akuter Coryza; die Nasenabsonderung wird reichlich, wäßrig und oft wundmachend ...› (Chron. Miasm II, S. 17–19) ‹Gichtische Ablagerungen, die man so häufig bei gichtischen Erwachsenen findet, werden ebenso bei der Geburt gefunden bei diesen Babies von sycotischen Eltern, und zwar im Mund, der Nase, den Ohren, dem Rektum, der Urethra und den Körperöffnungen. Ich erinnere mich an einen Fall eines neugeborenen männlichen Kindes, dem es unmöglich war zu urinieren, bis gichtische Konkremente aus der Urethra entfernt worden waren. Tatsächlich mußte eine Sonde angewendet werden, um das Konkrement zu entfernen, welches aus der üblichen kristallinen Zusammensetzung bestand, die man bei der gewöhnlichen Gicht findet.› (ebd. S. 21f.)

Wenn man sich dieses Bild des sycotischen Säuglings einprägt, wird man erstaunt sein, wie häufig man es antrifft. Fügen wir der Zeichnung Allens noch ein paar Striche Kents hinzu: ‹Kinder können sycotisch geboren werden, wenn einer oder beide Elternteile an Gonorrhoe erkrankt waren. Solche Kinder sind dazu veranlagt, Cholera infantum zu haben, Abmagerung – ausgezehrte Kinder. Ich habe diese Fälle beobachtet und oft gefunden, daß Medorrhinum die einzige Arznei ist, die das Leben dieser Kinder retten kann.› (Lesser Writings, S. 365)

Und an anderer Stelle: ‹... Wenn Sie diesen Zustand (gemeint ist: Sycosis der Eltern) in einer Familie entdeckt haben, dann beobachten sie deren Kinder: Es werden nur wenige sein, denn Sycosis macht fast immer eine Frau steril, oder wenn sie ein paar Kinder hat, dann werden Sie bei ihnen eine starke Tendenz zum Marasmus im ersten Jahr finden, oder im ersten oder zweiten Sommer eine starke Tendenz zur Auszehrung, oder Sie werden ein verwelktes, altes Aussehen des Gesichts finden. Jedes der drei Miasmen kann dieses Kind zu solchen Dingen praedisponieren, aber wenn das Kind wächsern und anämisch ist, zu lienterischen Stühlen neigt, keine Verdauung hat, wenn jedes heiße Wetter Leiden hervorruft, die nach Cholera infantum aussehen, wenn es nicht wächst, nicht gedeiht, dann haben Sie das Recht, zu vermuten, dies sei ein sycotischer Fall, denn Sycosis ist der häufigste Grund.› (Lectures, S. 138)

Künzli fügt dem allen noch hinzu, daß sycotische Kinder schon im 1. oder 2. Lebensjahr eine Tuberkulose bekommen können. Ebenfalls charakteristisch für sie sei die jedermann sichtbare Tatsache, daß sie schlecht wachsen. Man könne mit Recht den Verdacht auf Sycosis haben, wenn man bei großen und starken Eltern ein kleines Kind findet, das nicht wächst, zurückbleibt und alt und verschrumpelt aussieht. Auch das Auftreten von Warzen, besonders an den Händen, entweder von Geburt an oder beim Zahnwechsel, oder auch ein Feuermal (Naevus flammeus) seien sycotische Zeichen (Journal I/4).

Wie wichtig es ist, das Bild des sycotischen Säuglings im Kopf zu haben, lernte ich an einem im wahrsten Sinne des Wortes merkwürdigen Fall. Ein 2½jähriges Mädchen sollte wegen seiner rezidivierenden ‹Infekte› behandelt werden. Etwa alle 3–5 Wochen wurde es von meist sehr hohem Fieber angefallen mit irgendwelchen Begleiterscheinungen wie Tonsillitis, Bronchitis, Sinusitis, uws. Das ging schon fast ein Jahr so, und jeder dieser ‹Infekte› war mit antibiotischen Medikamenten behandelt worden. Daher blieb zunächst nichts anderes übrig, als Sulfur zu geben, zumal die Eltern erzählten, daß die vielen Erkältungskrankheiten erst aufgetreten seien, nachdem ein gelbkrustiger Ausschlag auf dem Kopf nach einer Salbenbehandlung durch den Kinderarzt verschwunden sei. Es erhielt also Sulfur C30, 5 globuli. Danach ging es ihm fast vier Wochen ‹richtig gut, wie lange nicht mehr›. Aber danach kam ein Anruf, der besagte, daß es schon wieder zwei Tage Fieber mit ‹Erkältung› und Stuhlverstopfung gehabt habe. Es erhielt Sulfur C200, 5 globuli. Und wieder ging es eine Weile gut. Aber unter der Sulfur-Wirkung bildete sich etwas heraus, was es schon früher öfters gehabt hatte: eine deutliche Schwellung des linken Fußes, die zeitweilig sehr schmerzhaft war. Und weitere acht Wochen später teilte der Vater mit, daß es seit drei Tagen an einer grünlichen, wässerigen, schmerzhaften Diarrhoe leide, Fieber habe es aber nicht. Ich ließ mich verleiten, den telefonischen Auskünften entsprechend ein paar Kügelchen Podophyllum C30 zu geben, die den Durchfall für einige Tage stoppten. Danach aber kam er wieder. Der Vater gab darauf ohne mein Wissen noch einmal Podophyllum C30, was den Durchfall abermals verschwinden ließ. Dafür aber schwoll der Fuß noch stärker an und wurde außerordentlich schmerzhaft. Es stellte sich dazu sogar ein Fieberanfall bis 39° für einen Tag ein. Dazu gesellte sich eine deutliche Iritis. Das alles war nun wirklich nicht sehr schön, und die Eltern waren besonders deswegen außerordentlich beunruhigt, weil sie eine Nichte haben, bei der alles genau so begonnen hatte, und die heute – mit neun Jahren! – schon ein künstliches Gelenk hat und unter weiteren Gelenkschäden leidet. Hinzu kam, daß die Fachärzte, die sie aufgesucht hatten, sie noch mehr alamiert hatten: Die Blutwerte stimmten ganz und gar nicht, und der Rheumatologe hatte eine Isocillin-Kur verordnet, während der Ophthalmologe für die Iritis auf Cortison bestand. Wir gingen nun die ersten Lebensmonate dieses Mädchens noch einmal genau durch. Und dabei stellte sich heraus, daß es schon von Geburt an auffallend blaß und klein war (der Vater ist 1,90 m und die Mutter 1,75 m groß), daß es von Anfang an eine deutliche, kaum zu beeinflussende und in den Laboruntersuchungen immer wieder nachgewiesene Anämie zeigte, daß es die ersten sechs Monate von ebensolchen Durchfällen, wie sie jetzt wieder aufgetaucht waren, geplagt wurde (sie machten damals das Perineum so wund, daß es wie rohes Fleisch aussah), und daß es den gelbkrustigen Kopfausschlag ebenfalls schon unmittelbar nach der Geburt hatte. Und dann kam auch noch heraus, daß der Vater etwa acht Jahre vor der Geburt seiner Tochter an einer ‹sehr hartnäckigen› Gonorrhoe gelitten hatte. Den düsteren Prophezeiungen zum Trotz wurde nun Medorrhinum LM XVIII eingesetzt. Schon elf Tage später antwortete das Mädchen mit einer hochfieberhaften Angina (das Fieber stieg bis 41°), die unter Echinacea Ø und Phytolacca D 6 nach einigen Tagen wieder abklang. Danach aber war der Fuß abgeschwollen und schmerzte nicht mehr, die Iritis war verschwunden und die Blutwerte waren normal. Die Eltern brachten das Kind sogar in eine berühmte Rheumaklinik, um es noch einmal durchuntersuchen zu lassen. Aber alle Befunde waren in Ordnung. Und noch etwas konnte deutlich bemerkt werden: Die auffallende Blässe war einer normalen Gesichtsfarbe gewichen, und das Mädchen hatte einen gewaltigen Sprung nach vorn in seiner Entwicklung getan und war zu einer kleinen, selbstbewußten Persönlichkeit geworden.

Ohne Zweifel waren hier Psora und Sycosis vergesellschaftet. Die Unterdrückung des Kopfausschlages durch die Salbenbehandlung brachte die psorische Komponente zum Vorschein; das Antipsoricum Sulfur ließ danach die sycotische Komponente hervortreten, die ja schon gleich nach der Geburt deutlich geworden war. ‹Hahnemann erkannte das Alternieren eines Miasmas mit dem anderen. Er gab Merc. für Syphilis, dann gewann vielleicht die Psora die Vorherrschaft, und er fand Sulf. angezeigt, dann kam die Sycosis und wechselte mit dem einen oder anderen ab, und so weiter› (Lesser Writings, S. 366). Kent macht deswegen auf dieses Alternieren der Miasmen aufmerksam, weil eine Heilung ohne dieses Wechselspiel oft nicht möglich wäre. Zwei oder gar drei miteinander verwobene Miasmen auf einmal und mit nur einem Mittel zu heilen, gelingt nur selten. Meist muß man sie daher ‹spalten› – wenn dieser Ausdruck erlaubt ist –, und das will heißen, daß das zuerst gegebene Arzneimittel so gut treffen muß, daß daraufhin sich das zweite Miasma in seiner Symptomatik herausschält. Wie bei einer Zwiebel muß also Schale um Schale abgetragen werden, wobei der Rat der alten Klassiker von unschätzbarem Wert ist, daß man zuerst ein Mittel geben muß, das dem Miasma entspricht, das sich zuletzt zeigte und dessen Symptome am deutlichsten im Vordergrund stehen. Immer aber gilt, daß die Symptome und Zeichen (mit ihren Modalitäten) der Wegweiser sind sowohl zur Mittelwahl als auch zur Erkenntnis des z. Zt. vorherrschenden Miasmas. Zur Beobachtung und Bewertung dieser Symptome aber bedarf es der Ruhe und Besonnenheit. Kent schreibt in diesem Zusammenhang: ‹Achten Sie genau auf das, was Sie sehen bei der Rückspulung einer Krankheit (d. h. wenn sie sich bessert), und Sie werden mehr und mehr die Zusammenhänge dieser Dinge erkennen. Verfallen Sie nicht in Eile beim Verschreiben für alte Symptome, die wieder zum Vorschein kommen. Seien Sie sich erst sicher, daß das Symptom verweilt, denn Sie werden veränderliche Bilder haben. Alte Symptome kommen und gehen und brauchen keine weitere Wiederholung der Arznei. – Falls Sie ein neues Mittel geben, wenn es nicht nötig ist, verderben Sie Ihren Fall. Verschreiben Sie niemals für ein Symptomenbild, das in Bewegung ist, sondern warten Sie, bis es sich beruhigt hat.› (Lesser Writings, S. 366)

Es ist eine wichtige Regel, daß man ein Mittel nicht wechseln darf, solange es dem Patienten gut tut. Erst wenn die Wirkung aufgehört hat und deutliche neue Symptome aufgetreten sind, darf man den neuen Symptomen entsprechend das Mittel wechseln. Diese absolut gültige Regel wird man in unserem Zusammenhang wie folgt variieren dürfen: Solange man mit dem im Vordergrund stehenden Miasma zu tun hat, muß man sich ausschließlich ihm widmen; sobald aber ein anderes Miasma deutlich hervortritt, muß man sich diesem zuwenden, wobei es geschehen kann, daß nach einiger Zeit wieder das erste Miasma sein Haupt erhebt, was dann wiederum einen Mittelwechsel erfordert. Dieses Hin und Her kann ein paar Mal bis zur endgültigen Heilung gehen. Dies alles aber ist nur durchzuführen, wenn man die charakteristischen Zeichen, Symptome und Symptomengruppen der drei Miasmen kennt.

Durch den eben geschilderten Fall lernte ich auch, daß die Iritis ebenfalls sycotisch sein kann. Man wird im Kent'schen Repertorium vergeblich danach suchen. Dort finden sich unter ‹Iritis› zwar die Begriffe ‹rheumatisch›, ‹syphilitisch› und ‹tuberkulös›, aber nicht ‹sycotisch›. (Kent III/14) Und doch schreibt Kent, daß es das gibt: ‹Man nimmt an, daß die Iritis fast ausschließlich zur Syphilis gehört. Wenn Syphilis nicht unterdrückt wird, kann sie Iritis hervorbringen. Gonorrhoe bringt sie nur dann hervor, wenn sie unterdrückt wird.› (Lesser Writings, S. 366) Immerhin – sie kann also auch sycotisch sein!

Lassen wir uns von Allen noch etwas über die Heilung der hereditären Sycosis sagen: ‹. . . Kinder, die von solchen (sycotischen) Eltern geboren werden, weisen immer schon in einem frühen Alter diese Krankheit auf. Die Zeit, sie zu heilen, ist das Kleinkindalter oder die Kindheit, denn dann antworten sie schnell auf homöopathische Behandlung . . . Sie sind in der Lage, die Diagnose ‹Sycosis› bei diesen Kindern zu stellen, und Sie dürfen nicht schnelle Heilungen oder rasche Erfolge von Ihren Mitteln erwarten; Sie müssen in gewisser Weise den Eltern klarmachen, daß Sie eine tiefe konstitutionelle Krankheit zu behandeln haben. Sie kämpfen um Zeit, und Sie brauchen eine Menge davon . . . Geben Sie nichts, was niedriger ist als die 30. Potenz, und die 1000., 10 000., 45 000. oder 50 000., ja sogar die 100 000. können benötigt werden. Manchmal werden Sie die höchste, die Sie haben, nehmen müssen, um sie zu heilen, denn es ist eine tiefeingewurzelte Krankheit . . . Wenn Sie das richtige Mittel gefunden haben (was ein genaues Studium der Arzneimittelprüfungen erfordert, um das wahre Bild von ihm in Ihrem Geist entstehen zu lassen), dann geben Sie es und warten danach auf seine Wirkung, und gehen nur dann höher in der Potenz, wenn die niedrigen Potenzen aufhören zu wirken, und so fahren sie fort, bis Sie die Wirkung der höchsten, die Sie besitzen, erschöpft haben. Sie werden bei diesen tiefen chronischen Krankheiten von der 100 000. Potenz zehnmal schnellere Wirkung erhalten als von den niedrigeren.› (Chron. Miasms II, S. 19f.)

Manche dieser im Säuglingsalter deutlichen sycotischen Symptome können das ganze Leben hindurch wieder auftreten. ‹Denken Sie nicht einen Moment, daß Snuffles nur beim Kind auftreten. Wir finden sie während des ganzen Lebens eines sycotischen Menschen. Wir sehen sie bei jeder Erkältung, die er bekommt, bei seinen vielen katarrhalischen Zuständen und bei manchen Formen von Heufieber. Wenn Sycosis vorhanden ist, dann kann die Nase für eine Stunde frei sein, und in der nächsten kann er nicht ein bißchen Luft durch die Nasengänge bekommen. Wir sehen sie ebenso bei seiner Grippe, seinen Schnupfen und Wintererkältungen.› (ebd. S. 21) Allen meint sogar, daß sich in den meisten Formen von Grippe die Sycosis deutlich ausdrückt: ‹Viele von uns haben die Tatsache übersehen, daß beinahe jeder Fall von Grippe ein antisycotisches Mittel wie etwa Rhus tox. oder Gelsemium im ersten Stadium des Anfalls erfordert. Das Fieber, der Schnupfen, der akute rheumatische Anfall zeigen genau die Erscheinungen eines sycotischen Elements, einer ansteckenden Art, die die Lebenskraft mit aller Macht loszuwerden sich bemüht ... Wenn wir uns die Zeit nehmen, die besondere Art und den Charakter der Grippe von ihrem Anfang bis zu ihrem Ende sorgfältig zu überdenken, werden wir sehen, daß sie jenen besonderen und bestimmten Ablauf hat, der sie mit der Sycosis verbindet: sie hat das Fieber, den Schmerz, den Husten, die katarrhalischen Erscheinungen der Nase, der Bronchien, der Lungen, der Augen oder anderer Schleimhäute, genau wie es die Sycosis hat.› (ebd. S. 30f.)

So können viele Symptome der hereditären Sycosis ein ganzes Leben über bestehen oder immer wieder auftauchen. Dabei scheint es ähnlich zu sein wie bei der Psora: Solche Symptome können häufig durch ein kleines, pflanzliches Mittel vorübergehend beseitigt werden, aber die Wurzel des Übels ist damit noch nicht erreicht, d. h. die Sycosis selbst ist mit dem kurzzeitigen Verschwinden eines dieser Symptome noch lange nicht ausgerottet. Als ein Beispiel von vielen sei hier die bekannte Rhus tox. – Ischialgie genannt, bei der so häufig das Mittel zunächst einmal gut zu wirken scheint, beim zweiten oder dritten Rückfall aber versagt oder nur unbefriedigende Ergebnisse erbringt. In diesen Fällen kann u. a. eine Sycose dahinterstecken, und dann wird erst ein tiefgreifendes Antisycoticum endgültige Hilfe bringen. In diesem Zusammenhang sei an die Bemerkung Burnett's erinnert, derzufolge er 50% aller seiner Ischiasfälle mit Medorrhinum geheilt habe. (M. Tyler, Homoeopathic Drug Pictures, New Delhi, S. 535) Aber genau in diesem Zusammenhang muß auch an das Verantwortungsbewußtsein des Homöotherapeuten appelliert werden, wie Kent es immer wieder tat: Trifft er auf einen Patienten, der eine charakteristische miasmatische Symptomatik aufweist, dann muß unter allen Umständen eine antimiasmatische Kur durchgeführt werden und nicht nur eine vordergründige, schnelle Schmerztherapie irgendwelcher Art, z. B. mit Komplexmitteln oder wechselnden Mitteln tiefer Potenz. Durch letzteres könnte nämlich die miasmatische Symptomatik verwischt oder verdeckt werden, und der Patient könnte

u. U. nie mehr richtig geheilt werden, weil niemand mehr die charakteristischen Symptome oder Symptomengruppen des oder der zugrundeliegenden Miasmen erkennen kann.

Verlassen wir nun die hereditäre Sycosis und sehen wir uns die Erscheinungsbilder an, die die erworbene Sycosis hervorrufen kann. Dabei darf aber keinen Augenblick vergessen werden, daß auch die vererbte Sycosis dieselben Symptome hervorbringen kann wie die erworbene, und daß also so schwere Leiden wie z. B. Rheuma oder Asthma, die beide sycotisch sein können, sowohl hereditär als auch durch erworbene Sycosis – in welchem Stadium auch immer erworben – bedingt sein können. Zur Erkenntnis sycotischer Symptome ist es also nicht unbedingt notwendig zu wissen, ob sie hereditärer oder erworbener Art sind.

Wie bei der Syphilis hat auch die Sycosis ihre drei Stadien. ‹Wenn der Ausfluß unterdrückt wird, entwickelt sich ein zweites Stadium der Krankheit, charakterisiert durch Stasis der inneren Organe, besonders deutlich in der Entzündung der Beckenorgane der Frau – ein Feld, das in jüngster Zeit so fruchtbar geworden ist für die Arbeit der modernen Chirurgen. Sollte die Krankheit nicht durch konstitutionelle Behandlung geheilt werden, wird sie keineswegs mit dem zweiten Stadium enden, sondern gewöhnlich nach einer Zeit von ein bis drei Jahren in ein drittes Stadium übergehen (die echte Sycosis), die – wenn sie nicht geheilt wird – das ganze Leben des Patienten fortbesteht. Sehr häufig jedoch läuft die Krankheit in eine gewisse Malignität hinein, wie z. B. Scirrhus der verschiedenen Organe des Körpers, oder cystische Degeneration, faserige Gewächse, Stasis in inneren Organen, chronischen Rheumatismus und gichtische Zustände. Letzteres kann sich in gichtischen Ablagerungen in den Gelenken, Gicht des Herzens, des Magens oder irgendeines inneren Organs zeigen. Manie, Geisteskrankheit und viele andere geistige Abnormitäten können auf eine Unterdrückung dieses Miasmas zurückgeführt werden.› (Chron. Miasms II, S. 15)

Wie also geht es nun weiter nach dem ersten, akuten Stadium? ‹Wie bereits erwähnt, führt sich die Krankheit nicht durch solche schmerzhaften, spasmodischen Symptome ein, wie wir sie bei der einfachen, katarrhalischen Form der Gonorrhoe finden, aber der Hauptunterschied ist der, daß sie keine Tendenz zu einer spontanen Heilung zeigt. Das akute Stadium läßt schrittweise nach in einem Zeitraum von sechs bis acht Wochen, und die Krankheit setzt sich fest als ein spärlicher, katarrhalischer Ausfluß von einer charakteristischen gelb-grünen Farbe, im allgemeinen eitrig, und mehr oder weniger stark riechend. Wenn nicht durch lokale Behandlung eingegriffen wird, leidet der Patient nicht unter besonderen Schmerzen, nur eine leichte Empfindlichkeit längs der Urethra, und die geistigen Störungen, die vorher schon erwähnt wurden ... Ziemlich oft nimmt der Ausfluß ab bis auf einen einzigen Tropfen von cremiger Konsistenz und grünlich-gelber Farbe. Nun ist er jener scheinbar bedeutungslose Tropfen, der für den Patienten von so geringer Konsequenz zu sein scheint, daß er glaubt, er sollte sogleich beseitigt werden.› (ebd. S. 22)

Aber eben die Beseitigung dieses gonorrhoischen Ausflusses kann katastrophale Folgen haben. Darin sind sich alle homöopathischen Autoren einig. Allen weist darauf hin, daß es im ersten Stadium nur wenige und selten gefährliche Komplikationen gibt, wenn nicht unterdrückend eingegriffen wird. (Und selbstverständlich *heilten* die alten homöopathischen Ärzte die akute Gonorrhoe so, daß daraus keine Komplikationen und keine Sycosis entstanden – niemals durch lokale Maßnahmen, sondern durch ihre innerlich wirkenden, hochpotenzierten Mittel.) ‹Schwere Formen entwickeln sich nur, wenn lokale Behandlung angewendet wird, diese können bis zu Abszessen um den Blasenhals oder in der Urethra gehen. Häufig habe ich solche Fälle angetroffen, wo Silbernitrat oder Quecksilber als Injektion benutzt wurden. Manche dieser Abszesse haben in der Folge Hämorrhagien. Niemals habe ich gonorrhoische Orchitis gesehen, ausgenommen in den Fällen, die mißhandelt wurden durch den Gebrauch gewisser lokaler Medikamente. Sogar in dem gewöhnlich unkomplizierten Fall, wo eine tuberkulinische Diathese beim Patienten vorhanden ist, kann die Gonorrhoe langsam und beschwerlich aus dem Organismus ausgerottet werden. Aber wenn auf dem eben genannten Boden die Krankheit unterdrückt wird, dann haben Sie einen Fall vor sich, von dem Sie den Ausgang nicht voraussagen können, denn wenn der Prozeß nicht früh aufgehalten wird, dann kann man nicht sagen, was für Komplikationen sich einstellen werden oder bis zu welchem Grade das tuberkulinische Element aufgerührt wird.› (Chron. Miasms II, S. 31)

Hier sei als Zwischenbemerkung eingeschoben, daß Allen immer wieder die Gefährlichkeit einer gonorrhoischen Infektion und ihrer Unterdrückung auf tuberkulinischem Terrain betont. Die Krankheit wird dann ‹bösartig› (ebd. S. 29). ‹Es kommt mir der Fall eines jungen Mannes in Erinnerung, der acht Monate vor seinem Tod noch kräftig und gesund war. Man konnte sich keinen schöneren Körper und kein besseres Muster von Gesundheit vorstellen, aber er hatte eine schwache Vorgeschichte von Tuberkulose in der Familie. Plötzlich wurde er krank durch eine Appendizitis. Das Organ wurde entfernt, und innerhalb von sechzig Tagen wurde eine deutliche Infiltration der rechten Lunge festgestellt, begleitet von Fieber und Husten; ein wenig später entwickelten sich bösartige Symptome von Tuberkulose, und der Tod trat nach acht Monaten ein. In der Vorgeschichte dieses Falles gab es eine unterdrückte Sycosis. Ich zitiere dieses Beispiel nur deswegen, weil es typisch ist für viele, die ich in den letzten zehn Jahren beobachtet habe ... Ganze Familien von tuberkulinischen Patienten werden dahingerafft durch unsere Grippeepidemien und andere akute Ausdrucksformen der Sycosis. Wenn die Krankheit bei tuberkulinischen Patienten angetroffen wird, die schon an einer vielleicht erworbenen Sycosis leiden, dann haben wir einen Fall vor uns, der mit Sicherheit eine Metastase der Krankheit hervorbringt, entweder in den Lungen oder den Bronchien oder den Hirnhäuten oder irgendeinem anderen Organ.› (ebd. S. 29f.)

‹Wenn der Ausfluß nicht wiederhergestellt wird, kann niemals eine Heilung geschehen und der Organismus kann sterben durch die krankhaften Prozesse und Veränderungen, die von der Stasis abhängen, die die Unterdrückung hervorrief. Manchmal wird die Krankheit nach ihrer Unterdrückung Symptome aus dem zweiten und dritten Stadium zugleich entwickeln; andererseits kann es Jahre dauern, bis sie sich in einem deutlichen Grad auf die Lebenskraft einprägt. Nicht immer entwickelt sich eine Kachexie in jenen Fällen, in denen die Krankheit unterdrückt wird, und hier lassen sich manche von uns täuschen. Wir erkennen nicht immer die unmittelbaren Auswirkungen der Unterdrückung in allen Fällen, aber sie werden sich später in irgendeiner Form einstellen, oft anders als das, wonach Sie Ausschau halten oder was Sie erwarten. Sie können sich in der Art des Schmerzes zeigen wie Neuralgie, Rheumatismus, Ovaritis, oder der Verdauungstrakt kann gestört sein, oder das Gehirn, und Gemütsveränderungen und -verirrungen stellen sich ein. Tatsächlich kann man nicht sagen, wo die neuen Krankheitsprozesse oder Veränderungen ausbrechen und welche Art oder Charakter sie haben werden. Wenn die Krankheit unterdrückt wird, haben wir im Organismus einen tödlichen Prozeß beginnen lassen, ist ein tödliches Gift ausgesät – der Biß der tödlichen Natter.› (ebd. S. 31f.)

Überhaupt stellt Allen fest, daß oft etwas Geheimnisvolles, nicht Faßbares über den Krankheitserscheinungen der Sycosis liegt. ‹Diese Entzündungen verhalten sich nicht wie andere Entzündungen, die psorischer oder syphilitischer Art sind. Sie haben immer einen deutlichen Charakter, eine Beharrlichkeit und Bestimmtheit, die auffällig wahrgenommen werden kann. Die Leiden und Schmerzen der Sycosis haben scheinbar einen geheimnisvollen Ursprung. Diese Patienten leiden von Monat zu Monat, oder von Jahr zu Jahr, mit sehr wenig Linderung trotz der Bemühungen ihres Arztes. Tatsächlich scheint er den Fall nicht zu verstehen, noch können die Patienten befriedigende Gründe für ihre Krankheit angeben. Ihre Eltern waren nachweislich nicht rheumatisch oder gichtisch; es gibt keine solche Familiengeschichte oder -anamnese. Es scheint alles ein Geheimnis, ein Rätsel, zu sein, und bevor der Arzt nicht voll in die Geschichte des Falles einsteigt, kann er der wirkenden Ursache nicht auf die Spur kommen› (ebd. S. 25). Und dann stellt sich eben gewöhnlich heraus, daß irgendwann in der Vorgeschichte – beim Patienten selbst oder bei seinem Partner – eine unterdrückte Sycosis vorliegt.

Leider ist die Unterdrückung heutzutage amtlich vorgeschrieben, denn auch eine antibiotische Behandlung ergibt eine Unterdrückung. Inwieweit eine Unterdrückung der ‹Gonorrhoea simplex› oder anderer nichtsycotischer Harnröhrenentzündungen Folgen haben kann, ist nicht ganz geklärt. Wie wir schon hörten, weist bereits Hahnemann darauf hin, daß durch ihre Unterdrückung eine latente Psora aufgerührt werden kann. Auch Künzli – also ein homöopathischer Arzt unserer Tage, der 150 Jahre nach Hahnemann die Sycosis genau beobachtet hat – meint, daß bei der Behandlung der Gonorrhoea simplex mit Antibiotica Unterdrükkungen gesetzt werden könnten, und daß daraus Negatives resultiert. Er ruft aber hier nach weiteren Forschungen. (Journal I/3, S. 148) Sicher aber ist in jedem Fall, daß eine antibiotische Behandlung der *sycotischen* Gonorrhoe eine Sycosis hervorbringen kann. Dazu braucht es also nicht die martialischen lokalen Behandlungen der alten Ärzte. Das Antibioticum genügt. Und sicher ist auch, daß in jedem Fall einer Unterdrückung der Ausfluß wiederhergestellt werden muß, damit es zu einer Heilung kommt. ‹Ein Sycotischer wird niemals geheilt, wenn nicht der Ausfluß zurückgebracht wurde.› (Lesser Writings, S. 686) Und *daß* der Ausfluß zurückkommt, erlebt jeder klassische Homöopath jedesmal mit Sicherheit, wenn er bei einer unterdrückten Sycosis das richtige Mittel gewählt hat. Das Merkwürdige ist nur, daß der Facharzt für Haut- und Geschlechtskrankheiten dann niemals Gonokokken nachweisen kann. Diese Tatsache ruft mit großer Lautstärke danach, in die theoretischen

Erörterungen über das, was Krankheit ist, und über die Zusammenhänge zwischen ‹Erregern› und Krankheit, miteinbezogen zu werden. Weil dafür aber hier nicht der Platz ist, stellen wir lieber fest, daß der wiederkehrende Ausfluß ein außerordentlich positives Zeichen ist. Der Patient ist damit mit Sicherheit auf dem Weg der Heilung. Laut Hering'scher Regel muß das Krankheitsgeschehen ja zurückgespult werden, und wenn das, was bei einer erworbenen Sycose zuerst auftrat – nämlich der Ausfluß – wieder zum Vorschein kommt, dann hat man die Krankheit zu ihrem Ausgangspunkt zurückgeführt. Man wird dabei erleben, daß die anderen Krankheitserscheinungen der Sycose verschwinden, sobald der Ausfluß wieder da ist. Allerdings sagt Kent: ‹Der wiederkehrende Ausfluß ist oft nicht in den Griff zu kriegen und kann der Behandlung jahrelang widerstehen, weil das Miasma sich so tief eingewurzelt hat, und man sollte den Ausfluß bestehen lassen, bis dieses Miasma ausgeheilt ist.› (Lesser Writings, S. 363) Und er warnt ausdrücklich davor, ihn von neuem zu unterdrücken.

‹Aber um auf unser Thema der anfänglichen Komplikationen zurückzukommen: Wir beobachten, daß manchmal Bubonen vorhanden sind, wie es bei Syphilis der Fall ist. Sie können von eiternder oder nichteiternder Art sein, doch sie kommen selten, wenn nicht unterdrückende Maßnahmen angewandt werden ... Prostatitis ist eine sehr verbreitete Folge, und sie kann durch alle Stadien der Krankheit fortbestehen. In der Tat ist sie, wie Sie wissen, einer der am hartnäckigsten und schwierigsten zu bekämpfenden Zustände. Sicher kommt sie nicht immer von Sycosis, aber dieses Element ist häufig der Ursprung ihres Auftretens.› (Chron. Miasms II, S. 33)

Bei der Frau ist das akute Stadium der sycotischen Gonorrhoe nicht so leicht gegenüber einfachen Infektionen und der Gonorrhoea simplex abzugrenzen. Auf jeden Fall gibt es Leukorrhoe, meist eine scharfe, wundmachende, die starken Pruritus, evtl. auch Vulvitis hervorrufen kann. Jede Menstruation, jede Schwangerschaft, jede Geburt, jeder Abortus können verschlimmern und den Infekt immer weiter von außen nach innen treiben. Es werden Urethra, Vagina, Bartholinische Drüsen, Uterus, Tuben, Ovarien und die ganze Peritonealhöhle betroffen sein. (Journal I/2, S. 65)

Bevor wir hören, was Allen über das zweite Stadium sagt, lassen wir uns von ihm noch kurz einen Überblick über die Folgen von Unterdrükkung der Krankheit geben: ‹Die erste große Veränderung, die Sycosis hervorbringt, wenn sie unterdrückt wurde, ist die, das Blut anzugreifen und anaemische Zustände und Beschaffenheiten zu erzeugen. Dies ist nicht immer sichtbar, selbst wenn es in beachtlichem Grad vorhanden ist. Jedoch nach einiger Zeit stellen sich katarrhalische Zustände ein, und Rheumatismus und Gicht, sogar die Bright'sche Krankheit kann sich entwickeln. Diabetes und gleichartige Krankheiten haben oft ihr Herkommen von einer Unterdrückung der Krankheit im ersten Stadium. Entzündungen folgen in Organen und weichen Geweben; faserige Veränderungen in irgendeinem Organ werden angetroffen, bis der ganze Organismus überwältigt ist von diesem todbringenden Prozeß, der seinen Grund in der Unterdrückung hat.› (Chron. Miasms II, S. 32f.) Er stellt dann noch fest, daß Symptome aus dem zweiten und dritten Stadium gar nicht erst auftreten, wenn die Krankheit gleich im ersten Stadium richtig behandelt wird – mit Homöopathie. ‹Deswegen sind alle Symptome des zweiten und dritten Stadiums das Ergebnis schlechter Behandlung.› (ebd. S. 35)

‹Beinahe jede Krankheit im zweiten Stadium der Sycosis ist von entzündlicher Natur der einen oder anderen Form. Diese entzündlichen Veränderungen können entweder akut, subakut oder chronisch sein, von jedem Schweregrad, von den milden, wandernden rheumatischen Schmerzen der Muskeln bis zu denen einer schweren, spezifischen akuten Arthritis. Die am häufigsten angetroffenen sycotischen Entzündungen findet man bei den Krankheiten des Beckens der Frauen, heutzutage besser bekannt als die chirurgischen Krankheiten der Frau, oder Entzündungen des Beckens. Einige von ihnen mögen erwähnt werden: Entzündung des Ovars oder Ovariitis in ihren verschiedenen Formen. Weil die verschiedenen Strukturen dieses Organs miteinbezogen sind, sind Hydrosalpingitis, Cystosalpingitis und Pyosalpingitis und Abszesse der Tuben keinesfalls ungewöhnlich. Zystische Degeneration der Ovarien, der Cervix und des Uterus sind einige der ernsteren Veränderungen, die Folge dieser entzündlichen Zustände sind.

Wir können ebenso Peritonitis, Cellulitis, Pericystitis, Cystitis, Metritis, Perimetritis oder Entzündung des Endometriums haben. Appendicitis, wie schon erwähnt, hat häufig eine sekundäre Sycosis als Hauptursache ... Bei genauer Untersuchung der Gewebe, die in diese lokalen Entzündungen einbezogen sind, stellen wir fest, daß die Schleimhäute gesprenkelt oder gefleckt aussehen, oder mit anderen Worten: sie sehen fleckig oder klecksig aus, wobei der eine Teil der Gewebe eine dunkelrötliche und ein anderer Teil die natürliche Farbe hat. Diese dunklen, venös congestierten Flecken sind oft mit einer dünnen eitrigen Absonderung bedeckt, die stark riecht; gelegentlich sind sie berührungsempfindlich. Sie können auch von dunkelblauer Färbung sein und zeigen damit die eigentümlich bläuliche Kongestionen, die bei sycotischen Entzündungen üblich sind. Die Absonderungen entsprechen denen der sycotischen Entzündungen in anderen Teilen – schmutzfarbig und widerlich riechend. Der Geruch allein genügt häufig zur Diagnose der Krankheit. Die Patienten bemerken ihn häufig selber, und kein noch so häufiges Duschen oder Waschen wird ihn beseitigen. Oft ist er beißend, muffig oder wie Geruch von totem Fisch. Selbst der Schweiß bei diesen Patienten hat einen außerordentlich stinkenden und unangenehmen Geruch. Man kann ihn örtlich mehr um die Achsel, die Oberschenkel und äußeren Genitalien wahrnehmen; sie waschen und schrubben den Körper immerzu.› Diese Patienten neigen zu Erythemen und zum Wundscheuern der Haut, woraus dann die eigentümlich riechende sycotische Absonderung sickert, die eitrig-schmutzig, braun-gelb oder gelb-grün sein kann und die Haut wundmacht, über die sie fließt. Dies tritt besonders bei fetten Menschen auf. (ebd. S. 39ff.) Im zweiten Stadium können auch schon ernsthaftere Prozesse auftreten wie Adhäsionen und Abszesse im Becken und Peritoneum, ebenso mucöse Cysten an der äußeren Uteruswand. Ihre Größe ist verschieden: ‹Von der eines Eies bis zu der einer ausgedehnten Blase. Sie enthalten ein gelbliches oder strohfarbenes Wasser. Sie haben gestielte Anhängsel; jeder Bauchchirurg kennt sie gut, denn sie sind von derart allgemeinen Vorkommen, daß sie häufig angetroffen werden.› (ebd. S. 42) Künzli listet in seinem Aufsatz alle Erscheinungen, die möglich sind, sehr übersichtlich auf. (Journal I/3, S. 148f.)

Beim Mann sehen die krankhaften Prozesse des zweiten Stadiums teilweise etwas anders aus, weil ‹wir nicht diese große Schleimhautoberfläche im Becken haben, die miteinbezogen wird, wie wir sie bei Frauen haben, deswegen bringt eine Unterdrückung, die im ersten Stadium beim Mann vorgenommen wurde, nicht notwendig solche verheerenden Wirkungen oder so langes und intensives Leiden hervor, noch gibt es solche Komplikationen und solche Zerstörung der Gewebe oder solche Notwendigkeit für chirurgische Eingriffe. Wir haben jedoch rektale Komplikationen, Eiterbeutel, Hämorrhoiden und viele andere Schwierigkeiten dieses Organs.› (Chron. Miasms II, S. 47f.) Z. B. kommt es manchmal zu Hämorrhoiden, die jucken und feuchten und auch wieder den typischen Fisch-Geruch haben, oder bluten (Journal I/3, S. 149) Dies ist eine in der täglichen Praxis sehr häufig anzutreffende Beschwerde unserer Patienten, und man sollte nicht übersehen, daß sie sycotischer Art sein kann. Und wenn man gleichzeitig die Ehefrauen oder Partnerinnen solcher Männer behandeln muß, sollte man sich fragen, ob deren Leiden nicht ebenfalls sycotisch sind. Sehr oft fällt von der Symptomatik des Mannes her ein deutliches Licht auf die Symptomenlandschaft der Frau. ‹Beim Mann haben wir viele Fälle von Orchitis und Epidydimitis und Blasenbeschwerden, überdies unendlich viele Fälle von sycotischer Arthritis, und subakute Formen von Gicht, Rheumatismus und gichtischen Zuständen des Systems. Die ganze Kraft der Krankheit scheint sich beim männlichen Organismus in diese Richtungen auszuwirken, dennoch kann sie noch tiefere Eindrücke und gefährlichere Komplikationen hervorbringen wie z. B. Manie, echten Wahnsinn, Herzkrankheiten, Magenleiden, gastrointestinale Krankheiten, Pneumonie und andere entzündliche Prozesse.› (Chron. Miasms II, S. 48)

Bevor wir uns dem dritten Stadium zuwenden, sollten wir noch die deutliche Warnung Allens vor chirurgischen Eingriffen bei vorliegender Sycosis hören. Diese können nämlich ebenfalls eine unterdrückende Wirkung haben und erhebliche Verschlimmerungen hervorbringen. ‹Die moderne Chirurgie ist eine andere Quelle der Unterdrückung dieser Krankheit und der folgenden Verbreitung von Beschwerden des zweiten und dritten Stadiums. Tatsächlich hat das Anwachsen der Sycosis während der vergangenen zwanzig Jahre den Spezialisten und den Chirurgen der Bauch-, Becken-, Ohren- und Halskrankheiten reich gemacht. Ein großer Teil dieser Gruppe von chirurgisch oder mechanisch behandelten Krankheiten, die jetzt so verbreitet sind, ist durch Sycosis bedingt, was jene Spezialisten veranlaßt, ein großes Einkommen von den leidenden Leuten zu beziehen, ohne daß sie wirklich wissen, was sie behandeln.› (ebd. S. 49)

Er weist darauf hin, daß die meisten Chirurgen bei einem syphilitischen Patienten außerordentlich vorsichtig seien und nicht gern an eine Operation herangingen, weil sie wüßten, daß die Resultate verheerend sein könnten und irgendwo anders im Organismus ein Krankheitsprozeß aufflackern könne. ‹Wenn das so ist, warum sollte nicht dasselbe für die Sycosis gelten? Ist sie etwa weniger virulent?› (ebd. S. 49) Sie sei sogar noch destruktiver und gefährlicher als die Syphilis. ‹Syphilis wird oft Jahre brauchen, um zu vollenden, was die Sycosis in ein paar Monaten, sogar in ein paar Wochen anfangen und zu einem fatalen Ende bringen wird.› (ebd. S. 50) So kann z. B. eine tödliche Pneumonie die Folge einer chirurgischen Unterdrückung auf sycotischem Boden sein oder Peritonitis nach einer Operation an irgendeinem der Beckenorgane. (ebd. S. 50) Ebenso gefährlich sind Stirnhöhlen- oder Fisteloperationen, bei denen die eitrige Absonderung unterdrückt wird. ‹Ich habe gesehen, daß eine für Jahre latente Sycosis wieder aufgerührt wurde durch die Reparatur eines Cervixrisses, wobei die Absonderung des Uterus vermindert wurde. Ich habe gesehen, daß Ovarien oder Tuben angegriffen wurden nach einer Curettage. Der Uterus vergrößert sich und eine chronische Hypertrophie folgt der Curettage oder dem Gebrauch von Sonden und anderen Instrumenten, die gewaltsam in den Uterus eingeführt wurden; Fehlgeburten, Geburten und ihre Nachwirkungen werden häufig eine alte, latente sycotische Erkrankung aufrühren, die man sehr schwer ausrotten kann ... Operationen am Rektum, Entfernung von Hämorrhoiden, die Unterdrückung von Hämorrhoiden durch Salben und arzneiliche Suppositorien, rektale Injektionen – das sind alles Arten von Unterdrückung und sollten nicht angewandt werden ...› (ebd. S. 51) Ebenso sollten Warzen und warzenartige Gebilde, besonders um Anus und Genitalien, nicht entfernt werden, denn dies ‹ist eine fruchtbare Quelle der Unterdrückung der Krankheit, aus der viele unserer schlimmsten Formen von Malignitäten entstehen›. (ebd. S. 52) Insbesondere ist das bei Feigwarzen so: ‹Die Erfahrung hat gezeigt, daß – wann immer diese Feigwarzen weggebrannt werden – tiefsitzende konstitutionelle Leiden unweigerlich folgen.› (Lesser Writings, S. 363)

Wenn dies alles auch vor Jahrzehnten niedergeschrieben wurde, so ist es doch höchst aktuell. Wir alle kennen die Fälle aus der täglichen Praxis, bei denen Patienten nach kleinen, ‹harmlosen› Eingriffen schwer erkranken, Fälle, bei denen die moderne Klinik nur mit dem Einsatz schwerster Antibiotika oder Corticoide das Schlimmste verhüten kann, und die dann krank und in ihrer Vitalität gebrochen aus den Krankenhäusern kommen. Allen und Kent lehren uns, in solchen Fällen u. a. auch an eine Sycose zu denken!

Bevor wir uns den Erscheinungen des dritten Stadiums zuwenden, wollen wir uns noch einmal zwei Tatsachen in Erinnerung rufen: Erstens, daß man die Stadien – wie wir hörten – nicht immer genau abgrenzen kann. Das bedeutet, daß bei dem einen Patienten Symptome aus dem zweiten und dritten Stadium schon sehr früh auftreten können, während es bei einem anderen alles der Reihe nach geht. Und zweitens, daß eine

Ansteckung in jedem Stadium vor sich gehen kann. Und das bedeutet, daß bei dem Infizierten die Symptome nur aus dem Stadium aufzutreten brauchen, aus dem heraus er angesteckt wurde. Dementsprechend muß es bei der Rückspulung der Krankheit nicht unbedingt wieder zum ersten Stadium kommen. Hatte der Patient z. B. kein erstes Stadium, sondern wurde im dritten angesteckt, dann ist bei ihm ein Wiederkommen des Ausflusses nicht zu erwarten, da er ja keinen hatte. Nur dort, wo ein Ausfluß bestand, der unterdrückt wurde, muß er zur Heilung wieder zurückkommen. Künzli meint sogar, daß es bei der Behandlung der Sycosis III zu keiner Ausscheidung mehr komme. Die Sycosis verbinde sich mit der Psora zu einem Komplex, so daß die Behandlung zeitraubend und schwieriger werde. (Journal /4, S. 258)

‹Gewöhnlich sind die ersten Krankheitszeichen des dritten Stadiums, die sich zeigen, Hautsymptome, und dies steht in Übereinstimmung mit Hahnemann's Theorie von der Krankheit, ‹daß Krankheit sich von oben nach unten und von innen nach außen entwickelt›. Dies ist die natürliche Ordnung der Dinge, die auf diese Weise für die Erhaltung des Lebens und den Schutz und die Entlastung des inneren Organismus wirkt. Wenn Entwicklungen des dritten Stadiums nicht als Hautschäden herauskommen, dann müssen beinahe mit Sicherheit Bösartigkeiten folgen, weil es keinen anderen Weg (außer durch Reflexe durch das Nervensystem) gibt, die Zentralisation der Kräfte des dritten Stadiums auf innere Organe zu verhindern. Wenn ich von Bösartigkeiten rede, dann meine ich Krebs, Lupus, Epitheliom und eine Tendenz zu Diabetes mellitus, Bright'scher Krankheit und Tuberkulose; all das kann Entwicklung aus der sycotischen Ansteckung sein ...› (Chron. Miasms II, S. 64f.) Und man muß hier logischerweise sofort auf die Gefährlichkeit der Unterdrückung solcher Hautsymptome – auch der operativen Unterdrückung! – hinweisen und an Hahnemann's Lehre von den ‹Local-Uebeln› erinnern. (Organon, §§ 201–205)

Die wichtigsten Hautmanifestationen der Sycosis III sind warzenförmige Gebilde: ‹Verruca filiformis, Verruca vulgaris und Verruca plana› (Chron. Miasms II, S. 65), wobei Allen darauf hinweist, daß Condylome meist auf eine mit Syphilis kombinierte Sycose deuten. (Flache Condylome = syphilitisch; spitze Condylome = sycotisch, Journal I/4, S. 259) ‹Warzen sind für uns von diagnostischem Wert zur Unterscheidung der verschiedenen Stadien der Krankheit. Die Verruca vulgaris findet man bei Kindern, die an hereditärer Sycosis leiden, sie erscheinen etwa zur Zeit der zweiten Zahnung. Die Verruca filiformis kommt als Leiden des dritten Stadiums bei einer erworbenen Form von Sycosis. Die Verruca plana juvenilis ist eine andere hereditäre Form, die man mehr oder weniger auf den Handrücken und Gesichtern von Kindern und Jugendlichen findet ... Die filiforme Art erscheint bei Erwachsenen, die Sycosis erworben haben und die die Krankheit auf irgendeine Weise unterdrückt hatten ... Sie zeigen sich gern an den oder um die Sexualorgane, oder am Stamm des Körpers ... Sie haben einen kleinen Durchmesser ... sind von bräunlicher oder grau-brauner Farbe, am Ende mit spindelähnlichen Anhängseln behaftet; wenn sie bei Kindern oder jungen Leuten auftreten, finden wir sie um die Augenlider und den Nacken. Gelegentlich verschwinden sie spontan und an ihrer Stelle treten andere tertiäre Krankheiten auf ...› (Chron. Miasms II, S. 65f.)

‹Die Entfernung (dieser warzigen Eruptionen) durch chirurgische, chemische oder elektrische Methoden kann als eine Unterdrückung angesehen werden, die mit Sicherheit durch eine andere Störung oder Manifestation der Sycosis ersetzt wird. Gelegentlich kehren sie nach der Entfernung auf dieselbe Stelle zurück oder sie erscheinen woanders. Solche Störungen wie Kopfschmerzen, Neuralgie, Rheumatismus, Magenbeschwerden, gichtische Zustände der Gelenke oder Organe folgen. Wir wissen, daß Warzen eine tertiäre Manifestation der Sycosis sind, und daß alle tertiären Manifestationen das Resultat einer tiefen und tiefgründigen Wirkung auf den Organismus sind.› (ebd. S. 68f.)

‹... beinahe immer vorhanden, ob hereditär oder erworben, ist ‹the red mole›, ein anderes tertiäres Symptom, das häufiger an der Brust oder dem Vorderteil des Körpers erscheint, obwohl es überall vorkommen kann; es variiert in der Größe von der eines Stecknadelkopfes bis zu der einer Erbse. Es gibt keine andere Eruption, die ihm ähnlich ist.Es ist glatt, rund, blank und oft rot wie Blut und sieht aus wie ein Punktmuster auf der Haut. Diese Eruption ist ein ziemlich deutliches Zeichen dafür, daß sein Träger entweder Sycosis erworben hat oder seine Eltern. Es erscheint selten an auffälligen Teilen des Körpers wie Gesicht oder Händen, aber gelegentlich kann man sie am Nacken finden.› (ebd. S. 69f.)

Ein weiteres typisches Sycosis III-Zeichen sind die ‹Spider spots›, die unter den Augen oder am Jochbein angetroffen werden, kleine Naevi vasculosi, die ‹etwas den Maschen eines Spinnennetzes ähneln. Es ist ein kleines Notsignal, das der Organismus heraushängt, um zu sagen, daß der Feind im Innern ist. Es spricht Bände zu denen, die es als ein Signal verstehen. Dies ist besonders ein tertiäres oder hereditäres Krankheitszeichen und man kann es bei Kindern zur Zeit der zweiten Zahnung finden, aber auch schon von Geburt an. Es vergrößert sich bis zur Pubertät und bleibt dann feststehend. Zeitweise erscheint es blaß und ausgebleicht, dann wieder wird es ganz rot und auffallend. Wie oft habe ich es bei jungen Mädchen im Kindesalter bemerkt, deren Mütter mich konsultierten, weil sie sich Sorgen machten und dachten, es sei ein Geburtsmal oder etwas derartiges. Man braucht zwei oder drei Jahre, um einen dieser Fälle zu heilen, und nur die höchsten Potenzen haben irgendeine Wirkung auf es.› (Chron. Miasms II, S. 70)

Dann gibt es eine besondere Form von Akne, die ein Zeichen der Sycosis III sein kann. Sie ist dadurch gekennzeichnet, daß sie um die Zeit der Menstruation auftritt und große, rote, schlimm aussehende Papeln hervorbringt, die nicht eitern und sehr schmerzhaft bei Berührung sind. Es sind einzelne, nicht in Gruppen auftretende Papeln, die nach der Menstruation wieder verschwinden. (ebd. S. 71) Allen ist davon überzeugt, daß Lupus, ‹sowohl von der erythematösen als auch der allgemeinen Form›, zu den tuberkulinischen Hautkrankheiten gehört, daß aber immer noch ein sycotisches Element hinzutreten müsse, um ihn hervorzubringen. (ebd. S. 71f.)

Weiter können die Sycosis barbae, die Alopecia areata, und der Ringherpes (‹ring-worm›) Zeichen der Sycosis III sein, und Allen warnt ausdrücklich vor der Unterdrückung des herpes circinatus, weil daraus unweigerlich schwere Formen von Sycosis folgen bis zur Malignität. (ebd. S. 72f.)

Ebenso meint er bei Röteln, Pocken und Windpocken sycotische Zeichen zu finden, genau wie bei erythematösen Ekzemen, Erysipel, besonders der phlegmonösen Form, wie auch bei Herpes Zoster und Impetigo contagiosa. Auch die Psoriasis zählt er zur Sycosis, kombiniert mit Psora. (ebd. S. 73f.)

Mit Bestimmtheit gehört nach Allen die ‹Gicht oder die gichtische Diathese› zur Sycosis. Dies muß nicht unbedingt eine Gicht der Gelenke sein, sondern sie kann sich auf innere Organe schlagen: Leber, Augen, Magen, Darm, Blase, Herz, und auch die Muskeln (ebd. S. 74). Besonders bei den Reichen, die gut und zu reichhaltig essen und viel Wein trinken, und die eine sitzende Lebensweise haben, wird sie am häufigsten angetroffen. (Unsere heutige Wohlstandsgesellschaft ist genau der richtige Boden für sie!) Künzli fügt noch hinzu, daß auch eine Herzdilatation und

-hypertrophie zu diesem Formenkreis gehören kann, daß der Puls dann langsam, weich oder intermittierend sei und dumpfe Schmerzen am Herzen oder manchmal auch akute auftreten können. (Journal I/4, S. 260)

Ein anderer Formenkreis der Sycosis III sind die chronischen Prostata- und Blasenbeschwerden. ‹Oft scheint die ganze Beschwerde im Blasenhals lokalisiert zu sein, wie man häufig bei Frauen und Männern finden kann.› Oft klagen diese Patienten nur über eine Empfindlichkeit längs der Urethra beim Wasserlassen, besonders wenn der Urin scharf ist. ‹Dies kann das einzige Symptom sein, das zeigt, daß die Krankheit noch vorhanden ist, aber in Latenz.› Alle Behandlung hilft nichts, bis die sycotische Grundlage dieser Beschwerden gefunden ist. (Chron. Miasms II, S. 76)

Auch rheumatische Beschwerden gehören zum dritten Stadium. Subakutes oder chronisches Rheuma, auch der Muskeln, wobei feuchte Kälte immer verschlimmernd wirkt, sind typisch dafür (Journal I/4, S. 260f.). Ganz besonders reagieren diese Patienten auf barometrische Veränderungen. ‹Sie geben gute Wetterpropheten ab ... Wenn es regnet, hat er Schmerzen; wenn erhöhte Luftfeuchtigkeit vorhanden ist, leidet er; wenn die Elemente toben, ist sein Organismus im Krieg mit sich selbst; der Regen, der Schnee, die Kälte, das Steigen und Fallen des Barometers sind seine Feinde.› (Chron. Miasms II, S. 78f.)

Auch die Bronchien können sycotisch belastet sein. Diese sycotischen Patienten ‹haben dauernd Bronchitis, harten, festen, trockenen, quälenden Husten, der häufig im frühen Herbst oder Winter auftritt. Oft beginnen ihre Beschwerden mit einem Schnupfen. Sie müssen viel niesen und haben eine profuse, wäßrige Absonderung aus der Nase. Innerhalb einiger Tage verlagert er sich in die Bronchien, und dann haben sie eine Woche oder zehn Tage oder länger Hustenanfälle. Der Auswurf ist gewöhnlich spärlich. Im Sommer sind sie gewöhnlich davon befreit, aber sie ziehen sich dauernd Kopferkältungen zu, wenn sie sich nur ein wenig der kalten Luft oder der Feuchtigkeit aussetzen (sie werden verschnupft, wie sie sagen). In der Tat können sie in der Regel nicht durch die Nase atmen.› (ebd. S. 77f.) Künzli fügt noch hinzu, daß der Auswurf beim Husten ‹klar, evtl. fädig, evtl. wie Baumwolle, so weißlich›, ist. (Journal I/4, S. 260) Und von Kent erfahren wir noch zusätzlich, daß auch das Asthma zur Sycosis gehören kann. Er schildert einen eindrücklichen Fall: ‹Es kam ein Mann zu mir mit Asthma. Ich gab ihm Mittel, die ihm für eine Zeit zu helfen schienen, aber ich konnte ihn nicht heilen. Ein ganzes Jahr arbeitete ich an diesem Fall herum. Ich wußte, daß er Gonorrhoe gehabt hatte, aber ich sah keine Beziehung zwischen der Gonorrhoe und dem Asthma. Zu dieser Zeit verstand ich die Natur dieser Krankheit noch nicht. Schließlich verschrieb ich Natrium sulf., weil es zu seinen Symptomen zu passen schien. Es wischte das Asthma völlig aus, aber nach kurzer Zeit begannen Feigwarzen um die Genitalien zu erscheinen. Die Erfahrung hat gezeigt, daß tiefsitzende konstitutionelle Krankheiten unweigerlich folgen, wann immer man diese Feigwarzen wegbrennt. Ich brannte sie nicht weg. Ich gab ihm Thuja, das complementär zu Natrium sulf. ist und zu dem Fall paßte. Die Feigwarzen verschwanden und sein alter gonorrhoischer Ausfluß kam wieder, der sehr schwierig zu heilen war, wie das bei diesen Fällen üblich ist.› (Lesser Writings, S. 363) Dieser Fall zeigt deutlich, wie bei erworbener und unterdrückter Sycosis die Krankheit zurückgespult werden muß. Oft ist Medorrhinum dabei hilfreich. ‹Viele schwere Fälle von Asthma, die das Ergebnis von Unterdrückung sind, werden schnell durch Medorrhinum geheilt und die Symptome der Sycosis herausgebracht› (ebd. S. 365). Dabei ist also Medorrhinum auch wieder nichts anderes als der Katalysator, durch den die Sycosis demaskiert wird, und der den Weg zum eigentlichen Antisycoticum öffnet.

Nicht nur die einfache Anämie, sondern auch die perniziöse, können nach Kent zur Sycosis gehören. ‹Dies führte mich zur Entdeckung von Acid. picrinicum als ein sycotisches Mittel durch seine Beziehungen zur perniziösen Anämie. Es heilt auch Feigwarzen und Gonorrhoe – natürlich nur, wenn es angezeigt ist.› (ebd. S. 366)

Es gibt noch viele schwere Krankheitserscheinungen, die der Sycosis III zugerechnet werden können. Hierzu können Karzinom, Scirrhus, Nephritis, Appendicitis, Diabetes, Magen-Darm-Störungen, Pneumonie, Herzleiden gerechnet werden. Auch Geistesstörungen, hysterische Zustände, Manie, Melancholie, Verwirrungszustände bis hin zu Verbrechen können Sycosis III sein. (Vgl. Journal I/4, S. 261) Aber man sieht, daß dies nur sehr allgemeine Beschreibungen sind, die keinesfalls eine homöopathische Mittelwahl oder eine Bestimmung des vorliegenden Miasmas zulassen. Um letztere vornehmen zu können, muß man schon tief ‹in die Schichten des Falles einsteigen›, bis man auf eine unterdrückte Gonorrhoe des Patienten oder seines Partners oder seiner Eltern stößt, oder man muß eines oder mehrere der typischen, charakteristischen Zeichen der Sycosis vorfinden, wie sie beschrieben wurden. Und man darf die vielen möglichen Kombinationen mit anderen Miasmen dabei nicht aus dem Auge verlieren.

Manchmal kann auch eine akute Krankheit das vorliegende Miasma enthüllen. Roberts weist darauf hin, daß öfters beim Ausklingen einer akuten Erkrankung Symptome auftreten, die charakteristisch für das beim Patienten vorliegende Miasma sind. (H. A. Roberts, The Principles and Art of Cure by Homoeopathy, B. Jain Publishers, New Delhi, S. 78) Diesen Hinweis sollte man nicht übersehen! Allerdings wird man eine solche Entwicklung nur erwarten können, wenn der akuten Krankheit ihr natürlicher Lauf gelassen oder wenn sie in richtiger Weise homöopathisch behandelt wurde. Der Einsatz von Antibiotica oder anderen Medikamenten (z. B. Chinin oder Opiumderivaten oder gar Corticoiden) oder eine Polypragmasie mit homöopathischen Mitteln wird dagegen alle brauchbare Symptomatik in den meisten Fällen verwischen. In diesem Zusammenhang soll auch noch auf die Erfahrungen Kents und Allens bei schweren akuten Erkrankungen hingewiesen werden: ‹In Fällen von Typhoid, Scharlach und anderen schweren Fiebern sehen wir an ihrer tiefen und tiefgründigen Wirkung, ihrer langsamen und langwierigen Wiederherstellung, daß ein bestimmtes tiefwirkendes Gift, das bereits im Organismus vorhanden war, aus seinem Schlaf durch die neue Ansteckung, ‹das Fieber›, aufgestört wurde, was dem Fall eine Bösartigkeit und Schwere gibt, wie man sie bei anderen Fällen desselben Fiebers nicht findet. Wie notwendig ist es da für uns zu wissen, welches Miasma hinter diesen Fiebern steckt, denn bevor das richtige antimiasmatische Mittel nicht gefunden wurde, kann es zu keiner Heilung kommen. Das Mittel, das die Gesamtheit der fieberhaften Symptome deckt, tut nicht gut, es lindert noch nicht einmal oder gibt Besserung. Wir müssen in die Geheimnisse des Miasmas hineinsehen und herausfinden, ob es Psora, Syphilis oder Sycosis ist.› (Chron. Miasms II, S. 37) Wenn man dann das den Patienten durchdringende Miasma erkannt hat, sind in diesen Fällen die Nosoden oft hilfreich. ‹Wie Psorinum oftmals nach einem typhoiden Fieber, wenn alle Energie darniederliegt und Psora der Grund für die Schwierigkeiten war, eine vitale Reaktion hervorgebracht hat, so wird Syphilinum dieselbe vitale Reaktion verursachen, wenn Syphilis der Grund für die verbrauchte Energie ist und die Genesung verhindert wird. Genauso wird Medorrhinum eine Reaktion verursachen, wenn das sycotische Miasma der Grund für die langsame Genesung ist.› (Lesser Writings, S. 365) Da die Sycosis heute so weit verbreitet ist, wird man diese Erfahrungen der beiden großen Homöopathen in der täglichen Praxis nicht vergessen dürfen.

Und schließlich muß auch noch die Impfsycosis erwähnt werden. In einer über 150-jährigen Geschichte der Erprobung und Beobachtung des Hahnemannschen Konzepts der chronischen Krankheiten haben unzählige Erfahrungen ergeben, daß Impfung den Organismus schädigen kann. Vor allem die Pockenimpfung, die ja auch die erste war und am längsten ausgeübt wurde, kann erhebliche Schäden setzen. Neben den auch der Schulmedizin bekannten unmittelbaren und dramatischen Impfschäden wie Encephalitis usw. können auch chronische Miasmen aufgerührt werden und sich aktivieren. Die daraus folgenden Leiden können Legion sein. Vor allem die Sycosis ist es, die nach einer Impfung aktiv werden kann, wobei für den Nutzen in der täglichen Praxis die Frage außer Acht gelassen werden kann, ob sie erst durch die Impfung gesetzt wird oder schon latent vorhanden war und durch die Impfung nur ‹aufgestöbert› wurde. Von Anfang an war in der Homöopathie Thuja das Hauptmittel ‹mit Stern› gegen diese Impffolgen, obwohl es auch psorische Folgen gibt, für die dann Sulfur zuständig wäre. Besonders Burnett hat viele spektakuläre Erfolge in seiner Praxis zu verzeichnen gehabt, weil er bei seinen Patienten immer danach forschte, ob bei ihnen nicht eine Impfsycose vorliegen könnte. Unter ihnen waren viele, die mehrmals in ihrem Leben geimpft wurden, weil sie in den Tropen leben und arbeiten mußten. Oft genügte ihm diese Tatsache und dazu vielleicht noch ein charakteristisches Symptom von Thuja, um dieses Mittel mit Erfolg einzusetzen. (z. B. J. C. Burnett, Diseases of the Skin, Jain Publishing Co, New Delhi, S. 149ff.) Auch Ph. Speight forscht bei vielgeimpften Patienten immer nach charakteristischen Thuja-Symptomen, wie z. B. das Träumen vom Herabfallen aus großer Höhe, und setzt es dann mit besten Ergebnissen ein. (Z. B. Ph. Speight, Homoeopathy, Mayflower Granada Publishing, S. 102f.) Bei der Fallaufnahme darf also die Frage nach Impffolgen nie fehlen. Die Überreaktion auf die Impfung oder die Nichtreaktion (Nichtangehen der Impfpusteln) können schon Hinweise auf Sycosis sein, aber auch das Auftreten bestimmter Erkrankungen im Anschluß an die Impfung wie z. B. Durchfälle, Hautausschläge, usw. Das Kent'sche Repertorium gibt hier gute Hinweise.

Zum Schluß muß noch darauf aufmerksam gemacht werden, daß neben den von Allen, Kent und Künzli aufgezeigten typischen Sycose-Zeichen das Studium der großen Antisycotica unumgänglich ist, wenn man die Sycosis näher kennenlernen will. Wenn man die charakteristischen Symptome und Zeichen von z. B. Thuja, Natrium sulf., Medorrhinum, usw. kennt, dann wird die Entdeckung dieser Symptome und Zeichen beim Patienten genauso viel zur Erkenntnis dieses Miasmas beitragen, wie das Wissen, das uns diese Meister der Homöopathie vermittelten. Die Kunst dabei ist immer – wie bei allen homöopathischen Verschreibungen – über den Schaum an der Oberfläche hinwegzusehen und tiefer in den Fall einzutauchen, um das Mittel zu finden, das eine tiefe und genaue Beziehung zu der pervertierten Lebenskraft hat. (Chron. Miasms I, S. 14)

Die Antisycotica sollen ihrer Wichtigkeit nach aufgezählt werden. Zunächst solche, die als dreiwertig bezeichnet werden können:

Argentum metallicum
Argentum nitricum
Kalium sulfuricum
Medorrhinum
Natrium sulfuricum
Nitri acidum
Sepia
Staphisagria
Thuja occidentalis

Etwa zweiwertig wären:

Agaricus muscarius, Apis, Asterias rubens, Aurum muriaticum,
Barium carbonicum
Calcium carbonicum H., Causticum,
Dulcamara
Ferrum, Fluoris acidum
Graphites
Jodum
Lachesis
Lycopodium
Manganum aceticum, Mezereum
Phytolacca
Sarsaparilla
Secale
Selenium
Silicea
Sulfur.

Dann gibt es noch eine ganze Reihe kleinwertiger Mittel, von denen viele nur ‹kleine› sind, die nicht die tiefsitzende Sycosis ausrotten können, sondern nur für ihre akuten Zustände passen, wie z. B. Bryonia, Cantharis, Gelsemium, Rhus toxicodendron, usw.

Auch die Syphilis ist eine der chronischen Krankheiten, zu deren Erforschung im homöopathischen Sinne Hahnemann's Nachfolger noch viel beigetragen haben. Ganz besonders Kent, der die akute Syphilis rein homöopathisch – ohne jegliches anderes Hilfsmittel! – heilte, hat sich dazu geäußert (Lesser Wirtings, S. 367ff., Lectures, S. 128ff.). Seine Beschreibung der Heilung akuter Formen darf hier weniger interessieren, da die Behandlung der Syphilis bei uns gesetzlich geregelt ist, und zwar nicht im homöopathischen Sinne. Dagegen ist es wichtig, ihre hereditären Erscheinungsformen zu kennen, sowie die, die nach ihrer Unterdrückung auftreten können. Auch die Syphilis in ihrer chronischen Form kann also entweder erworben oder vererbt sein. Und beim Erwerben kommt es wieder darauf an, in welchem Stadium man sie sich erworben hat. Ein Partner steckt den anderen mit dem Stadium an, in dem er sich gerade befindet. Man muß also bei der chronischen Syphilis – genau wie der Sycosis – nicht unbedingt Zeichen und Symptome an den Geschlechtsorganen haben und kann doch syphilitisch sein. Ebenso wenig sagt ein negativer Wassermanntest oder die fehlende Spirochäte etwas aus. Sondern es handelt sich ja um ein chronisches Fehlfunktionieren der Lebenskraft, das entweder erworben oder vererbt sein kann, das aber doch zur Destruktion im Organismus führt, und zwar zu einer Destruktion, die in diesem Falle syphilitische Züge trägt. Charakteristisch für die syphilitische Destruktion ist ihr Ansatz am Nervensystem, den Knochen, und im Gemüt. Letzteres ist besonders deutlich bei der oft zu beobachtenden Tendenz des Syphilitikers zur Zerstörung und Selbstzerstörung, die bei der reinen Psora so nicht angetroffen wird. Man kann dies schon daraus ersehen, daß einige der großen Antisyphilitica den Drang haben, andere oder sich selbst zu töten. Aber auch Knochenverformungen und -geschwüre oder bestimmte neurologische Erkrankungen gehören in den Bereich der Syphilis, allerdings bereits in fortgeschrittene Stadien! Vorher macht sie sich in mehr oder weniger kleinen Zeichen sichtbar, die nicht immer leicht zu erkennen sind. Schon Kent weist ja darauf hin, daß die Manifestation von Psora, Sycosis und Syphilis, wenn sie im Latenzstadium oder unterdrückt sind, einander sehr ähneln. Erst im Endstadium, wenn bereits Gewebsveränderungen vorhanden sind, ließen sie sich leichter unterscheiden (Lesser Writings, S. 364) Dennoch gibt es ein paar Zeichen oder Symptome, die typisch syphilitisch sind.

Dazu gehören z. B. immer wieder auftretende Anginen, die oft begleitet sind von starkem, zähen Speichelfluß, wie ja überhaupt starker nächtlicher Speichelfluß typisch für das syphilitische Miasma ist. Die Schmerzen des Syphilitikers haben ihren Sitz meist in den Röhrenknochen und sind nachts schlimmer als am Tage, ebenso in der Bettwärme. Manche ‹Wachstumsschmerzen› von Kindern sind gar nicht so harmlos, wie sie dargestellt werden. Die nächtlichen Tibiaschmerzen sind ein syphilitisches Zeichen! Ebenso sind Kopfschmerzen, die von Sonnenuntergang bis Sonnenaufgang dauern, ein Hinweis auf dieses Miasma. Das Verlangen, kalte Dinge zu trinken oder zu essen, ein Husten, der immer nur aus einem oder zwei Stößen (wie Hundegebell) besteht, und kupferfarbene Hauteruptionen, die nicht jucken – all das können syphilitische Zeichen sein. (Einzelheiten darüber kann man bei Ph. Speight, ‹A Comparison of the Chronic Miasms› nachlesen.) Aber, wie gesagt, es ist oft schwierig, die Zeichen der einzelnen Miasmen auseinanderzuhalten. Am besten ist es daher, daß man sich die Bilder der großen Antisyphilitica gut einprägt, dann wird man auch beim Patienten die entsprechenden Symptome als syphilitisch erkennen können.

Die Hauptmittel (dreiwertig) sind:

Arsenicum jodatum
Aurum
Aurum muriaticum
Aurum muriaticum natronatum
Kalium jodatum
Kalium sulfuricum
Mercurius
Mercurius corrosivus
Mercurius jodatus flavus
Mercurius jodatus ruber
Nitri acidum
Phytolacca
Silicea
Syphilinum

Zweiwertige Mittel sind:

Arsenicum album, Asa foetida
Calcarea jodata, Calcarea sulfurica,

Carbo animalis, Cinnabaris, Conium,
Fluoris acidum
Hepar sulfuris calcarea
Jodum
Kalium arsenicosum, Kalium bichromicum,
Kalium chloratum
Lachesis, Ledum
Mezereum
Phosphori acidum, Phosphorus
Sarsaparilla, Staphisagria, Sulfur jodatum,
Sulfur
Thuja

Um allen Mißverständnissen vorzubeugen, muß auch hier noch einmal betont werden, daß ein Mittel *niemals* aufgrund einer Diagnose, auch nicht einer Miasmen-Diagnose, verordnet werden darf, sondern nur nach dem Ähnlichkeitsgesetz aufgrund der Symptome des Patienten. Es darf also niemand sagen: ‹Der Patient leidet an einer chronischen Syphilis, und deswegen verordne ich Mercurius.› Solche Mittel-Listen können daher nur den Zweck haben, den Homöopathen in die Lage zu versetzen, diagnostische und prognostische Schlüsse zu ziehen, wenn er einen Patienten hat, der Symptome solcher antimiasmatischen Mittel aufweist.

Häufig begegnet man Fällen, bei denen die Miasmen kombiniert vorhanden sind. Zwei oder drei oder sogar alle vier Miasmen können sich miteinander verbinden. Der Homöotherapeut kann das in vielen Fällen schon bei der Fallaufnahme feststellen. Wenn ihm eine Symptomenpalette begegnet, die Symptome aus zwei, drei oder gar allen vier Miasmen enthält, und dazu noch Arzneimittelsymptome nach langer schulmedizinischer Therapie, dann weiß er sofort, daß ein schweres Stück Arbeit vor ihm liegt. Wo soll er da anfangen?

Die Antwort ist verhältnismäßig einfach und vor allem wieder ganz logisch: Die Symptomatik des Patienten bestimmt das Vorgehen! Diejenigen Symptome, die am meisten herausragen und den Patienten am stärksten bedrängen, *oder* diejenigen Symptome, die zuletzt aufgetreten sind, müssen die Wegweiser zum ersten Mittel sein. Zur Verdeutlichung sollen zwei Beispiele konstruiert werden:

1. Ein Patient litt seit frühester Jugend an einer Neurodermitis, die sich jedesmal nach gründlicher Salbenbehandlung besserte, aber dafür in ein

Bronchialasthma überging. Seit seinem 20. Lebensjahr besserte sie sich etwas, ist aber noch deutlich vorhanden. Mit 25 Jahren infizierte er sich mit Gonorrhoe, die behandelt wurde, und leidet nun – mit 28 Jahren – an schweren Ischialgien. Die mit dem Asthma alternierende Neurodermitis ist eine psorische Erkrankung (Kent III/332), während die Ischialgien sycotisch sind (Kent II/563) oder sein können. Wenn er nun in den letzten zwei oder drei Jahren einseitige Schweiße (Kent II/63), eine deutliche Verschlechterung seines Zustandes durch den Genuß von Tee (Kent I/515) und eine scharfe, wundmachende Feuchtigkeit um den After (Kent III/631) bemerkt hat, dann ist ganz deutlich, daß der ursprünglich vorhandenen Psora durch die Unterdrückung der Gonorrhoe eine Sycosis aufgepfropft wurde, die nun zuerst behandelt werden muß, und zwar in diesem Falle mit Thuja. Je nachdem wie eng diese beiden Miasmen sich schon miteinander verbunden hatten, wird der Organismus dieses Patienten nun reagieren. War die Verbindung noch nicht allzu eng, werden die sycotischen Symptome unter Thuja verschwinden, wobei höchstwahrscheinlich für einige Zeit wieder ein Harnröhrenausfluß auftritt, der aber völlig unangestastet bleiben muß! Erst wenn er von allein aufhört, kann man das sycotische Miasma als eliminiert betrachten und sich nun der psorischen Neurodermitis widmen, die – wenn noch andere Symptome dazu passen – vielleicht mit Sulfur angegangen werden muß. Für beide Mittel muß man sich aber gründlich Zeit lassen. War die Verbindung beider Miasmen jedoch schon sehr eng, dann kann es geschehen, daß nach der Thuja-Verordnung die sycotischen Symptome in den Hintergrund treten, dafür aber die alternierende Neurodermitis sich sehr verstärkt. Wenn dies eindeutig ist und sich als feststehend erweist, dann muß das Mittel gewechselt und Sulfur gegeben werden. Nach einiger Zeit können dann wieder die sycotischen Symptome – aber schwächer! – hervortreten und, falls die Symptome noch passen, abermals Thuja erfordern. Dieser Wechsel kann unter stetiger Besserung des Patienten noch ein paar Mal stattfinden.

2. Ein anderer Patient leidet an Colitis ulcerosa. Besonders an feuchtkalten Tagen quälen ihn blutig-schleimige Diarrhoen mit heftigen Tenesmen. Nebenbei hat er ein starkes Süßigkeitsverlangen, heftig juckende Ekzeme und heiße, brennende Füße, die er nachts aus dem Bett streckt. Ein deutliches Gemisch aus Syphilis und Psora! Nun muß die Anamnese ergeben, was schon länger besteht oder was weniger akut ist. Wäre die

Colitis jünger und heftiger, dann müßte zuerst Mercurius gegeben werden (Kent III/607; 648, 662) und später erst der Sulfur (Kent III/485; II, 1965; 454) folgen. Wäre es umgekehrt, hätte der Sulfur den Vortritt.

Der Organismus selbst ist es also, der durch seine Zeichen und Symptome signalisiert, welches Mittel er haben will und braucht. Verschiedene Autoren geben zwar bestimmte Reihenfolgen an, in denen die Miasmen geheilt werden sollen. Hahnemann selbst empfiehlt, bei einer Kombination von Psora und Syphilis zuerst die Psora zu heilen und dafür am besten Heper sulf. zu verwenden. (Chron. Krankh. S. 116) Doch sei es erlaubt, an dieser Stelle darauf hinzuweisen, daß sich bei den venerischen Krankheiten die Situation seit Hahnemann verändert hat, wie schon durch Allen an der Sycosis gezeigt wurde. Sie haben sich nicht nur vermehrt, sondern durch ihre antibiotische Erstbehandlung und Unterdrückung in ihrer chronischen Form auch etwas verändert: sie sind schleichender, verwischter, und doch zäher und tiefwirkender geworden. Ihre Bilder, vor allem die Bilder der Kombinationen von Miasmen, sind undeutlicher und schwerer erkennbar geworden. Es ist daher mit der routinemäßigen Gabe eines Mittels – wie z. B. Hepar sulf. – heute nicht mehr getan. Häufig offenbart sich erst im Verlauf der Kur, welche Miasmen überhaupt vorhanden sind. Das beste, was man in diesen Fällen tun kann, ist die sorgfältige Auswahl eines Mittels nach der Symptomenähnlichkeit, und nach dessen Gabe den Verlauf der Symptome so genau wie möglich und so lange wie möglich zu beobachten. Hat man ein Simile getroffen, wird der Organismus durch seine Symptome ‹Zeichen geben›, wie es weitergehen soll. Näheres hierzu im Kapitel ‹Der Verlauf der Kur›.

Eine chronische Krankheit, erst recht eine Kombination von mehreren Miasmen, zu heilen, kann nicht in kurzer Zeit geschehen. Hierzu braucht es Zeiträume von Monaten und Jahren. Auch wird der Patient nicht verlangen können, daß seine Beschwerden im Nu weggeblasen sind. Oft muß er sogar am Anfang Verschlimmerungen in Kauf nehmen. Aber die Homöopathik bietet ihm als einzige Heilmethode die Chance, wirklich geheilt (und nicht nur gelindert) zu werden und vor späterer Destruktion bewahrt zu bleiben. Je früher er sich daher einer klassischen homöopathischen Behandlung unterzieht, desto bessere Aussichten auf endgültige Rückspulung aller krankhaften Vorgänge bestehen für ihn.

8

UNTERDRÜCKUNG

Wie schon näher dargelegt, führte Hahnemann lebhafte – und für das zarte Empfinden seiner ärztlichen Kollegen viel zu lautstarke – Klage über die verheerenden Wirkungen allopathischer Medikamentation. Der im letzten Fünftel des 20. Jahrhunderts lebende Zeitgenosse kann da nur milde lächeln und sagen: Lieber Dr. Hahnemann, über was für vergleichsweise harmlose Sachen hast Du Dich damals erregt! Du müßtest erst einmal sehen, was für Bomben- und Granatenmittel die Allopathie mit Hilfe einer gewaltigen Industriemaschinerie inzwischen erfunden und auf die Menschen losgelassen hat! Was Du damals beklagt hast, ist inzwischen in's Gigantische gesteigert worden, und alle Welt hält es auch noch für gut und richtig.

Nur der Homöotherapeut in eben diesem letzten Fünftel des 20. Jhdts. kann nicht so milde lächeln. Hat er doch tagtäglich die Ergebnisse dieser unheilvollen Medikamentation in seiner Praxis vor Augen. Und dabei vergeht ihm das Lächeln. Denn er muß feststellen, daß die allopathische Art zu heilen nicht nur künstliche Krankheiten hervorbringen kann, sondern – was mindestens genau so schlimm ist – natürliche Krankheiten und Vorgänge *unterdrücken* kann. In beiden Fällen werden den betroffenen Menschen dadurch oft schwere und schwerste Leiden und langes Siechtum auferlegt. Und dafür gibt es nur schwerlich irgendwelchen Trost, weil es ja Leiden, Schmerzen und Siechtum sind, die nicht durch Krieg, Verbrechen oder illegale Handlungen entstehen, sondern weil hier im Namen der Wissenschaft der Mensch dem Menschen Böses zufügt. Während aber im Bewußtsein der Öffentlichkeit langsam mehr und mehr die schädlichen und giftigen Nebenwirkungen allopathischer Medikamentation als Gefahr erkannt werden, sind die Möglichkeiten der Unterdrückung natürlicher Abläufe und die sich daraus ergebenden Schäden noch weithin unbekannt. Von ihnen muß nun hier geredet werden.

Überall da, wo man über die rein materialistische Betrachtungsweise des Menschen und der Lebensvorgänge hinausgedrungen ist und begriffen hat, daß jeder lebendige Organismus von einem energetischen Zentrum – der ‹Lebenskraft› – gesteuert wird, da weiß man auch, daß unsachgemäße Eingriffe in das Wirken dieses Steuerungszentrums mehr oder weniger starke Folgen haben.

Da ist an erster Stelle die jedem Homöotherapeuten vertraute Tatsache zu nennen, daß in sehr vielen Fällen eine allopathische Behandlung die natürlichen Symptome eines Falles verwischt oder unterdrückt, und daß in ebenso vielen Fällen neue, künstliche Symptome durch die verwendeten Arzneimittel entstehen. In beiden Fällen – oder bei der Kombination beider Möglichkeiten – steht der Homöopath dann nicht vor dem originalen Symptomenbild, das er zur Mittelfindung braucht, wodurch ihm die Auswahl des Heilsmittels oft sehr erschwert und manchmal sogar unmöglich gemacht wird. Wenn es ihm dann nicht gelingt, durch genaue Befragung des Patienten dessen originale Symptome *vor* der allopathischen Behandlung zu eruieren, dann bleibt ihm meist nichts anderes übrig, als – nach Absetzen der allopathischen Medikamente – auf die Rückkehr des ursprünglichen Symptomenbildes zu warten, was manchmal durch eine Gabe Nux. vom. C30 oder Sulfur C30 beschleunigt werden kann. Es muß allerdings erwähnt werden, daß es viele Fälle gibt, in denen einige individuelle Symptome des Patienten so stark sind, daß sie trotz allopathischer Medikamente weiterbestehen oder nur abgeschwächt sind, so daß sie eine Mittelwahl erlauben.

Eine andere Varianten dieses unheilvollen Themas ist die Unterdrükkung akuter Krankheiten, besonders wenn diese mit irgendwelchen Ausscheidungs- und Reinigungsaktionen des Organismus einhergehen wie z. B. Durchfällen, Erbrechen, Hautausschlägen, Schweißen, Fieber, Auswurf, Nasensekret usw. Ganz besonders Menschen mit psorischer Konstitution können sehr unangenehm auf die Unterdrückung dieser Heilreaktionen antworten. Jedermann kennt dies von den akuten exanthematischen Erkrankungen. Masern und Scharlach werden erst dann kompliziert und gefährlich, wenn das Exanthem entweder durch Einreibungen, Salben, Bäder, Waschungen und ähnliches oder innerlich durch Medikamente unterdrückt wird. Bei sehr schwächlichen Patienten kann dieser Vorgang sogar von selbst ausgelöst werden. Da das Exanthem ein von der Natur vorgesehener und eingeleiteter Ausscheidungsfaktor ist, verschiebt sich bei einem Abblocken dieses Vorgangs die Erkrankung auf innere Schichten des Organismus und die gefürchteten Komplikationen wie Meningitis oder Herz- und Nierenerkrankungen sind die Folge. Ganz ähnlich kann es aber auch bei einem einfachen ‹grippalen Infekt› oder einem Durchfall sein. Wird dabei etwa durch Antibiotika der Ausscheidungsmechanismus lahmgelegt, stellen sich oft Folgen ein, die den Generationen ohne Antibiotika noch unbekannt waren. Sie äußern sich meist als chronische funktionelle Störungen, die den Patienten fürchterlich plagen können. Der Patient kann in einem solchen Fall sehr genau angeben, von wann seine Beschwerden datieren. Er sagt dann: ‹Seit meiner Grippe, meinem Schnupfen, meiner Halsentzündung, meinem

Durchfall geht es mir so schlecht.› Und er zählt dann all die mannigfaltigen Beschwerden auf, die sich dabei einstellen können. Auf Nachfragen wird er bestätigen, daß seine akute Erkrankung mit irgendwelchen Mitteln behandelt wurde, die blockierende und unterdrückende Eigenschaften hatten, wozu in erster Linie Sulfonamide, Penicilline und andere Antibiotika gehören. Da der Homöotherapeut sich immer zuerst nach der auslösenden Ursache erkundigen muß, sollte er auch nie vergessen, nach solch einer medikamentösen Suppression zu fragen, wobei er natürlich – wie bei der Fallaufnahme überhaupt – Suggestivfragen unterlassen muß. Es genügt meist der kurze Satz: ‹Wie lange besteht Ihre Erkrankung schon?› Der Patient wird ihn in sehr vielen Fällen dadurch überraschen, daß er ihm präzise die Unterdrückung einer akuten Krankheit schildert. Unter den Homöopathen hat sich für die Folgezustände nach solch einer Unterdrückung der Terminus ‹Unterdrückungssyndrom› eingebürgert. (Vgl. Dr. med. A. Braun, Methodik der Homöotherapie, J. Sonntag-Verlag, Regensburg, S. 96ff.)

Die mannigfaltigen Formen des Unterdrückungssyndroms zu beschreiben, ist unmöglich. Sie können bei jedem Menschen aufgrund seiner Konstitution und seiner Veranlagung verschieden sein. Angefangen von chronischer Müdigkeit, Abgeschlagenheit und Krankheitsgefühl über dauernd rezidivierende Infekte, allergische Erscheinungen, Magen- und Darmstörungen, Nieren- und Blasenaffektionen, Kopfschmerzen usw. reicht die Skala bis zu erheblichen Gemütsstörungen. Es ist alles möglich. Und oft halten diese Störungen jahrelang, ja sogar jahrzehntelang, an. Niemand kann sie in den Griff bekommen. Meist werden die Krankheitserscheinungen durch den massiven Einsatz schulmedizinischer Medikamente, der dann folgt, nur noch verstärkt statt gelindert. Diese bedauernswerten Patienten werden von Facharzt zu Facharzt, von Klinik zu Klinik, von Kur zu Kur weitergereicht und landen schließlich oft beim Psychiater, der durch den Einsatz von Psychopharmaka alles nur noch schlimmer macht. Da aber das Steuerungszentrum des Organismus, die ‹Lebenskraft›, durch die gewaltsame Unterdrückung akuter Heilvorgänge aus der Balance gebracht wurde, und da die ‹Lebenskraft› nicht dem materiellen, sondern dem energetischen Bereich des lebenden Organismus zugehört, kann mit grobmateriellen Medikamenten, wie sie die Allopathie verwendet, nichts, wirklich gar nichts, erreicht werden. Da muß man schon mit energetischen Arzneien, wie sie die Homöopathie hat, eingreifen. Und weil man das Unterdrückungssyndrom meist auf psorischer Konstitution antrifft, ist in fast allen Fällen der hochpotenzierte Schwefel das Heilmittel. Eine Gabe Sulfur C 30 oder C 200, oder ein Fläschchen Sulfur LM XVIII, wird dann alles in Ordnung bringen, und manchmal kann man es erleben, daß nicht nur der Zustand vor der akuten Erkrankung, die unterdrückt wurde, wiederhergestellt wird, sondern daß darüber hinaus auch noch andere Beschwerden, die den Patienten quälten, verschwinden. Das liegt dann daran, daß der hochpotenzierte Schwefel das große Antipsoricum Nummer 1 ist, und daß der Patient schon lange einmal Sulfur gebraucht hätte, um das Terrain zu säubern. Manchmal allerdings bringt der Schwefel den Patienten nur in den Zustand *vor* der so unheilvoll unterdrückten Erkrankung zurück, und man muß dann – um ihm endgültig zu helfen – nach dem Auswirken des Schwefels ein anderes, zu der Symptomatik des Patienten passendes Mittel suchen. Wenn man es mit einem echten Unterdrückungssyndrom zu tun hat, erfolgt auf die Sulfur-Gabe meist eine deutliche Ausscheidungsreaktion, etwa ein Durchfall, ein Schnupfen, ein Hautausschlag, ein kurzer Fieberschub oder ähnliches, womit der Organismus den unterdrückten Reinigungsvorgang nachholt. Dabei darf dann unter keinen Umständen eingegriffen werden! Man muß dann die Natur endlich einmal das tun lassen, was sie schon lange tun wollte, woran sie aber gehindert wurde. Nur so kann es zu echter Gesundung kommen. (Ausgezeichnete Fallberichte und ihre homöopathische Lösung zum Thema ‹Unterdrückungssyndrom› findet man übrigens in: Dr. med. O. Eichelberger, Klassische Homöopathie, Bd. 1, Haug-Verlag) Manchmal hat man es auch mit einer chirurgischen Unterdrückung zu tun. Durch das künstliche Verschließen fistulöser Öffnungen oder anderer Ventile, über die der Organismus im Lymph- oder Blutsystem angefallene Giftstoffe ausscheidet, kann es oft zu gefährlichen, sogar lebensgefährlichen Situationen kommen. Das Wegoperieren von Afterfisteln, das künstliche und gewaltsame Zuheilen von Unterschenkelgeschwüren, die operative Behebung eines laufenden Ohres, ja sogar in manchen Fällen die Tonsillektomie können solche Unterdrückungsschäden setzen. Auch hier ist der Mechanismus des Geschehens der gleiche wie bei allen anderen Unterdrückungen: Man wird eine Verlagerung des Krankheitsgeschehens in andere, für den Gesamtorganismus gefährlichere Regionen beobachten. Nach Tonsillektomie folgen häufig chronische Sinusitiden, Otitiden, Bronchitiden, ja sogar allergische Erscheinungen wie Asthma oder Heuschnupfen, nach operativer Verschließung einer Fistel können Eiterungen und Entzündungen an ganz anderen Stellen des Körpers auftreten, und nach künstlicher Zuheilung von Unterschenkelgeschwüren stellen sich oft Bluthochdruck, Herzleiden und sogar Apoplexie, aber auch ganz andere Leiden, ein. Mir ist ein ganz ungewöhnlicher Fall bekannt von einem Jungen, der nach seiner Geburt aus orthopädischen Gründen in einem Gipsbett schlafen mußte. In seiner Familie waren ‹offene Beine› ein stark vertretenes Leiden. Offenbar durch den Druck des Gipses entstand – aber nur an einer Stelle! – ein Unterschenkelgeschwür. Sobald die dagegen verordnete Salbe auf die offene Stelle geschmiert wurde, bekam er nachts asthmatische Zustände, wurde die Salbe weggelassen, blieben sie aus. Ein Wechsel der Salbeninhaltsstoffe hatte keinen Einfluß auf das Geschehen, es genügte schon der Verschluß der Öffnung auch durch eine neutrale Salbe. Weil der Organismus in den ersten Lebensmonaten noch unverfälscht reagiert, scheint mir dieser Fall besonders deutlich den Unsinn einer lokalen Behandlung solcher Leiden zu demonstrieren.

In diesem Zusammenhang muß darauf verwiesen werden, was Hahnemann über die ‹Local-Uebel› lehrt (Organon, §§ 185–205). ‹An den äußern Theilen des Körpers erscheinende Veränderungen und Beschwerden› – so sagt er – ‹haben ihre Quelle in einem inneren Leiden› (Eine Ausnahme von dieser Regel besteht nur dann, wenn sie eine ‹Beschädigung von außen zur Ursache haben›.) Und er verbietet auf's Strengste, diese ‹Local-Uebel› mit äußeren Mitteln ‹gleichsam wundärztlich zu behandeln, wie die bisherige Medicin seit allen Jahrhunderten that›. Denn sie stellen immer einen Hinweis dafür dar, daß die ‹Lebenskraft›, also das energetische Steuerungszentrum des Organismus, aus der Balance gebracht ist. In den meisten Fällen liegen diesen ‹Local-Uebeln» sogar eine, zwei oder gar alle drei der von ihm beschriebenen chronischen Krankheiten (Psora, Sykosis, Syphilis) zugrunde. Aus zwei Gründen dürfen daher die ‹Local-Uebel› auf keinen Fall äußerlich behandelt werden: Erstens sind sie oft die einzigen deutlichen und sichtbaren Zeichen solcher chronischen Erkrankung. Unterdrückt man sie äußerlich, so hat man keine Möglichkeit mehr zu beurteilen, ob die innere Krankheit fortbesteht und weiter fortschreitet, oder ob sie auf dem Wege der Heilung oder gänzlich geheilt ist. Und zweitens sind solche ‹Local-Uebel› Beschwichtigungsmaßnahmen des Organismus, um ein tiefsitzendes inneres Leiden *vorläufig* auszubalancieren. Sie stellen eine Art Gegengewicht zu einer inneren Veränderung dar, um das Leben zu erhalten. Am besten hört man dazu Hahnemann selbst: ‹Offenbar entschließt sich (instinktartig) die menschliche Lebenskraft, wenn sie mit einer chronischen Krankheit beladen ist, die sie nicht durch eigene Kräfte bewältigen kann, zur Bildung eines Local-Uebels an irgend einem äußern Theile, bloß aus der Absicht, um durch Krankmachung und Krankerhaltung dieses zum Leben des Menschen nicht unentbehrlichen äußern Theils, jenes außerdem die Lebensorgane zu vernichten und das Leben zu rauben drohende, innere Uebel zu beschwichtigen und, so zu sagen, auf ein stellvertretendes Local-Uebel überzutragen, es dahin gleichsam abzuleiten. Die Anwesenheit des Local-Uebels bringt auf diese Art die innere Krankheit vor der Hand zum Schweigen, ohne sie jedoch weder heilen, noch wesentlich vermindern zu können. Indessen bleibt immer das Local-Uebel weiter nichts als ein Theil der Gesammtkrankheit, aber ein, von der organischen Lebenskraft einseitig vergrößerter Theil derselben, an eine gefahrlosere (äußere) Stelle des Körpers hin verlegt, um das innere Leiden zu beschwichtigen› (Organon, § 201). Schafft man daher durch irgendeine Maßnahme dieses ‹Local-Uebel› weg, dann nimmt man dem Organismus ein Balancegewicht weg und vergrößert dadurch automatisch und unweigerlich das innere Leiden – wie Hunderttausende von Ärzten und Heilern schon hätten beobachten können, wenn sie nur hingesehen hätten. ‹Mit sehenden Augen sehen sie nicht› (Matthäus 13,13f.) Diese Worte treffen offenbar nicht nur für den religiösen Bereich zu. Hahnemann sagt weiter: ‹Jede äußere Behandlung solcher Lokal-Symptome, um sie ohne die innerliche miasmatische Krankheit geheilt zu haben, von der Oberfläche des Körpers wegzuschaffen ... ist die allgemeinste Quelle aller der unzähligen, benannten und unbenannten chronischen Leiden geworden, worüber die Menschheit so allgemein seufzet; sie ist einer der verbrecherischsten Handlungen, deren sich die ärztliche Zunft schuldig machen konnte, und gleichwohl war sie bisher die allgemein eingeführte und wurde von den Kathedern als die alleinige gelehrt.› (Organon, § 203)

Aus dem Gesagten geht hervor, daß jedes Herumbasteln oder Herumdoktern an äußeren Krankheitserscheinungen für den echten Heiler verboten ist. Jede Unterdrückung eines Hautausschlages durch Salben – auch durch Cortisonsalben – oder andere Maßnahmen kann schwerwiegende innere Folgen haben und ernste chronische Krankheiten hervorrufen. Relativ häufig zu beobachten ist z. B. das Auftreten von Asthma nach einer Salbenbehandlung der Neurodermitis. Der Hautarzt freut sich, wenn er mit Hilfe einer Cortisonsalbe dem Patienten eine glatte und saubere Haut beschert hat. Aber einige Zeit später muß der Lungenfacharzt sich mit dem Asthma dieses Patienten befassen. Doch obwohl selbst der Schulmedizin hier Zusammenhänge dämmern, bleibt man bei dem krankmachenden Verfahren der Salbenbehandlung. Ich erlebte einmal den Fall eines dreijährigen Mädchens, das plötzlich unter ganz schweren Asthmaanfällen litt, obwohl es davor nie etwas mit den Bronchien zu tun hatte. Es stellte sich heraus, daß es einige Wochen zuvor ein Ekzem in den Kniekehlen und Ellenbeugen bekommen hatte, das von einer Kinderärztin mit einer Salbe behandelt wurde. Als das Ekzem verschwunden war, trat das Asthma auf. Ich riet den Eltern, einfach die Salbe wegzulassen. Und siehe da, nach einiger Zeit trat das Ekzem wieder hervor und das Asthma war wie weggeblasen. Die Eltern nahmen nun das Ekzem lieber in Kauf als das gefährliche Asthma und ließen die Salbe weiterhin weg. Nach einigen Wochen verschwand dann auch das Ekzem so sang- und klanglos, wie es gekommen war – ohne jegliche Behandlung! – und das Kind war und blieb gesund. Dies war zweifellos ein psorisches Geschehen.

Aber – wie schon erwähnt – gibt es nicht nur psorische, sondern auch sykotische und syphilitische Unterdrückung. Alle drei chronischen Krankheiten nach Hahnemann können ja entweder vererbt oder erworben werden. Im ersten Fall hat der Organismus sein dauerndes psorisches, sykotisches oder syphilitisches Reagieren von irgendeinem Vorfahren aufgedrückt bekommen, im zweiten Fall wird dieses Siechtum erst *durch die ärztliche Kunst bewerkstelligt, und zwar durch Unterdrückung*. Hat ein sonst gesunder Mensch sich eine Gonorrhoe zugezogen, und der dabei von der Natur vorgesehene gonorrhoische Ausfluß wird künstlich unterdrückt, dann kann daraus eine Sykosis folgen. Wieviele sogenannte ‹rheumatische› Erkrankungen sind weiter nichts als erworbene Sykosis – durch ‹moderene› Tripperbehandlung erworben! – und müssen homöopathisch geheilt werden durch die entsprechenden Antisykotica, meist unter kurz- oder langzeitigem Wiederauftreten des gonorrhoischen Ausflusses! Aber nicht nur Rheumatismus, sondern auch so leidensvolle Erkrankungen wie Asthma können sykotisch sein. Wie oft erleben es die klassischen Homöopathen, daß im Verlauf der Heilung eines chronisch Kranken ein alter Harnröhrenausfluß wieder auftritt, der eigentlich nur dann überrascht, wenn der Patient vorher aus irgendwelchen Gründen verschwiegen hatte, daß er früher einmal an Gonorrhoe erkrankt war. Dieser Ausfluß versetzt jedesmal den Facharzt, zu dem der Patient dann geschickt wird, in Verlegenheit, weil er keine Erreger enthält. Es handelt sich also keineswegs um eine akute oder wieder aufgetretene Gonorrhoe, sondern nur um den Ausfluß, was übrigens die These bestätigt, daß Erreger nicht das Ursächliche und Hauptsächliche einer solchen Erkrankung darstellen. Immer ist es so, daß nach dem Wiederauftreten eines solchen Ausflusses die vom Patienten geklagten Leiden verschwinden.

Bei der Unterdrückung der Syphilis liegen die Dinge meist ähnlich. Allerdings tritt bei korrekter homöopathischer Behandlung im Verlauf der Heilung nur selten ein Ausfluß auf. Hier ‹entleert› sich das Toxische über andere Kanäle, meist über die Haut. Kent sieht den Ausfluß beim Tripper und den Schanker bei der Syphilis als erste Abwehrmaßnahme des Organismus an und verbietet auf's Strengste, sie zu unterdrücken, weil dadurch die Krankheit in zentrale Regionen des Organismus getrieben wird. Der Schanker sei ‹die erste Anstrengung der Natur zum Heilen. Diese Eruption wird durch allopathische Behandlung unterdrückt genau so wie die psorische Eruption unterdrückt wird, *und ein Miasma ist das Resultat.*› (Lesser Writings, S. 367 ff.)

So sehen wir, daß die drei großen chronischen Krankheiten nach Hahnemann (Psora, Sycosis, Syphilis) nicht nur durch Vererbung weitergegeben, sondern durchaus auch erworben werden können, *und zwar durch Unterdrückung!* Immer werden bei dem Ereignis, das mit dem Begriff ‹Unterdrückung› beschrieben werden soll, von der Natur vorgesehene und eingeleitete funktionelle und physiologische Vorgänge gewaltsam abgestoppt und in andere, falsche Richtungen gelenkt. Und dadurch kommt der Organismus durcheinander! Sein Steuerungszentrum, die ‹Lebenskraft›, erleidet dadurch eine mehr oder weniger tiefgreifende Störung und funktioniert fortan falsch. Mögen diese Störungen anfänglich meist ‹nur› im Funktionellen auftreten – wir haben es dann mit den vielen ‹Dystonien› zu tun, mit denen die Schulmedizin nichts anfangen kann, weil noch keine organische Befunde vorliegen – so zeigen sich doch bald auch organische Schäden, weil das Funktionelle das Organische im Körper steuert. Und wenn dauernd falsche Befehle an das Organische gegeben werden, stellen sich dort unweigerlich alsbald Veränderungen ein! Dementsprechend muß die Heilung solcher durch Unterdrückung hervorgerufener Zustände immer einen ganz bestimmten Weg einschlagen. Erst muß das, was im Funktionellen falsch läuft, wieder in Ordnung gebracht werden und richtig laufen, und danach wird auch das Organische – sofern es nicht irreversibel zerstört ist – zur Norm zurückkehren. Das ist auch der Grund, warum solche Heilungen oft nicht blitzartig vor sich gehen können, sondern ihre Zeit brauchen, und warum der Homöotherapeut meist so sehnsüchtig auf das Auftreten einer Eruption, eines Ausflusses oder anderer Ausscheidungsreaktionen seines Patienten bei der Behandlung chronischer Krankheiten wartet. Er erkennt daran, daß die Heilung auf dem richtigen Wege ist. (Vgl. das Kapitel: Der Verlauf der Kur)

Wie eingangs schon erwähnt, leben wir in einer Zeit, in der dem Arzneimittelmißbrauch Tor und Tür geöffnet ist. Eine gewaltige, finanzstarke chemische Industrie drängt den Ärzten und Patienten ihre Medikamente auf, eine sogenannte ‹Wissenschaft› läßt nur diese Medikamente gelten, ein staatlich verordnetes Krankenkassenwesen läßt nur diese Medikamente zur Erstattung zu, eine staatliche Gesundheitsgesetzgebung schreibt sogar in bestimmten Fällen den Gebrauch dieser Medikamente vor, und eine materialistisch eingestellte Gesellschaft, die die Lebensvorgänge mit den Abläufen in einer primitiven Maschine verwechselt, stimmt den ‹Erkenntnissen der Wissenschaft› zu oder läßt sie über sich ergeben. Kein Wunder, daß die chronischen Erkrankungen in unserem Jahrhundert so rapide zugenommen haben. Der gefährlichste Effekt moderner Therapie ist dabei die Unterdrückung, weil jede unterdrükkende Maßnahme ein chronisches Leiden auslösen kann. Der menschliche Organismus ist heute sowieso Belastungen wie nie zuvor ausgesetzt: Die Luft ist verschmutzt, das Wasser verseucht, die Nahrung voller Gift, das Leben voller Streß. Die Regulationskräfte des Organismus haben wahrlich genug zu tun, um mit all dem fertigzuwerden. Wenn nun aber auch noch eine massive Unterdrückung hinzukommt, gerät das Steuerungszentrum völlig aus dem Gleichgewicht – und die chronische Krankheit ist da! Und eben hier setzt eine der größten und schönsten Aufgaben der Homöopathie ein: Wenn es nun schon nicht zu ändern ist, daß im Namen der Wissenschaft 100 000mal am Tag massiv unterdrückt und damit chronische Krankheit geschaffen wird, so gibt es doch wenigstens *eine* Heilmethode, die das wieder ausbügeln kann, und das ist die Homöopathie Hahnemanns. Mag es ruhig überheblich und einseitig klingen – außer der Homöopathie gibt es keine Therapie, die dazu in der Lage wäre. Denn um erworbene oder vererbte chronische Krankheit zu heilen, muß man tief in das ‹geistartige›, energetische Steuerungszentrum des Organismus, in die ‹Lebenskraft› einwirken. Und das kann nur die Homöopathie, weil nur sie die ‹geistartigen›, energetischen Arzneien und den Weg zu ihrer Anwendung kennt. Kein Wunder, daß die Praxen der klassischen

Homöopathen zu 90% von chronisch Kranken aufgesucht werden. Und es werden immer mehr, denen ihre chronische Krankheit durch Unterdrückung zugefügt wurde.

9

DIE MITTELFINDUNG

Wenn es um die Findung des richtigen Mittels bei der Homöotherapie geht, dann stoßen wir auf das wohl schwierigste Kapitel, was die tägliche Praxis anbetrifft. In der Theorie ist das ja ganz einfach, so wie z. B. Klavierspielen ganz einfach ist. Mein Klavierlehrer erklärte mir das immer wieder so: ‹Du mußt nur im richtigen Moment mit dem richtigen Finger die richtige Taste anschlagen!› Diese wahrhaft erleuchtenden Worte ließen mich begreifen, was Klavierspielen ist, und daher gab ich es nach einigen Jahren vergeblicher Mühe auf. Immerhin aber haben Tausende schon bewiesen, daß das tatsächlich möglich ist, was der Klavierlehrer sagte. So ist es auch bei der Homöopathik. Es ist im Grunde ganz einfach: Man muß zu der Symptomatik des Patienten diejenige Arznei finden, die ihr in ihrem Symptomenbild höchst ähnlich ist. Und Hunderte von Homöotherapeuten in fast allen Teilen dieser Erde haben seit 180 Jahren bewiesen, daß dies möglich ist, indem sie ihre Patienten ‹gewiß, schnell, sanft und dauerhaft› heilten. Und dennoch kann die Mittelfindung in der Praxis einige Schwierigkeiten bieten. Das liegt daran, daß die Lebenskraft mit ihren krankhaften Fehlsteuerungen nicht unmittelbar und direkt offen vor uns liegt, sondern uns nur über die Ergebnisse dieser Fehlfunktionen Nachricht davon gibt, was mit ihr geschehen ist. Wir können also nur indirekt über die Zeichen und Symptome, die der Organismus hervorbringt, beobachten, was mit dem Patienten vor sich geht. Die Zeichen und Symptome sind daher die Sprache des Organismus, mit denen er nach einem bestimmten Mittel verlangt, das in der Lage ist, höchstähnliche Zeichen und Symptome bei der Arzneimittelprüfung hervorzurufen, wodurch deutlich wurde, daß ihm ein höchstähnliches ‹Programm› eigen ist, wie es in der Krankheit des Patienten zum Ausdruck kommt.

Daraus ergibt sich, daß es die erste und höchste Aufgabe des Homöotherapeuten sein muß, bei der ersten Konsultation diese Sprache der Natur lesen und verstehen zu können. Zu diesem Zweck muß er aller – wirklich aller! – Zeichen und Symptome seines Patienten habhaft werden, also eine homöopathische Fallaufnahme nach allen Regeln der Kunst vornehmen. Denn wie wollte er etwas richtig lesen und verstehen können, wenn er sich von diesem Bericht des Organismus nur Bruchstücke und Wortfetzen verschafft hat? Die erste, große Bemühung des Homöopathen muß es also sein, die *Gesamtheit* der Symptome und Zeichen des Patienten zu erfassen. Und das ist wirklich eine Bemühung – dieser Ausdruck stammt von dem Altmeister Kent –, denn es gehört unendlich viel Zeit, Geduld und Aufmerksamkeit dazu, diese Arbeit zu tun. Besonders bei einer chronischen Krankheit darf sich niemand einbilden, bereits nach zehn oder fünfzehn Minuten einen hinreichenden Überblick über die ‹Totalität› der Symptome des Patienten erhalten zu haben.

Der Homöotherapeut kann und darf daher niemals dem Wunschbild mancher Patienten entsprechen, demzufolge ein ‹Könner› nur ein paar kurze Fragen zu stellen und ein paar flüchtige Untersuchungen vorzunehmen brauche, um dann mit wissender Miene zu seinem Rezeptblock zu greifen und das richtige Mittel aufzuschreiben. Leider soll es so etwas ja auch unter Homöopathen – ob Ärzte oder Heilpraktiker – geben! Bei der klassischen Homöopathie ist so etwas jedoch nicht möglich! Denn Mittel, die auf solch einem ‹kurzen› oder ‹schnellen› Weg ausgesucht werden, versagen fast immer oder bringen den Patienten durcheinander. Kent schimpft häufig über solche Leute, ‹die Bryonia für Pneumonie, Nux vomica für den Magen, Kali-jod. für Syphilis und Belladonna für cerebrale Kongestion geben› und sagt: ‹Zufallstreffer sind ihre einzige Freude und Erfolge› (Lesser Writings, S. 203) Niemals darf also die klinische Diagnose allein der Grund für eine Mittelwahl sein!

Eine andere Variante dieses Themas sind die Verschreiber nach ‹Typen›. Sie ordnen jedem Mittel einen bestimmten Patiententyp zu und verabreichen jedem Patienten dann sein ‹Typenmittel›. So sagte einmal ein Vertreter dieser merkwürdigen Art von ‹Homöopathie› in einem Seminar: ‹Ich weiß gar nicht, warum ihr euch so viel Mühe um die Fallaufnahme macht. Ich weiß bereits, wenn der Patient zur Tür hereinkommt, welches Mittel er braucht.› Und dann zählte er einige von diesen ‹Typen› auf. So soll z. B. der zu Pulsatilla passende Patient weiblich, blond, blauäugig, weich im Gemüt und zu Tränen veranlagt sein, während etwa Sulfur rotblond und schmutzig sei und einen gebeugten Gang habe. Das klingt alles ganz lustig und nett, hat aber nichts mit der Realität der Homöopathik zu tun. Es mag sein, daß einem unter 100 Patienten, die Pulsatilla benötigen, tatsächlich einmal einer begegnet, der einer solchen Typenbeschreibung ähnlich ist. Aber was macht man dann mit den anderen 99? Und was macht man in Indien, Afrika oder Südamerika, wo die Leute selten blond, rotblond und blauäugig sind? Und doch werden dort Pulsatilla, Sulfur, Phosphor und andere ‹blonde› Mittel genau so gebraucht wie bei uns. Kent hat einmal einen Aufsatz zu diesem Thema geschrieben, der mit beißender Ironie beginnt: ‹Ein Mensch, der dazu veranlagt ist, Fragen zu stellen, wird natürlich gern wissen wollen, ob

Pulsatilla jemals bei der Prüfung helles Haar hervorbrachte oder ob es jemals (im klinischen Gebrauch) dunkles Haar in blondes veränderte.› Wenn dies nicht der Fall sei, warum würden dann solche Dinge überhaupt zu Gründen für die Mittelwahl gemacht? Und wenn Pulsatilla fünfzig Mal hintereinander Blonde geheilt habe, wenn die Symptome paßten, warum solle es nicht genau so Brünette heilen, falls auch hier die Symptome passen? ‹Wenn dunkles Haar kein Symptom von Krankheit ist, wie kann ein Arzt es überhaupt als Symptom für eine Verschreibung verwenden? Wenn es also eine natürliche Gegebenheit ist, warum sollte man es dann als eines der Dinge betrachten, die bei einer Verschreibung bedacht werden müssen? Wenn das Haar rot sein muß, um als Auswahlsymptom in irgendeinem Fall zu dienen, wie rot muß es dann sein, um das Mittel deutlich angezeigt sein zu lassen? Und wenn es nur leicht rot ist, welche anderen Mittel sollen dann noch in Frage kommen wegen dieses kleinen Unterschiedes in der Haarfarbe? *Die wahre Grundlage eines homöopathischen Mittels ist die Sammlung der Zeichen und Symptome, und diese müssen krankhaft sein* – das ist die Lehre Hahnemann's und seiner fähigsten Nachfolger. Und diese Lehre ist die einzige, die dem Gesetz entspricht›. (Lesser Writings, S. 377) Damit ist also klar, daß diese Art der Verschreibung nach ‹Typen› mit äußerster Vorsicht betrachtet werden muß.

Eine dritte Variante derer, die den ‹kurzen und schnellen Weg› gehen wollen, sind die ‹Keynote› – Verschreiber. ‹Keynotes› sind ‹Schlüsselsymptome›. Sie sind für ein bestimmtes Mittel besonders charakteristisch, wie z. B. der Geruch des Schweißes nach Aas für Arsenicum alb. oder nach Pferdeurin für Nitri acid. (Kent, II/56), oder die Besserung von Gliederschmerzen durch fortgesetzte Bewegung für Rhus tox. (Kent, II/560) oder das Asthma von Seeleuten, das nur auftritt, wenn sie an Land gehen, für Bromum (Kent III/333), usw. Wenn den ‹Keynote-Verschreibern› nun ein solches Schlüsselsymptom bei der flüchtigen Fallaufnahme begegnet, dann verschreiben sie sofort das betreffende Mittel, ohne den Patienten weiter anzuhören. Auch gegen solches Vorgehen wendet sich Kent, weil es nur ‹fragmentarische› Arbeit sei. ‹Die Publikation von kleinen Büchern, die in Umlauf gesetzt werden, um das Verschreiben leicht zu machen, hat mit Sicherheit zur Folge, daß homöopathische Verschreibungen für deren Benutzer unmöglich werden ... *Die Grundlage einer homöopathischen Verschreibung ist die Totalität der Symptome,* über die nachgedacht werden muß, bis das Bild (für ein Mittel) vor dem Wahrnehmungsvermögen erscheint.› (Lesser Writings, S. 327) Kent selbst verwendete oft mehrere Tage an die

Fallaufnahme und bestellte den Patienten wieder und wieder in die Praxis, bis er glaubte, einen ‹well rounded case› niedergeschrieben zu haben.

Schon Hahnemann hat genaue Anweisungen für die homöopathische Fallaufnahme gegeben, die absolut befolgt werden wollen, wenn man Erfolg in der Homöopathie zu haben wünscht. Sie verlangt zunächst einmal Ruhe und Zeit und vom Behandler ‹Unbefangenheit und gesunde Sinne, Aufmerksamkeit im Beobachten und Treue im Aufzeichnen des Bildes der Krankheit› (Organon, § 83), und sie sollte unter Befolgung einiger Regeln vor sich gehen, die sich dabei als hilfreich erweisen:

1. Die Fallaufnahme hat unter allen Umständen schriftlich zu erfolgen. Ohne schriftliche Aufzeichnung kann man weder ein Simile finden noch später beurteilen, ob und wie das eingesetzte Mittel gewirkt hat. Kent hat alle Patienten aufgefordert, einem Homöopathen, der keine schriftlichen Aufzeichnungen von ihrem Fall macht, sofort ‹guten Tag› zu sagen und seine Praxis zu verlassen. (Lesser Writings, S. 493f.)

2. Es müssen *alle* Zeichen und Symptome aufgenommen werden, alle somatischen und alle psychischen. Unter ‹Zeichen› verstanden die alten Homöopathen die objektiv vom Behandler feststellbaren Erscheinungen, also alles, was einem bei der Inspektion, Auskultation, Perkussion und anderen klinischen Untersuchungsmethoden auffallen kann, wobei man hinzufügen muß, daß der Homöopath sich noch viel eingehender als der Schulmediziner dieser objektiven Zeichen vergewissern muß. Er darf z. B. nicht nur beobachten, daß der Patient schwitzt, sondern er muß feststellen, *wo* er schwitzt, *wann* er schwitzt, *wodurch* es besser oder schlechter wird, *wie* die Beschaffenheit des Schweißes ist usw., d. h. er muß die Modalitäten – die Art und Weise des Auftretens – aller Zeichen und Symptome herausfinden. Selbstverständlich gehören auch alle Röntgen- und Laborbefunde zur homöopathischen Fallaufnahme, schon allein, um an ihrer Veränderung die Wirkung des Homöopathicums kontrollieren zu können. Es ist immer wieder erstaunlich, wie sich z. B. krankhafte Laborwerte unter dem Einfluß des Simillimum normalisieren. – Unter ‹Symptomen› verstanden die alten Homöopathen alle subjektiv vom Patienten geschilderten Krankheitserscheinungen und Befindensveränderungen, auch hier wieder mit allen Modalitäten. Wenn der Kranke sagt: Mir ist schlecht, ich habe Angst, mein Fuß tut weh, dann sind das Symptome. Und hier wird es schon schwieriger, denn hierbei ist der Behandler auf

den Patienten und seine Aussagen angewiesen. Hier wird die Arbeit oft mühevoll, und hier gibt es viel Licht und viel Schatten. Man denke nur an den Patienten, der maulfaul ist und nichts sagen will, oder an den, der schon bei seinem Eintritt zur Tür wie ein Wasserfall sprudelt und nach 2 Stunden beim Hinausgehen immer noch redet, ohne daß man den Redefluß irgendwann stoppen konnte, – übrigens bereits ein wertvolles Zeichen. Trotz aller Mühen aber, die man bei der Erhebung der Symptome haben mag, ist sie ein unverzichtbarer Teil der homöopathischen Fallaufnahme. Krankheit ist ja eine ‹Verstimmung der Lebenskraft›, also jenes energetischen Zentrums eines lebenden Organismus, das alle Lebensvorgänge steuert. Und die ‹Verstimmung›, also das Fehlfunktionieren dieses Zentrums, macht sich zuallererst in ‹widrigen Empfindungen› deutlich. Wir können also, wenn wir irgend etwas Vernünftiges über Krankheit und Heilung eines Patienten herausfinden wollen, auf gar keinen Fall auf diese subjektiven Symptome verzichten, ganz im Gegensatz zur Schulmedizin. Aber wir üben damit die einzige Heilmethode aus, die den Patienten als Mensch in seiner Ganzheit und in seiner Würde ernst nehmen *muß*.

3. Wie schon dargelegt, muß man bei der Fallaufnahme einen Unterschied zwischen akuter und chronischer Krankheit machen. Bei einem akuten Fall nimmt man nur die akuten Zeichen und Symptome und die eventuelle Ursache auf, also alle deutlichen objektiven und subjektiven Befindensveränderungen des Patienten gegenüber dem vorherigen Zustand der relativen Gesundheit. Bei der chronischen Krankheit dagegen muß man die Gesamtsymptomatik eines Lebens eruieren, möglichst von der Geburt an; ja, man muß sogar die Krankheiten der Blutsverwandtschaft (Eltern, Großeltern, Onkel, Tanten, Geschwister) herauszubekommen versuchen. Vor allem aber muß man die ‹Weichenstellungen› im Verlauf des Lebens des Patienten erfassen, die Ereignisse, von denen ab sich gesundheitlich etwas änderte, z. B. Impfungen, Operationen, schwere Krankheiten, Unfälle, Geschlechtskrankheiten, Unterdrückungen, psychische Belastungen, usw. Wir sahen schon im Kapitel ‹Die chronischen Krankheiten›, wie wichtig für die Mittelwahl solche Stationen im Leben eines Menschen sein können.

Sowohl bei der akuten wie bei der chronischen Krankheit ist es von großer Bedeutung, genau die Modalitäten der Zustände des Patienten herauszufinden. Das hat seinen Grund darin, daß bei der Arzneimittelprüfung am Gesunden viele Mittel beim Hervorbringen eines bestimmten Zustands sehr unterschiedliche Modalitäten zeigen. Z. B. erzeugt Bryonia einen Gliederschmerz, der durch Bewegung schlechter wird, während Rhus tox. eine Art von Gliederschmerz entwickelt, die durch Bewegung gebessert wird. Oder Lachesis hat Uterusschmerzen, die nach oben ausstrahlen, während die Sepia-Schmerzen ihre Richtung meist nach unten haben, usw. Darum genügt es bei der homöopathischen Fallaufnahme niemals, vom Patienten zu hören, daß er z. B. unter Kopfschmerzen leide. Damit wäre nichts erreicht, denn einige hundert Mittel können Kopfschmerzen erzeugen und darum auch heilen. Man könnte hier homöopathisch nur helfen, wenn man genau die Art und Weise ihres Auftretens erfährt. Ein Symptom ist also meist nur dann interessant, wenn es mit all seinen Modalitäten bekannt ist. Wenn der Patient sie nicht selber erzählt, muß man sie anhand der verschiedenen‹ ‹W› erfragen:

1. Wo sitzt es? (Ort)
   Wohin strahlt es aus? (Richtung)
2. Wann tritt es auf? (Tages-, Nacht-, Wochen-, Jahreszeit)
   Seit wann ist es? (evtl. Causa!)
3. Wie fühlt es sich an? (z. B. Schmerzcharakter)
4. Wodurch wird es besser oder schlechter?
   (z. B. durch Kälte, Wärme, Bewegung, Essen, etc.)

Bei der Aufnahme der Modalitäten muß man nun noch einen Unterschied machen zwischen denen für ein einzelnes Symptom und denen für den ganzen Menschen. Auch der ganze Mensch wird ja durch bestimmte Einflüsse gebessert oder verschlechtert, wie z. B. Wärme, Kälte, Wetter, Schlaf, Essen, Trinken, Menses, Coitus, usw. Und nun kann es vorkommen, daß ein Patient außerordentlich friert und nach Wärme verlangt, nur sein Kopf verträgt keine Wärme und möchte es kühler haben. So etwas kann man z. B. beim Arsenicum-Patienten erleben, der – bildlich gesprochen – an der Heizung sitzt, jedoch den Kopf zum Fenster hinaushält. Oder der Pulsatilla-Patient will Kühle für sich insgesamt, während kalte Speisen wie z. B. Eiscreme seinen Magen verschlechtern. So darf man also niemals lokale Modalitäten auf den ganzen Menschen übertragen, wenn man sich nicht genau beim Patienten danach erkundigt hat.

Am besten geht man bei der Fallaufnahme nach einem bestimmten Schema vor, das man – je nach eigenem Temperament – in Anlehnung an das bereits von Hahnemann erstellte (Organon, §§ 83–104) gestalten kann. Zu Beginn läßt man erst einmal den Patienten selbst ausführlich zu Worte kommen. Er soll ‹frei von der Leber weg› seine Leiden schildern können, wobei man ihn möglichst nicht unterbricht. Nur wenn er zu weit abschweift, muß man ihn sanft wieder auf das Eigentliche zurückbringen. (Und der Leser wird erkennen, welche menschliche Leistung bereits hier von dem Homöotherapeuten verlangt wird!) Wenn Angehörige oder Pflegepersonal dabei sind, läßt man auch diese ihre Beobachtungen über den Patienten vortragen. Und die ganze Zeit über macht der Behandler sich seine Notizen und schreibt die erzählten Symptome auf, aber so, daß er auch nach jedem Symptom noch Platz läßt für ergänzende Eintragungen.

Wenn der Patient und die Angehörigen mit ihrem Bericht fertig sind, empfiehlt es sich, den Patienten zu fragen, ob es außerdem noch irgend etwas gibt, worunter er leidet, auch wenn es seiner Meinung nach nicht zu den geklagten Beschwerden gehört. Er solle ruhig alles sagen, was von Kopf bis Fuß, von Haut bis Seele bei ihm nicht in Ordnung ist. Dabei kommt häufig noch eine ganze Reihe von Symptomen heraus, die für den Patienten charakteristisch sind. Wenn aber der Patient dann wirklich nichts mehr weiß, geht man die erzählten Symptome noch einmal durch, vervollständigt sie und fragt vor allem nach den Modalitäten. Man darf hierbei aber auf keinen Fall Suggestivfragen stellen, durch die der Patient gezwungen wird, mit ‹Ja› oder ‹Nein› zu antworten. Man darf ihm nichts in den Mund legen, sondern er soll mit seinen eigenen Worten antworten. Nur so wird man herausbekommen, was wesentlich oder für den Patienten bedrängend ist. Wenn er auf eine Frage hin erst lange nachdenken muß, handelt es sich meist nicht um interessante Dinge, die er dann von sich geben wird, aber wenn ihn eine Frage geradezu vom Stuhl aufspringen läßt, dann wird das, was er dann mit offensichtlicher Bewegung sagt, meist sehr wichtig sein. Fragt man also z. B. einen ‹Magen-Patienten›: ‹Haben Sie Ihre Magenschmerzen immer morgens?›, dann tut man damit etwas Unerlaubtes, denn das ‹Ja›, das dann vielleicht als Antwort kommt, verrät selten etwas über die Intensität dieser Modalität. Formuliert man aber die Frage so, wie es richtig ist: ‹Wann treten Ihre Magenschmerzen immer auf?›, dann bleibt dem Patienten eine ganze Skala von Möglichkeiten zum Antworten übrig. Muß er dann lange nachdenken, dann wird nicht viel Verwertbares zu erwarten sein, aber kommt es wie aus der Pistole geschossen: ‹Nur morgens beim Erwachen!›, dann ist eine gute Modalität gefunden! Hahnemann weist übrigens bei diesem Stadium der

Befragung darauf hin, daß man nicht versäumen solle, nach den bereits benutzten Arzneimitteln – allopathische und homöopathische – zu fragen und sich zu vergewissern, ob der geklagte Zustand schon vor oder erst nach Einnahme dieser Mittel aufgetreten sei. (Organon, § 86) Denn manche Schmerzen oder Störungen können nichts anderes als Arzneimittelwirkungen sein und darum nicht zum Patienten gehören!

An diesen Teil der Fallaufnahme muß sich nun die Erfassung der Vorgeschichte des Patienten anschließen. Viele Homöotherapeuten haben zu diesem Zweck ihren Patienten schon vor der ersten Konsultation einen Fragebogen in die Hand gegeben, der den Patienten veranlassen soll, anhand des darin aufgeführten Fragenkatalogs so viel wie möglich aus ihrer Biographie preiszugeben. Wenn solch ein Fragebogen gut ausgefüllt ist, kann er eine bedeutende Hilfe gerade für die Eruierung der Vorgeschichte sein. (Der beste und ausführlichste Fragebogen ist m. E. der von Dr. med. O. Eichelberger, München) Nicht immer aber sind die Patienten in der Lage, einen Fragebogen vollständig und gewissenhaft auszufüllen. Die Gründe dafür sind sehr zahlreich, und es würde zu weit führen, sie nun alle aufzuzählen. Meiner Erfahrung nach empfiehlt es sich, den Patienten trotz des Fragebogens noch einmal genau nach den wichtigsten Dingen der Vorgeschichte zu fragen. Es lohnt sich sehr oft, nach dem Kopf-zu-Fuß-Schema nachzuforschen, ob da nicht doch irgendwann einmal etwas war:

Kopf
Augen, Ohren
Nase- und Nebenhöhlen
Zähne und Kiefer
Hals und Mandeln
Schilddrüse
Herz
Lungen und Bronchien
Magen und Darm
Leber und Galle
Bauchspeicheldrüse
Milz
Nieren und Blase
männliche oder weibliche Geschlechtsorgane
Wirbelsäule und Extremitäten
Haut, Haare und Nägel

Man wird erstaunt sein, wie oft man doch noch etwas dabei ausgräbt, was dem Patienten gar nicht mehr im Gedächtnis war, oder was er für unwichtig hielt. Besonders bei der Haut erweist es sich als vorteilhaft, ganz gezielte Fragen zu stellen nach Flechten, Pusteln, Pickeln, Akne, Furunkeln, Warzen, Herpes, Ekzemen, Milchschorf, Allergien, usw. usf. Gerade die Haut als die Peripherie des Organismus macht ja oft schon in der frühesten Jugend das vorliegende chronische Miasma deutlich. Und genau diese Erscheinungen hält der Patient manchmal für ‹unwichtig, weil sie schon so lange zurückliegen›. Wie oft aber auch erfährt man erst durch diese Nachfragen von so einer ‹Kleinigkeit› (wie der Patient dann sagt) eines rezidivierenden Herpes simplex! Und genau so sollte noch einmal namentlich nach Krankheiten der Blutsverwandtschaft gefragt werden: Krebs, Tuberkulose, Geisteskrankheiten, Geschlechtskrankheiten, Herz- und Gefäßkrankheiten, Asthma, Diabetes, Gicht oder Rheuma, Gallen- und Nierensteine, usw. Ebenso nach den eigenen Krankheiten des Patienten von Jugend an: Masern, Scharlach, Diphtherie, Keuchhusten, Mumps, Röteln, Windpocken, Ruhr, Typhus, Tropenkrankheiten, Lungenentzündungen, Tuberkulose, Geschlechtskrankheiten, sonstigen schweren Erkrankungen, Drüsenschwellungen, Impffolgen, usw.

Man frage ruhig einmal zu viel als zu wenig. Gerade die Frage nach Geschlechtskrankheiten stelle man im Lauf der Fallaufnahme wenigstens dreimal! Es gibt Patienten, die erst beim dritten Mal bereit sind zu sagen, daß da einmal ‹irgend etwas› war. Und dann lasse man sich dieses ‹irgend etwas› genau schildern. Wenn dabei z. B. ein Brennen der Harnröhre und ein Harnröhrenausfluß bestand, und wenn von da an die Beschwerden des Patienten datieren, dann hat man eine der ‹Weichenstellungen› im Leben des Patienten erfahren und mit Sicherheit eine Sycose zu behandeln.

In jedem Fall – ob akut oder chronisch – muß man die sogenannten ‹generals›, die Allgemeinsymptome des Patienten, erfahren. Sollte man dazu im Fragebogen nicht genügend Auskünfte erhalten haben, muß also auch danach noch gefragt werden. Dazu gehören die Einflüsse von Kälte oder Wärme, von Wetter und Klima, von Mond oder Sonne, von Tages-, Nacht- oder Jahreszeiten, von Schlaf und Wachsein, usw. auf den Patienten.

Ferner muß man sich genau nach seinen Verlangen und Abneigungen, besonders beim Essen oder Trinken, erkundigen. Seine Träume, seine

Schlafgewohnheiten, sein Sexualleben, bei weiblichen Patienten vor allem die Menstruationsabläufe und -begleiterscheinungen, die Art und Weise seiner Ausscheidungen – all das ist von großer Wichtigkeit, natürlich immer mit den dazugehörigen Modalitäten.

Ganz besondere Aufmerksamkeit verdienen schließlich die Gemütssymptome, vor allem, wenn sie sich in der letzten Zeit verändert haben oder krankhaft sind. Auch hier lohnt es sich oft, den Patienten oder seine Angehörigen noch einmal extra danach zu fragen, ob er zornig oder traurig sein kann, ob er bestimmte Ängste hat oder in seiner Jugendzeit hatte, ob er ordentlich oder schlampig ist, ob er eifersüchtig sein kann, ob er irgendwann einmal Depressionen oder gar Selbstmordgedanken hatte, usw. Und immer, wenn da irgendwann einmal etwas war, dann muß man den Dingen auf den Grund gehen und sie mit allen Modalitäten schriftlich festhalten.

Wenn man sich so einen möglichst genauen Überblick über den augenblicklichen Zustand und die Vorgeschichte des Patienten verschafft hat, muß man nun noch eine klinische Untersuchung – im Rahmen des Möglichen – anschließen, wobei man möglichst genau die objektiven Zeichen des Patienten festhalten muß. Die Notwendigkeit einer solchen Inspektion braucht zwar nicht besonders betont zu werden, denn sie sollte selbstverständlich sein, aber sie wird vielleicht noch durch jene berühmte Geschichte unterstrichen, von der ich nicht einmal weiß, woher sie stammt, die aber in allen Anfängerkursen immer wieder erzählt wird.

Eine Patientin kam zu einem kleinen homöopathischen Provinzarzt wegen eines stechenden Schmerzes in der linken Wade, der sich durch Bewegung verschlechterte und in Ruhe besserte. Sie war damit schon bei drei berühmten, großen Homöopathen gewesen, die jeweils eine lange Fallaufnahme gemacht und ihr Mittel verschrieben hatten, aber es war kein Erfolg zu spüren gewesen. Und nun sagte der ‹kleine› Arzt: ‹Zeigen Sie mir, bitte, die Wade.› Er warf einen kurzen Blick darauf, holte eine Pinzette und zog einen Kaktusstachel aus der Schmerzstelle. Es war kein weiteres Mittel mehr nötig! Die Symptomensuche allein macht es also noch nicht! Ohne eine klinische Untersuchung kann sie sogar zur Farce werden.

Bei dieser klinischen Untersuchung muß man sich vor allem anatomisch bestätigen lassen, daß der Patient auch das Richtige meinte, wenn er z. B. sagte, daß ihm sein ‹Magen› wehtut. Wenn man sich dann die Schmerzstelle zeigen läßt, ist es häufig der Unterbauch oder das rechte

Hypochondrium, das er als ‹Magen› bezeichnete. Manchmal ist sein ‹Ischias› ein Nierenschmerz, oder sein ‹Kopfschmerz› ein HWS-Syndrom. All diese und ähnliche Dinge müssen abgeklärt werden, damit man nicht auf falsche Angaben hin für ein Phantom verschreibt. Bei der Inspektion vergesse man übrigens nicht, die Haut, ihre Auswüchse, die Narben und ihre Beschaffenheit, die Lymphdrüsen, oder auch z. B. den Geruch des Patienten und seine Schweißstellen wahrzunehmen. Oft auch sagen die Beschaffenheit der Zunge, des Urins und des Blutdrucks usw. nicht nur klinisch, sondern auch homöopathisch eine ganze Menge aus!

Hat man diese Arbeit gründlich und gewissenhaft getan – und das ist Schwerstarbeit! –, dann hat man bereits das Wichtigste und Schwierigste für die Findung des Arzneimittels hinter sich! Und man kann es nicht genug betonen: Wenn man bei dieser – nur der Homöopathie eigenen – schwierigen und alle Sinne in Anspruch nehmenden Fallaufnahme schlampt, sich keine Zeit nimmt oder nicht richtig zuhört oder hinsieht, dann rächt sich das für den Patienten bitter. Jeder, der sich mit der Homöopathie versuchte, hat dies schon aus betrüblichen Erfahrungen lernen müssen. Und fast alle, die sich wieder von der Homöopathie abwandten, haben es deswegen getan, weil sie mit dieser komplizierten Fallaufnahme nicht zurechtkamen, weil sie keine Lust hatten, so viel Mühe und Zeit zu investieren, und weil man dabei kein ‹schnelles Geld› machen kann. Es muß ganz deutlich gesagt werden: Niemals ist die Homöopathie daran schuld, wenn einer sich wieder von ihr abwendet, genau so wenig, wie die Elektrizität daran schuld ist, wenn jemand nicht mit ihr zurechtkommt. Immer liegen die Gründe bei dem, der sie ausüben will, es aber nicht richtig kann. All die großen Sprüche, daß die Homöopathie zu schwach wirke, daß sie nur begrenzten Wirkungskreis habe, daß die Hochpotenzen nichts taugen usw., sind dummes Gerede, das die Faulheit und Unwissenheit des Sprüchemachers übertünchen soll.

Und nun muß es noch einmal gesagt werden: Bei der Homöopathik steht und fällt alles mit einer sorgfältigen und gekonnten Fallaufnahme! Kent betont immer wieder, daß die Kunst der Fallaufnahme darin besteht, nicht nur die gewöhnlichen, üblichen (‹common›) Symptome aufzunehmen, sondern vor allem die individuellen, den Patienten charakterisierenden. ‹Der Anfänger versagt oft, weil er nur die gewöhnlichen Symptome aufgenommen hat› (Lesser Writings, S. 476) ‹Erinnern Sie sich, daß es nicht die Gesamtheit der Symptome ist, die ein nachlässiger und unwissender Arzt aufgenommen hat, die die Grundlagen für eine homöopathische Verschreibung abgibt, sondern die Gesamtheit aller der Symptome, die der *Patient* hat.› (ebd. S. 477) ‹Durch eine ausgedehnte Korrespondenz und viele Jahre als Lehrer von Graduierten, bin ich zu dem Schluß gekommen, daß es für viele eine schwierige Sache ist zu wissen, wann eine Aufzeichnung von Symptomen die Möglichkeiten enthält, eine heilende Verschreibung vorzunehmen. Viele Fälle werden vorgelegt ohne Allgemeinsymptome und ohne Gemütssymptome – ohne alle charakterisierenden Symptome – nur die Symptome, die bei einer Krankheit üblich sind. Wenn aufgrund solcher Symptome eine erfolgreiche Verschreibung vorgenommen wurde, dann war es kaum mehr als ein ‹Zufallstreffer››. (ebd. S. 317) Homöopathische Fallaufnahme ist also nicht einfach ein stures Sammeln und Niederschreiben von Zeichen und Symptomen, sondern hat vor allem den Zweck, ganz bestimmte Symptome und Zeichen beim Patienten zu entdecken, die zur Mittelwahl führen können. Was aber sind das für Symptome?

Noch einmal müssen wir uns hier klarmachen, daß Krankheit auf der ‹Verstimmung› der energetischen Lebenskraft basiert. Daher braucht man also die Symptome und Zeichen, die diese Verstimmung der Lebenskraft besonders deutlich charakterisieren. Da aber jeder Mensch eine individuelle, nur ihm eigene Lebenskraft hat – wir Menschen sind nicht wie die Computer einer Firma alle gleich! –, benötigt man die individuellen Symptome eines jeden Patienten. So sind also nicht die Symptome, die ein Patient mit vielen anderen Patienten bei einer bestimmten Krankheit gleich hat, die wichtigen, sondern gerade die, die nur er allein aufweist. ‹Ich bin gefragt worden, was ich meine, wenn ich Anfängern sage: *behandle den Patienten und nicht die Krankheit*. Meine Antwort lautet immer etwa folgendermaßen: Das Symptom, das man bei einer bestimmten Krankheit selten findet, ist eines, das nicht eigentümlich für die Krankheit, sondern eigentümlich für den Patienten ist. Daher sind es die Eigentümlichkeiten des Patienten, die die Krankheit von allen Gliedern ihrer Klasse und von allen anderen dieser Klasse unterschieden, und die diese Krankheit, wie sie diesen Patienten ergriffen hat, zu einer Individualität durch sich selbst macht, die nur als etwas Individuelles behandelt werden kann. Diese Individualität im Patienten manifestiert sich durch eigentümliche Symptome, die fast immer deutlich sind, und nach denen der gewissenhafte Heiler immer Ausschau hält.› (Lesser Writings, S. 314) Hahnemann hat dasselbe in dem für die Mittelfindung so wichtigen § 153 seines Organon so ausgedrückt: Bei der Auffindung ‹eines homöopathisch specifischen Heilmittels ... sind die *auffallenderen, sonderlichen, ungewöhnlichen* und *eigenheitlichen* (charakteristischen) Zeichen und Symptome des Krankheitsfalles, besonders und fast einzig fest in's Auge zu fassen; denn *vorzüglich diesen, müssen sehr ähnliche, in der Symptomenreihe der gesuchten Arznei entsprechen,* wenn sie die passendste zur Heilung sein soll. Die allgemeinern und unbestimmtern: Eßlust-Mangel, Kopfweh, Mattigkeit, unruhiger Schlaf, Unbehaglichkeit, usw., verdienen in dieser Allgemeinheit, und wenn sie nicht näher bezeichnet sind, wenig Aufmerksamkeit, da man so etwas Allgemeines fast bei jeder Krankheit und jeder Arznei sieht.›

Das bedeutet also, daß der ganze Wust von Zeichen und Symptomen, der bei der Fallaufnahme zusammengekommen ist, gar nicht die Grundlage für die Mittelfindung sein kann, sondern nur der erste Schritt dazu. Man braucht zwar diese Gesamtheit der Symptome (Organon, § 7) und kann sich daher nicht um die Fallaufnahme drücken, denn in der dabei gefundenen Totalität sind die wahlanzeigenden Symptome enthalten; aber aus ihr muß nun eine Auswahl getroffen werden. All diese Zeichen und Symptome müssen nun noch einmal durchgegangen und einer Wertung unterzogen werden. Alles, was allgemein, gewöhnlich und üblich ist, kann unbeachtet bleiben, alles aber, was individuell und zum Patienten (nicht zur Krankheit!) gehörig ist, oder alles, was auffallender, sonderlich, ungewöhnlich, eigenheitlich, charakteristisch ist, muß herausgesondert werden – am besten abermals schriftlich!

Wenn beispielsweise 10 Patienten Grippe haben, dann werden sie alle über Symptome zu klagen haben, die bei dieser Krankheit üblich sind: Fieber, Kopf- und Gliederschmerzen, Schnupfen und andere katarrhalische Erscheinungen, Mattigkeit. Der eine aber wird trotz seiner Fieberhitze bis zur Nasenspitze zugedeckt sein und es auf keinen Fall ertragen, daß man ihn aufdeckt, ein anderer ist trotz seines Fiebers absolut durstlos, ein dritter ist – obwohl sonst friedlich und freundlich – derartig gereizt, daß sich keiner zu ihm ins Zimmer traut, ein vierter – sonst fröhlich und lebenslustig – ist depressiv und weint dauernd, ein fünfter bekommt am Gesäß einen Hautausschlag, ein sechster klagt über seine wahnsinnigen Schienenbeinschmerzen, die er inwendig in den Röhren verspürt, ein siebenter hat immer nur morgens Fieber, ein achter schläft immer nur, ein neunter bekommt mitternächtliche Unruheanfälle, springt aus dem Bett und läuft in der Wohnung herum, ein zehnter kann keinen Küchengeruch vertragen. Und so könnte man seitenlang fortfahren, solche individuellen Symptome aufzuzählen, die *nicht* zur Krankheit, sondern zum Patienten gehören. Alle sind sie entweder auffallend oder sonderlich oder ungewöhnlich oder charakteristisch und müssen daher aus der Menge der Symptome herausgeholt und für die Mittelwahl verwendet werden. Und wenn man gar noch die Causa findet, z. B. eine Durchnässung, eine Erkältung im kalten Wind, ein seelischer Kummer, nach der die Grippe aufgetreten ist, dann hat man mit Sicherheit die Symptome, die die wichtigsten in diesem Fall sind. Dasselbe gilt natürlich auch für chronische Erkrankungen, nur daß dabei – wie schon gesagt – die Symptomatik des ganzen Lebens interessant ist.

Nachdem also vom Homöotherapeuten bereits bei der Fallaufnahme eine gewaltige ‹Bemühung› und geistige Anstrengung abverlangt wurde, wird sie im Anschluß daran gleich noch einmal gefordert. Aber bei diesem ‹Herausfischen› der wahlanzeigenden Symptome handelt es sich nun um seine ureigenste Aufgabe: Dazu ist er Homöopath, damit er diese Kunst beherrscht. Alles andere war nur Vorarbeit, jetzt aber beginnt das ‹nachdenkliche Geschäft, was dem höhern Menschen-Geiste, der freien Überlegung, und dem wählenden, nach Gründen entscheidenden Verstande obliegt.› (Organon, S. 29) Denn nur in seltenen Fällen wird er das Glück haben, daß ein Patient ihm eine Symptomatik präsentiert, aus der er sogleich und ohne längeres Überlegen das Mittel erkennt, das dieser Patient braucht. In akuten Fällen, bei denen die Veränderungen gegenüber dem vorhergehenden relativen Gesundheitszustand meist deutlich und sowohl dem Patienten als auch dem Behandler auffallend sind, wird es öfter vorkommen, daß dem Homöotherapeuten das richtige Mittel sozusagen ‹entgegenspringt›. Aber bei chronischen Fällen ist das leider sehr selten. Hinzu kommt noch, daß ein Patient so gut wie nie das gesamte Arzneimittelbild, wie es im Buche steht, hervorbringt, sondern es werden meist nur einzelne, charakteristische Symptome sein, die das Simile deutlich machen. Es ist da wie bei einem Eisberg: Nur $^{1}/_{10}$ von ihm ist über der Wasseroberfläche zu sehen, während die übrigen $^{9}/_{10}$ unsichtbar bleiben. Man muß also von den sichtbaren $^{1}/_{10}$ Symptomen auf das ganze Mittel schließen. Da aber die meisten Mittel bei der Arzneimittelprüfung Symptomatiken hervorbringen, die an vielen Punkten untereinander ähnlich sind, ist die Aufgabe, die dem Homöotherapeuten gestellt ist, einigermaßen schwierig.

Was aber sind nun auffallendere, sonderliche, ungewöhnliche und eigenheitliche (charakteristische) Zeichen und Symptome? Um diese Frage zu beantworten, muß zunächst einmal festgestellt werden, daß dies von Fall zu Fall außerordentlich verschieden sein kann, daß es also nur relative Maßstäbe für die Bestimmung dieser Symptome geben kann. Da mag es Fälle geben, bei denen diese wahlanzeigenden Symptome sofort in's Auge springen, weil sie so dramatisch und deutlich sind, aber man wird auch andere Fälle erleben, bei denen überhaupt nur kleine und unbedeutende Symptome vorhanden sind, aus denen man diejenigen heraussondern muß, die noch einigermaßen die Bedingungen des § 153 erfüllen. Das liegt an der individuellen Unterschiedlichkeit der Patienten. Der eine Organismus schreit eben laut seine Symptome heraus, während der andere nur diskret flüstert. Und doch läßt sich bei fast allen ein Ansatz zur Mittelwahl finden. Allerdings hat der Homöopatherapeut dabei eine Arbeit zu leisten, die der eines Sherlock Holmes oder Hercule Poirot ähnlich ist: Er muß seine ‹kleinen grauen Zellen› erheblich in Aktion versetzen. Es ist eine Detektivarbeit reinsten Wassers, die er leisten muß. Daß sie nicht in fünf Minuten getan ist, versteht sich von selbst, aber sie lohnt sich in fast allen Fällen. Es kann da 1000 × 1000 Möglichkeiten geben, und wenn nun einige davon aufgezählt werden, dann nur deswegen, weil sie den Blick schärfen können für das, worauf es ankommt.

Ganz besonders auffallend wären z. B. paradoxe Symptome. Wenn ein Patient Zahnschmerzen hat, die durch Kauen verbessert werden, oder Halsschmerzen, die beim Schlucken harter Speise gelindert, aber durch Nichtschlucken verschlimmert werden, oder wenn er friert, aber die Ofenwärme nicht vertragen kann, oder wenn er warme Füße hat, sie aber als kalt empfindet, dann würden solche Dinge dem § 153 entsprechen.

Ebenso könnten alternierende Symptome auffällig sein. Ein Asthma wechselt mit Hautausschlägen, oder Rheuma mit Hämorrhoidenbeschwerden, oder Magenschmerzen mit Kopfschmerzen, usw.

Auch sogenannte ‹As-if-Symptome› (‹Als-ob-Symptome›) können für die Mittelwahl sehr wichtig werden. Sie haben ihren Namen daher, daß der Patient sagt, er habe ein Gefühl, als ob dies und das bei ihm vor sich ginge, z. B. stört ihn das Gefühl, als ob er ein Haar auf der Zunge hätte, als ob er einen Kloß im Halse habe, als ob eine Maus sein Bein herauflaufe, als ob er heißen Dampf eingeatmet habe, als ob ein Nagel in seinem Kopfe stecke, als ob ein Stein in seinem Magen liege, usw. usf. Es gibt sogar zwei Standardwerke (siehe Literaturverzeichnis), in denen die vielen Möglichkeiten solcher As-if-Symptome sytematisch erfaßt wurden. Wir hörten ja schon, daß gerade die ‹widrigen Empfindungen› in der Homöopathik eine ganz besonders wichtige Rolle spielen müssen. Diese Wichtigkeit wird dadurch noch erhöht, daß der Patient solche Empfindungen an Teilen hat, an denen klinisch nichts nachweisbar ist, daß es also wirklich nur ‹als-ob›-Empfindungen sind. Dadurch wird deutlich, daß diese Symptome sehr ‹zentral› sind, d. h. aus der Verstimmung der Lebenskraft unmittelbar stammen.

Auch sogenannte ‹Begleitsymptome› dürfen keinesfalls übersehen werden. Hierbei handelt es sich um Symptome, die zur gleichen Zeit, aber örtlich verschieden, mit dem geklagten Hauptleiden auftreten, und oft klinisch überhaupt nichts miteinander zu tun haben. Wenn z. B. bei einem Magenschmerz gleichzeitig ein Schmerz im Fuß auftritt, oder bei Dysmenorrhoe ein Halsschmerz, usw., dann spricht man von einem Begleitsymptom.

Oft können auch periodische Symptome wertvoll werden: ein Kopfschmerz, der alle 7 oder 10 oder 14 Tage regelmäßig auftritt, oder ein periodischer Durchfall, oder eine Neuralgie, die jeden Tag pünktlich zur gleichen Stunde wiederkehrt, müßten unbedingt zur Mittelfindung verwendet werden.

Als ganz grober Kunstfehler würde sich erweisen, wenn man die ‹Causa›, die auslösende Ursache, übersehen würde. Mit der Causa hat man ja die unmittelbare Veranlassung in's Blickfeld bekommen, die die Lebenskraft aus dem Gleichgewicht brachte; man hat sozusagen den Hebel zu fassen gekriegt, mit dem die Lebenskraft aus den Angeln gehoben wurde, und mit dem man nun auch die notwendige Korrektur vornehmen kann. Wenn sich eine Krankheitserscheinung deutlich als ‹Folge von› irgend etwas darstellt, hat man fast immer den Ausgangspunkt zur Mittelwahl gefunden. Diese Causa kann sowohl ein psychisches wie auch ein physisches Trauma sein. Kummer, enttäuschte Liebe, geistige Überanstrengung, usw. können die Lebenskraft genau so aus dem Takt bringen wie Durchnässung, Erkältung, Verletzungen oder Mangel an Schlaf, usw., und ihre dementsprechenden Folgen in verschiedensten Bereichen des Organismus haben, wobei in der Homöopathie Psyche und Soma als eine nicht zu trennende Einheit angesehen werden. Nach zwei Fakten in der Biographie eines Patienten sollte man wegen der Causa-Möglichkeit *immer* fahnden: Ob vielleicht eine Impfung oder eine Unterdrückung die auslösende Ursache seiner Krankheitserscheinungen war. Man würde niemals zum heilenden Mittel kommen, wenn eine dieser Möglichkeiten übersehen würde.

Wie wichtig es ist, eine solche Causa eruieren zu können, erlebt der Homöopath in seiner Praxis jeden Tag. Das eindrücklichste Erlebnis in dieser Sache hatte ich aber vor vielen Jahren mit einer 84jährigen Dame, die während einer Busfahrt in einer scharfen Kurve den Halt verlor und mit großer Wucht zu Boden und gegen die Wand des Busses geschleudert wurde. Sofort danach konnte sie sich vor Schmerzen nicht mehr rühren. Die Röntgenaufnahme im Krankenhaus ergab, daß ein Lendenwirbel und ein Brustwirbel gebrochen waren. Ich habe die Röntgenbilder selbst gesehen und werde sie nicht vergessen, weil die Brüche so markant ins Auge sprangen. Man behielt sie ein paar Tage unter schmerzstillenden Mitteln, die aber fast nichts nützten, im Krankenhaus und entließ sie dann als Pflegefall nach Hause. Dort lag sie absolut still im Bett, weil jede Bewegung rasende Rückenschmerzen erzeugte. Der behandelnde Hausarzt wollte mit dem Spritzen von Opiaten beginnen, weil – wie er sagte – da absolut nichts mehr zu machen sei. Die in der Röntgenaufnahme überdeutlich gewordene Osteochondrose verhindere zudem jegliche Hoffnung auf Heilung. Als Alternative aber versuchten wir es mit der Homöopathie. Hier gab es ja eine klare Causa: Es lag eine Nervenverletzung als Folge von einem Fall vor, die vor allem die Wirbelsäule betraf. (Kent II/315; I/453) Sie erhielt Hypericum C 12, 1× tgl. 5 glob. – und lief nach 14 Tagen wieder durch die Stadt, als hätte sie niemals zwei gebrochene Wirbel gehabt. Bis zu ihrem Tode zwei Jahre später blieb sie schmerzfrei, beweglich und rüstig. Ich selbst hätte es wohl nicht geglaubt, wenn ich es nicht mit eigenen Augen gesehen hätte. Nur ab und zu hatte sie leichte Anflüge von Rückenschmerzen, die aber auf Hypericum C 12 immer sofort wieder vergingen. Sie starb übrigens auf eine sehr merkwürdige Art und Weise, die nur deswegen hier noch erwähnt werden soll, weil sie einmal mehr eine Bestätigung der Hahnemann'schen Lehre von den ‹Local-Uebeln› ist: Schon jahrelang hatte sie in der rechten Claviculargrube einen etwa erbsengroßen, harten, schmerzlosen Knoten bemerkt, der sich aber nicht veränderte. Je älter sie wurde, desto ‹grieseliger› wurde ihre Gesichtshaut, auch zeigten sich mehr und mehr braune ‹Altersflekken› an der Stirn. Trotz aller Warnungen ging sie mit 86 Jahren zu einem Hautarzt, der ihr die Pigmentflecken operativ entfernte und den ‹Gries› und kleine Pickelchen der Gesichtshaut wegschmirgelte. Sofort danach wuchs der Knoten in der Claviculargrube rapide, und als er nach ein paar

Tagen (!) fast taubeneigroß war, ging sie zu einem Internisten, der sie dazu überredete, den Knoten operativ entfernen und einer histologischen Untersuchung unterziehen zu lassen. Nach der Exstirpation dieses Tumors gab es einen totalen Zusammenbruch, nichts funktionierte mehr, und sie starb langsam und qualvoll. Bis zu jener Schönheitsoperation war sie frei von Beschwerden und geistig und körperlich rüstig gewesen, von der Operation bis zu ihrem Tod vergingen etwa 4 Wochen. Die Obduktion ergab, daß ihr gesamter Körper von Krebs durchzogen war. Die Ärzte wunderten sich, daß sie überhaupt so lange und so beschwerdefrei gelebt hatte. Wie sagte doch Hahnemann: Die Lebenskraft setzt ein ‹Local-Uebel› nach außen, um innere Leiden zu ‹beschwichtigen›. Und er nannte es ‹verbrecherisch›, solche ‹Local-Uebel› künstlich zu beseitigen. (Organon, §§ 201–203)

Der geschilderte Hypericum-Fall macht außerdem noch deutlich, daß es durchaus auch klinische Symptome oder Zeichen sein können, die zur Mittelwahl verwendet werden. Die Hauptsache ist nur, daß sie einem der fünf Begriff aus dem § 153 entsprechen:

auffallendere
sonderliche
ungewöhnliche
eigenheitliche
charakteristische.

Und man sollte sich vielleicht merken, daß der Ausdruck ‹charakteristisch› sich nicht nur auf den Patienten, sondern noch viel mehr auf bestimmte Arzneimittel bezieht: Der Schmerz nach Verletzung von Nerven ist eben für Hypericum charakteristisch, Krankheitsfolge nach Impfung für Thuja, Durstlosigkeit bei Fieber für Pulsatilla, Abneigung gegen den (sonst geliebten) Ehemann für Sepia, Trunksucht vor den Menses für Selenium, rhythmische Musik bessert für Tarantula, usw., usf. Es gehört also schon zum Heraussondern der verwertbaren Symptome aus der Totalität eine ausgezeichnete Arzneimittelkenntnis.

Wenn man nun einige wertvolle Symptome herausgefischt hat, dann folgt ein weiterer Arbeitsschritt, für den sich unter den Homöopathen der Begriff ‹Hierarchisierung› eingebürgert hat. Und damit ist gemeint, daß diese Symptome in eine Reihenfolge gebracht werden müssen, die ihrem Wert für den betreffenden Fall entsprechen. Wie in einer Hierarchie, in der jeder einen Platz einnimmt, der seinem Rang und seiner Würde entspricht, müssen nun auch diese Symptome gewertet und dementsprechend in eine Rangfolge gebracht werden. Und dieser Rangfolge entsprechend vergleicht man dann die Symptome mit den Arzneimittelbildern. Dabei kommt – wie bei den eingekleideten Aufgaben in der Mathematik – alles auf den richtigen ‹Ansatz› an. Ist er verkehrt, wird auch die Lösung – trotz richtigen Rechnens – falsch sein. Ist er dagegen richtig, und rechnet man dann auch noch richtig, dann stimmt das Resultat.

Vergegenwärtigen wir uns zur Verdeutlichung ein Beispiel: Ein junger Mann leidet unter ‹Magenbeschwerden›, die sich hauptsächlich darin äußern, daß er bereits nach wenig Nahrungsaufnahme satt und so voll ist, daß der Magen regelrecht hervorquillt. Dazu gesellen sich Luftaufstoßen oder saures Aufstoßen mit Wasserzusammenlaufen im Mund und häufiges Sodbrennen. Trotzdem hat er manchmal ein starkes Salzverlangen. Oft wird er von Kopfschmerzen geplagt, die mit Augenflimmern einhergehen. Während er seine Symptome schildert, treten ihm Tränen in die Augen. Seine Beschwerden begannen nach einem großen Liebeskummer. Würde man nun bei der Mittelwahl mit den Magenbeschwerden beginnen, weil sie ja das Hauptleiden sind, dann würde z. B. ein Mittel wie Lycopodium in Sicht kommen. (Kent III/422; 430; 432; 435; 449) Aber diese Magensymptome, die zwar wertvoll sind, müssen dennoch hinter einigen anderen rangieren, da diese noch wertvoller, weil ‹zentraler›, sind: Folge von Liebeskummer (Kent I/70), Weinen beim Erzählen der Symptome (Kent I/145. Hier muß schon lange auf Empfehlung von Dr. Eichelberger Nat. m. nachgetragen werden!), Verlangen nach Salz (Kent III/485) und Augenflimmern bei Kopfschmerz (Kent III/68). Wenn man diesem Ansatz folgt, kommt man eindeutig auf Natrium muriaticum, das dann bei näherer Betrachtung auch noch die Magensymtpome hat, wenn auch nicht ganz so deutlich wie Lycopodium.

Der Arbeitsgang war also folgender: Während der Fallaufnahme (ca. 2 Std.) erzählte der junge Mann an die 100 mehr oder weniger wichtige Symptome. Aus ihnen wurden die 10 oben angeführten ausgesondert. Diese wiederum wurden hierarchisiert. Dann wurde mit der Mittelwahl beim wichtigsten Symptom begonnen, in diesem Falle: Folge von Liebeskummer, usw. Je ‹zentraler› ein Symptom ist, desto höheren Rang muß es in der Hierarchie einnehmen. Der Wert der Symptome nimmt also vom Zentrum zur Peripherie hin ab. Dabei sollte man nicht nur örtlich, sondern noch viel mehr funktional denken: Je mehr es aus der verstimmten Lebenskraft kommt, je deutlicher es deren Verstimmung signalisiert, desto höheren Rang muß es in der Hierarchie haben. Ein (krankhaftes) Gemütssymptom ist daher mehr wert als ein Magen- oder Nierensymptom, ein Kopfsymptom mehr als ein Fußsymptom, ein Lungensymptom mehr als ein Hautsymptom usw. Gar nichts wert zur Mittelwahl sind die Endresultate jahre- oder jahrzehntelanger Fehlfunktionen, wie z. B. Tumore, arthrotische oder sklerotische Veränderungen usw. Die Reihenfolge der Wertigkeit sieht also etwa so aus:

1. Gemütssymptome (und hier vor allem die, die sich auf Liebe oder Haß gegen andere oder das eigene Leben beziehen.)
2. Allgemeinsymptome (Symptome, die den ganzen Menschen betreffen, einschließlich seiner Reaktionen auf Kälte, Wärme, Wetter u. dgl.)
3. Schlaf, Sexus, Abneigungen und Begierden
4. Lokalsymptome (von oben nach unten)

Selbstverständlich müssen – wie schon erwähnt – immer und überall die Modalitäten der Symptome mit berücksichtigt werden. Manchmal sind auch diese so gravierend, daß sie in die Hierarchie aufgenommen werden müssen. Um nun den Vergleich einer Symptomengruppe, die nach § 153 des Organon ausgewählt und hierarchisiert wurde, und einem dazu passenden Arzneimittelbild vornehmen zu können, benötigt man in den meisten Fällen ein ‹Repertorium›. Während man in einer Arzneimittellehre unter dem Namen eines Mittels alle seine Symptome findet, sind in einem Repertorium unter dem Stichwort eines Symptoms alle Mittel verzeichnet, die zu diesem Symptom gehören. Liest man z. B. in einer Arzneimittellehre unter ‹Natrium muriaticum›, daß es Augenflimmern bei Kopfschmerz hat, so kann man im Repertorium unter dem Stichwort ‹Augenflimmern bei Kopfschmerz› außer Nat. m. noch die anderen Mittel sehen, die ebenfalls dieses Symptom haben. Hahnemann war der erste, der ein handschriftliches Repertorium benutzte, von Bönninghausen gab das erste gedruckte heraus, und Kent stellte ein bis heute gültiges, umfassendes zusammen. Es wird sicherlich noch für Generationen von Homöopathen das Standardwerk sein, wenn auch das eine oder andere Symptom durch die inzwischen erfolgten Arzneimittelprüfungen hinzugefügt werden muß.

Ohne ein solches umfassendes Repertorium wird man schwerlich chronische Krankheiten heilen können. Es ist das unentbehrliche Hilfsmittel des Homöotherapeuten. Aber es sei ganz deutlich gesagt: es ist nur ein Hilfsmittel! Und es darf erst benutzt werden, wenn die schwere Arbeit der Fallaufnahme, der folgenden Aussonderung der Symptome nach § 153 und der Hierarchisierung getan ist! Nie würde man zum Ziel kommen, wenn man alle Symptome des Patienten ungewertet repertorisieren würde. Anfänger und solche, die sich Mühe und Zeit sparen oder ‹schnelles Geld machen› wollen, mißbrauchen solch eine herrliche Sache wie das Kent'sche Repertorium immer wieder. Das Endergebnis sind Mißerfolge, verpfuschte Fälle und falsche Meinungen über die Homöopathie. Ein Repertorium ist also ein Computer in Buchform, in dem die Ergebnisse der Arzneimittelprüfungen gespeichert sind. In unseren Tagen ist man nun dabei, die Daten dieses Buches in Microcomputer einzugeben, und die Repertorisationsarbeit elektronisch vornehmen zu lassen. Das wird sicher in vielen Fällen Zeit ersparen. Aber auch der Computer kann und darf die Arbeit der Fallaufnahme und des Hierarchisierens nicht ersetzen! Er kann es auch gar nicht! Darum darf auch er erst benutzt werden, wenn dies alles geschehen ist. Die rein mechanische Arbeit des Auszählens kann er dann gut übernehmen.

Ein Repertorium – ob als Buch oder als Computer – kann man aber nur sinnvoll gebrauchen, wenn man sich in ihm auskennt. Was nützt mir ein Buch voller schöner Symptome, wenn ich nicht weiß, wo sie stehen? Der Homöopath muß sich also mit seinem Hauptwerkzeug innig vertraut machen. Wie der Priester regelmäßig sein Brevier zu lesen hat, so muß der Homöopath sein Repertorium studieren. Niemand denke, daß er schnell damit fertig wird. Dr. Voegeli sagte einmal, daß er nach 40 Jahren Umgang mit dem Kent'schen Repertorium immer noch Neues darin entdecke. So wird der Anfänger nur langsam im ‹Reich der Symptome› Fuß fassen, und nur tägliche Übung wird ihn voranbringen. Wer aber den oben beschriebenen Gang von der Fallaufnahme über die Aussonderung der Symptome nach § 153 und ihre Hierarchisierung lernen will, der muß die beiden Bände ‹Klassische Homöopathie› von Dr. O. Eichelberger (Haug-Verlag, Heidelberg) lesen. Darin wird ihm an über 600 verschiedenen Fällen gezeigt, wie diese Arbeit gekonnt gemacht wird, er lernt die notwendigen Gedankenschritte (bei all den vielen verschiedenen Möglichkeiten!) kennen, und kann selbst sein Kent'sches Repertorium aufschlagen und den Gang der Dinge mitverfolgen.

Auch in diesem Buch sind in dem Kapitel ‹Ein Blick in die Werkstatt› einige Fälle aufgeführt, die den Weg der Mittelfindung zeigen sollen. Hier soll nun nur noch abschließend das o.a. Beispiel des jungen Mannes mit seinen Magenbeschwerden durchrepertorisiert werden. Man erstellt sich dazu – wenn man noch keinen Computer besitzt – am besten ein Rasterschema, in das man die Symptome und die Mittel in der richtigen Reihenfolge einträgt:

	Folge von Liebeskummer (I/70)	Weinen beim Erzählen (I/145)	Verlangen nach Salz (III/485)	Augenflimmern bei Kopfschmerz (III/68)	Schnell satt (III/422)	Völle nach dem Essen (III/450)	Luftaufstoßen (III/430)	Saures Aufstoßen (III/432)	Wasseraufschwulken (III/435)	Sodbrennen (III/471)	
Ant. c	1					1	3		1	1	
Aur.	2					1					
Calc. p.	2		2					2	2	1	
Caust.	1		2		2		3	2	2	1	7/14
Cimic.	2					1					
Coff.	2						1	1		1	
Hell.	2						1		1	1	
Hyos.	3						1	1		1	
Ign.	3				2		1	3	2	1	
Kali. c.	1	2				2	1	2	2	2	7/12
Lach.	2			2		2	2	2	1	2	7/13
Nat. m.	3	3	3	3	2	2	1	3	2	2	10/24
Nux. m.	1				2	2	1		1	1	
Nux. v.	1				1	3		3	3	3	
Ph. ac.	3					1	1	2	1	1	
Sep.	1	3			2	1	1	2	2	2	8/14
Staph.	2						1	1	3	1	
Tarant.	1		2				3				

Wenn man alle Symptome mit den zu ihnen gehörenden Mitteln und ihren Wertigkeiten in solch ein Schema eingetragen hat, dann muß man eine kleine Rechenarbeit leisten. Zunächst einmal zählt man aus, welche Mittel am meisten vorkommen und hält dies in einer Ziffer fest. In unserem Falle kam Natr. mur. 10× vor, was bei einer Gesamtzahl von 10 Symptomen außerordentlich günstig ist. Sep. dagegen kam nur 8× vor, Caust., Kali. c., Lach. nur 7×. Beim Gebrauch eines Rasterschemas fällt das auch visuell sofort auf. Danach zählt man die Wertigkeiten zusammen und hält auch dies als Ziffer fest. Auf diese Weise erhält man einen Bruch, dessen Zähler die Häufigkeit des Vorkommens, und dessen Nenner die Gesamtwertigkeit angibt. Das Mittel, das am häufigsten vorkommt und die höchste Wertigkeit hat, dürfte das Mittel der Wahl sein.

Entscheidend aber ist, daß man den Ansatz richtig gemacht hat, d. h. daß man die Hierarchie richtig erstellt hat. Nur dann kann ein gutes Ergebnis dabei herauskommen. Und das Mittel, das dann als Simile oder Simillimum dem Patienten verschrieben werden soll, muß auch in den ersten Symptomen der Hierarchie besonders deutlich vertreten sein. In unserem Fall kann man sehen, daß Natr. mur. bei den ersten vier Symptome mit der höchsten Wertigkeit vorkommt. Wäre dies nicht der Fall, dann müßten Zweifel aufkommen, daß es das richtige Mittel ist. Nux. v. z. B. ist in den letzten fünf Sparten besonders hochwertig vertreten, aber es wäre dennoch nicht das heilende Mittel, weil diese letzten fünf Symptome nicht so ‹zentral› und wichtig sind, denn sie sind ja mehr lokaler Art. Schon an einem solchen Rasterschema kann man also sehen und studieren, wie unumgänglich notwendig es ist, immer die Gesamtheit der Symptome eines Patienten aufzunehmen. Mit den Magensymptomen allein würde man niemals sein heilendes Mittel finden!

Natürlich kann dieser allerletzte Teil der Mittelfindung, also das Repertorisieren, auch noch auf andere Weise geschehen. Wer ein so phänomenales Gedächtnis hat, daß er sich die einzelnen Sparten im Kent'schen Repertorium, die er aufschlagen muß, im Kopf merken kann, der kann diese ganze Arbeit auch rein visuell vollziehen. Wenn die Sparten aber größer und umfangreicher werden und z. B. 70 oder 100 Mittel enthalten, dann wird dies schon schwieriger. Man kann sich auch die – sehr zeitraubende – Arbeit machen, alle Sparten einzeln herauszuschreiben und dann miteinander zu vergleichen. Man hat in neuerer Zeit dafür Hilfsmittel entwickelt, die das alles erleichtern sollen. Z. B. wurden Lochkarteien entwickelt, deren letzte und am meisten dem Kent'schen Repertorium angeglichene die von Dr. Leers ist. Auch kommen – wie schon erwähnt – die nun auf dem Markt erscheinenden Microcomputer in Betracht, um diese Arbeit des Repertorisierens zu erleichtern.

Wenn man all diese Arbeitsschritte hinter sich gebracht hat, darf man aber noch immer nicht den Rezeptblock zücken, sondern muß unbedingt noch ein paar Gedanken daran geben, um zu überprüfen, ob das auch wirklich richtig ist, was bei der ganzen Rechnerei herausgekommen ist. Auch hier ist es wie bei der Mathematik: man muß aus Sicherheitsgründen noch die Probe machen, ob die Lösung der Aufgabe stimmt. Man schlägt also noch einmal eine gute und vollständige Arzneimittellehre auf und vergleicht, ob das gefundene Mittel auch tatsächlich für den Patienten zutrifft, ob also der ‹Geist› des Mittels der ‹Idee› des Falles entspricht. Es gibt z. B. einige ‹große› Mittel, wie etwa Sulfur, Calcarea, Phosphor, Silicea, die so häufig geprüft wurden und einige tausend Symptome hervorgebracht haben, daß sie bei einer verwaschenen Fallaufnahme und Hierarchisierung mit Vorliebe am Ende ‹herauskommen›. Der Anfänger wird sich wundern, daß er fast immer eines dieser großen Mittel am Ende seiner Repertorisation als Ergebnis hat. Die Probe am Schluß muß dann zeigen, ob es wirklich gerechtfertigt ist, dieses Mittel auch zu verschreiben.

Und es gibt ebenfalls eine ganze Reihe von Mitteln, die manchmal einem Fall durch ihre Symptomatik ähnlich zu sein scheinen, von denen man aber weiß, daß sie nicht die Kraft haben werden, diesen Fall zu heilen. Würde man z. B. mitten im Verlauf einer Pneumonie zu einem Mittel wie Aconitum kommen, so wäre es ein Fehler, dieses Mittel zu geben: es würde den Fall nicht heilen, und wertvolle Zeit würde verloren gehen. (Aconitum kann immer nur in den ersten 24–36 Stunden einer solchen Erkrankung in Frage kommen, und wird dann, wenn es paßt, coupieren, aber später ist es absolut wertlos!) ‹Wenn bei einer Pneumonie im Stadium der Hepatisation die Symptome auf Arsenicum hindeuten, wird der Patient sterben, wenn Arsenicum verschrieben wird, denn dieses Mittel ist nicht tief genug wirkend, um diese Infiltration zu erreichen: Sulfur, Lycopodium, Phosphorus, Calcarea, usw. müssen diese Arbeit übernehmen, wo Arsenicum keine Fortschritte bringen könnte. Eines dieser Mittel wird die Lungen in ein paar Stunden säubern bei gleichzeitigem Verschwinden aller Symptome, die mit der Infiltration zusammenhängen, und der Patient, befreit von der Last, wird schnell seine Gesundheit wiedererlangen ...› (J. T. Kent, Remedies Related to Pathological Tissue Changes, in ‹Science And Art of Homoeopathy›, Indian Books and Periodicals Syndicate, New Delhi, S. 18ff.). In diesem eben zitierten Aufsatz macht Kent noch auf weitere Möglichkeiten solcher Fehlverordnungen aufmerksam, wenn es sich um Fälle handelt, bei denen bereits Gewebsveränderungen vorliegen. Weil die Arzneimittelprüfungen ja nie so weit ausgedehnt werden, bis Gewebsveränderungen wie z. B. Tumore, Infiltrationen, Verhärtungen, Knochencaries, usw. auftreten, müsse man aus der klinischen Erfahrung lernen, welche Mittel die Kraft hätten, solche Veränderungen zu heilen. Darum müsse in solchen Fällen sowohl die Symptomatologie des Patienten als auch die Pathologie entscheiden, welches Mittel er benötige. Und wieder einmal sehen wir, welch Unsinn es wäre, Homöopathie ohne klinische Diagnose zu betreiben. Aber wir sehen auch, wie wichtig es ist, nach aller Repertorisation noch einmal eine Überprüfung des Ergebnisses vorzunehmen, um Sicherheit darüber zu erlangen, daß das gefundene Mittel auch tatsächlich das richtige ist. Übrigens ist das der Grund dafür, daß Kent in sein Repertorium einige rein klinische Rubriken aufgenommen hat, wo er Mittel aufführt, die mit Sicherheit schon solche Zustände geheilt haben.

Ein paar Gedanken müssen noch an ganz besonders schwierige Fälle gewendet werden. Da gibt es auf der einen Seite Patienten, die ausgesprochen symptomenarm sind. Man darf diese aber nicht verwechseln mit jenen, die zwar Symptome haben, aber maulfaul sind und sie nicht erzählen. Und es geht auch nicht um diejenigen, bei denen der Homöotherapeut zu faul war, den Fall gründlich aufzunehmen. Sondern es geht um die – übrigens sehr seltenen – Patienten, die tatsächlich nur eine einzige Sache zu klagen haben und sonst nichts. Hahnemann nennt dies eine *einseitige* Krankheit. (Organon, §§ 172–184) Wenn z. B. ein Patient an einer hartnäckigen Akne leidet, sich aber sonst rundherum wohl fühlt, und trotz gründlichster Anamnese nichts anderes mehr gefunden werden kann, dann hat man solch einen einseitigen Fall vor sich, der trotzdem ein chronisches Miasma – im Verborgenen wirkend – vermuten läßt (ebd. § 173). Nun ist der Homöotherapeut grundsätzlich machtlos, wenn er keine Symptome hat: ‹Alle heilbaren Krankheiten geben sich dem intelligenten Arzt durch Zeichen und Symptome zu erkennen. Darum sind Krankheiten unheilbar, wenn sie sich nicht durch Zeichen und Symptome zu erkennen geben.› (Lesser Writings, S. 205) In dem Fall der einseitigen

Krankheiten aber gibt Hahnemann die Anweisung, einen ‹Trick› anzuwenden, um doch noch zu Symptomen zu kommen. Man soll zunächst ein Mittel einsetzen, daß den wenigen Symptomen der einseitigen Krankheit am nächsten kommt. (Organon, § 177) Wenn man Glück hat, ist dies dann schon das heilende Mittel (ebd. § 178). In den meisten Fällen aber wird dieses Mittel neue Symptome beim Patienten hervorrufen, die sogar zu seinem eigenen Arzneimittelbild gehören können, ‹die aber doch zugleich, obschon bisher noch nicht oder selten gefühlte Beschwerden der Krankheit selbst sind›. (ebd. § 180) Man hat also sozusagen ‹schlafende Hunde geweckt›, man hat ‹in's Wespennest gestochen›, und die Symptome, die dabei hervorkommen, muß man dann zur Wahl des neuen Mittels verwenden (ebd. §§ 181–183) Es kann sein, daß nach einiger Zeit dann auch dieses Mittel noch einmal aufgrund neuer Symptome gewechselt werden muß (ebd. § 184). So ‹kitzelt› man aus einem einseitigen Fall doch noch Symptome heraus und kann ihn deswegen heilen.

Auf der anderen Seite gibt es die Fälle, die wegen der Überzahl von Symptomen absolut unübersichtlich zu sein scheinen. Besonders bei Hypersensiblen und Hysterischen kann man sich oft der Flut von Symptomen nicht erwehren, von denen der größte Teil ‹nervös oder reflex› ist, wie J. H. Allen sagte, und darum für die Mittelwahl nicht besonders wertvoll. Hier ist die Schwierigkeit genau so groß wie bei den einseitigen Krankheiten, denn hierbei besteht die Möglichkeit, den ‹Wald vor lauter Bäumen nicht zu sehen›. Man darf sich dabei nicht von den viel zu vielen und dauernd wechselnden Symptomen aus dem Bereich des Gemüts oder des reflektierenden Nervensystems beirren lassen, sondern muß Ausschau halten nach den paar handfesten, beständigen Symptomen, die den Patienten oder das Miasma charakterisieren. Man muß also über den ‹Schaum an der Oberfläche hinwegschauen› und tief in den Fall ‹hineintauchen› (Allen). Dazu gehört schon einige Erfahrung im Umgang mit den chronischen Miasmen. ‹Die Erfahrung bringt den gewissenhaften Verschreiber bald dazu, all die besonderen Symptome zu notieren und die unbeschreiblichen Faseleien wegzulassen, denen kranke Leute sich hingeben können; jedoch ist es wichtig, in der Beurteilung korrekt zu sein.› (Lesser Writings, S. 426) Aber wenn auch hier die Regeln der Homöopathik angewendet werden sowohl bei der Fallaufnahme als auch später beim Verlauf der Kur, kann es hier Heilung geben. Aber Vorsicht! Wenn bei diesen Fällen im Verlauf der Kur für jede

Kleinigkeit ein Mittelchen verschrieben wird, erhält man ein einziges Durcheinander von Symptomen, und aus diesem Labyrinth findet man nur selten heraus!

Und noch etwas ganz anderes muß erwähnt werden, was in das Kapitel ‹Mittelfindung› gehört: Der Homöotherapeut sollte für einige akute Notfälle die Mittelbilder bestimmter Mittel immer im Kopf haben, damit er dann nicht lange suchen muß, wenn er sie braucht. Denn auch für eine ganze Reihe von Notfällen, Verletzungen und Unfällen ist die Homöopathie zuständig. Man muß nur dabei berücksichtigen, daß sie dringend notwendige chirurgische Maßnahmen nicht ersetzen kann. Wunden säubern, nähen oder verbinden, Blutungen abbinden, Knochenbrüche schienen, Fremdkörper entfernen – das alles muß natürlich manuell geschehen. Aber überall da, wo die Lebenskraft angesprochen werden muß – auch im Notfall –, kann sie oft Wunder wirken, wenn man das richtige Mittel hat! Darum sollte man im Kent die Rubriken Wunden (Kent I/454), Verletzungen (I/453), Verbrennungen (I/452), Schock (I/438), Schlaganfall (I/438), Ohnmachten (I/428), Konvulsionen (I/417), Kollaps (I/417), Katalepsie (I/416), Chorea (I/411), Blutung (I/409) usw. lesen und die darin vorkommenden Mittel genau studieren. Das war für die alten homöopathischen Haus- und Landärzte eine Selbstverständlichkeit, eine Taschenapotheke immer bei sich zu haben, aus der sie im Notfall sofort ein paar Kügelchen holten und dem Betroffenen – auch dem Bewußtlosen – zu meist schlagartiger Hilfe unter die Zunge schoben.

Wie man sieht, ist die Mittelfindung in der Homöopathie keine leichte und schnelle Angelegenheit. Wer sich dem dabei erforderlichen Aufwand an Zeit, Mühe, Geist und Liebe zum Patienten und zur Sache nicht unterziehen will, sollte in jedem Fall die Hände von der Homöopathie lassen! Er würde sich und anderen keine Freude machen, wenn er es doch versuchte, ‹Homöopath› zu sein. Andererseits hoffe ich doch, daß wenigstens ein bißchen von der schönen, spannenden und lohnenden Aufgabe deutlich geworden ist, die den erwartet, der es Hahnemann ‹genau nachmachen› will. Es ist tatsächlich eine Detektivarbeit, die mit jedem Fall wieder neu und anders ist, weil sich nie zwei Fälle gleichen. Langeweile und Eintönigkeit gibt es dabei nicht, und der Geist bleibt immer im Dienst des Nächsten beschäftigt. Und sicher gehört zu all dem auch eine bestimmte Geisteshaltung: ‹Soviel warne ich im Voraus, daß Indolenz, Gemächlichkeit und Starrsinn vom Dienste am Altare der Wahrheit ausschließt, und nur Unbefangenheit und unermüdeter Eifer zur heiligsten aller menschlichen Arbeiten befähigt, zur Ausübung der wahren Heilkunst. Der Heilkünstler in diesem Geiste aber schließt sich unmittelbar an die Gottheit, an den Weltenschöpfer an, dessen Menschen er erhalten hilft, und dessen Beifall sein Herz dreimal beseligt.› (Organon, S. 5f.)

10

DIE MITTEL

Natürlich ist es unmöglich, alle Mittel, die in der Homöopathie verwendet werden, nun aufzuzählen und vorzustellen. Dazu muß man eine gute und große Arzneimittellehre durchstudieren. Es soll hier nur kurz beleuchtet werden, was für verschiedene Möglichkeiten der Mittelherstellung es geben kann. Theoretisch gibt es nichts, was nicht als Ausgangsstoff für eine Hochpotenz dienen könnte. Erst die Arzneimittelprüfung offenbart, ob der betreffende Ausgangsstoff eine Nachricht für den Organismus enthält oder nicht. Man hat sogar schon die Elektrizität, den Nord- und den Südpol des Magneten oder Röntgenstrahlen potenziert. Man ließ deren Kräfte längere Zeit auf Milchzucker einwirken und verrieb ihn dann nach Hahnemann'scher Vorschrift. Die Arzneimittelbilder, die dabei ‹herauskamen›, kann man in älteren Arzneimittellehren studieren. Oder es wurden moderne Arzneimittel der chemischen Industrie geprüft. Auch sie haben ihre Wirkungen.

Die meisten Homöopathica haben allerdings Pflanzensäfte oder -verreibungen als Ausgangsstoffe. Über ⅔ aller Mittel sind ‹pflanzlich›, manche davon sehr tiefwirkend, die meisten aber kleinerer Art. Ein anderer, geringerer Teil der Mittel stammt von Tieren. Manchmal wird das ganze Tier verrieben, wie z. B. die Ameise (Formica rufa), die Biene (Apis), die Wespe (Vespa) oder bestimmte Spinnen (Aranea diadema, Tarantula, usw.). Manchmal wird nur ihr Gift potenziert, wie z. B. die Schlangengifte (Lachesis, Crotalus horridus, Elaps, Naja, usw.), oder ihre Drüsenausscheidungen, z. B. vom Skunk (Mephitis putorius) oder vom Tintenfisch (Sepia). Diese Mittel haben meist eine verhältnismäßig tiefe Wirkung.

Ein anderer Teil ist mineralischer oder metallischer Art, wobei manchmal die reinen Elemente (wie z. B. Gold, Silber, Kupfer, Eisen, Schwefel, Phosphor usw.) oder ihre Verbindungen (wie z. B. Calcium phosphoricum, Kalium phosphoricum, Cuprum arsenicosum, Natrium sulfuricum usw.) verwendet werden. Hierunter befinden sich sehr viele tief und konstitutionell wirkende Mittel.

Auch aus Krankheitsprodukten stellt die Homöopathie Arzneien her, die man ‹Nosoden› nennt. Sie verfehlen – wenn sie passen! – nie ihre Wirkungen auf den Patienten. Zu jedem der Miasmen gehört eine spezifische Nosode:

Psora	– Psorinum (Sekret der Krätzebläschen)
Sycosis	– Medorrhinum (Gonococceneiter)
Syphilis	– Luesinum oder Syphilinum (Schankersekret)

Tuberkulinie – Tuberculinum (Verschiedene Herstellungsformen aus menschlichem oder tierischem tuberkulös infiltriertem Gewebe oder Bazillenkulturen)

Daneben gibt es noch eine Reihe anderer Nosoden, die zu bestimmten Erkrankungen gehören, z. B. Scarlatinum, Morbillinum, Pertussinum, usw. Aus allen nur möglichen Bakterienkulturen oder Krankheitsprodukten gibt es Nosoden. Auch hier ist es wieder wie bei den übrigen Homöopathica: Manche wirken tief, manche haben nur einen kleinen Bereich. So kann z. B. Carcinominum sehr tief und umstimmend (besonders bei Kindern) wirken, während etwa Anthracinum fast nur bei einer bestimmten Art von Karbunkeln – da aber ausgezeichnet! – und Pyrogenium bei septischen Zuständen ihr Wirkungsfeld haben. Einzelheiten dazu muß man natürlich in den entsprechenden Arzneimittellehren studieren.

Wenn man sich Auto-Nosoden herstellt (aus Krankheitsprodukten des eigenen Körpers wie z. B. Eiter, Urin, Blut, Nasensekret, Nierensteinen, usw.), dann ist das schon nicht ganz astreine Homöopathie mehr, sondern beinahe Isopathie. Solche Mittel bringen auch keine Heilung, sondern dienen meist nur zur Desensibilisierung. Ganz offensichtlich ist hierbei die Potenzierung das Entscheidende. Es ist doch geradezu geistlos, bei der sogenannten ‹Eigenblutbehandlung› dem Menschen Blut aus der Vene zu entnehmen und dasselbe wieder in irgendeinen Gesäßmuskel einzuspritzen. Mehr als eine unspezifische Reaktion (oder ein Spritzenabszeß) kommt dabei nicht heraus. Wenn ich einmal kräftig in's Klavier trete, gibt das auch einen Ton – aber einen unschönen. So kann man auch mit einer unpotenzierten Eigenblutinjektion die eine oder andere Reaktion auslösen, aber meist eine unschöne. Wird dagegen das Blut hochpotenziert, etwa bis zur C30, dann befreien ein paar Tropfen davon manchen Heuschnupfenpatienten für einen Sommer von seinen Leiden. Hier darf man allerdings die Schüttelschläge nicht sparen. Wenn man nach dem Centesimalsystem potenziert, dann sollten es schon von Stufe zu Stufe 100 Schüttelschläge sein. Eleganter ist es allerdings, mit einem passenden Antipsoricum in der schnupfenfreien Zeit die allergische Veranlagung auszurotten und damit den Patienten, und nicht nur seinen Heuschnupfen, zu heilen.

Eines ist sicher: Ein echter Homöopath hat ein Leben lang zu tun, um Arzneimittel und ihre Symptomatiken zu studieren.

11

DAS REZEPTIEREN

Leider ist für die meisten Homöotherapeuten in unserer Zeit etwas verloren gegangen, was Hahnemann als unabdingbar für einen Homöopathen forderte: Das Selbstdispensierrecht. (Organon, § 264, 265, 271) Jeder echte Heilkünstler müsse seine Arzneien genau kennen, sie deswegen auch selbst herstellen und mit eigener Hand dem Patienten verabreichen. Für diese Forderung und ihre Durchsetzung für sich handelte er sich viele Feinde ein. Heute ist dies alles gesetzlich geregelt. Homöopathica sind – wenigstens bei uns in der BRD – apothekenpflichtig. Daran läßt sich nichts deuteln.

Wenn man schon keinen Einfluß auf die Herstellung der Mittel haben kann, sollte man wenigstens bei der Verordnung darauf achten, daß die Apotheke Mittel abgibt, die von anerkannt homöopathisch arbeitenden Firmen stammen. Ansonsten ist das Rezeptieren verhältnismäßig einfach. Man vermerkt den Namen des Mittels, die gewünschte Potenz, die Form des Mittels und das Abgabegewicht. Dahinter setzt man die gewünschte Firma. Dann folgt die Einnahme-Anweisung. Also z. B.:

Sulfur LM XVIII, dil. 10,0, O. P. Arcana
S Vor dem Schlafengehen 3 Tr., vorher
10× schütteln.

oder:

Aconitum D6, dil, 10,0, O. P. DHU
S 8 + 16 Uhr 5 Tr.

oder:

Lachesis C30 glb.
D.tal.dos. II, glb. Nr. V.
S 15. 10. 83, 22 Uhr } je 5 glb. lutschen
16. 10. 83, 7 Uhr }

oder, wenn man einen Komplex herstellen lassen will:

Solidago D2	4.0
Petroselinum D6	2.0
Betula alba D6	2.0
Ononis D6	2.0
MDS 2× tgl. 5 Tr.	

Wenn man schon die Arzneimittel nicht selbst abgeben darf, dann lohnt es sich, eine Apotheke des Vertrauens zu haben, bei der man sicher sein kann, daß sie auch tatsächlich lege artis hergestellte Mittel abgibt. Auch bei dieser außerordentlich wichtigen Sache darf nicht geschlampt werden! Denn Mittel, die nicht lege artis gefertigt sind, wirken nicht. Und es muß leider gesagt werden, daß manche Apotheker noch nichts von der Homöopathik verstehen! Wo z. B. bei der Herstellung die stufenweise Verdünnung und das dazugehörige Schütteln oder Verreiben ausgelassen werden, kann man das schönste Simillimum verordnen, aber es wird nichts nützen. So sollte man sicher sein, daß alles, was mit der Verschreibung zusammenhängt, mit äußerster Sorgfalt geschieht. Am besten schärft man auch dem Patienten genau mündlich und schriftlich ein, wie er das Mittel einzunehmen hat, und sorgt dafür, daß er nicht von sich aus das Mittel wiederholt. Denn selten kann der Patient beurteilen, wann eine Mittelwiederholung richtig ist.

Natürlich kann man Homöopathica auch spritzen. Dadurch wird aber die Wirksamkeit einer Hochpotenz nicht verstärkt. Die orale Einnahme, ja sogar das Riechen oder das Einreiben in die Haut genügen. Nur bei akuten, lokalen Schmerzzuständen, wie z. B. Ischialgien, kann man u. U. sehr schnelle Wirkungen erzielen, wenn man das Simile auf Akupunkturpunkte intracutan quaddelt. Die in Frage kommenden Akupunkturpunkte in der Nähe des Schmerzgeschehens sucht man am besten mit einem Punktsuchgerät. Sie werden sich in fast allen Fällen als äußerst schmerzempfindlich darstellen. Wenn eine solche Ischialgie z. B. durch Verheben oder Durchnässung entstanden ist, wird man mit ein paar Quaddeln Rhus tox. D 30 erstaunliche Wirkungen erzielen. Ist sie durch eine Reizung des Nervs bedingt, wird Hypericum D 30 denselben Effekt erbringen. Ist sie Folge einer Prellung, käme Arnica D 30 in Frage, usw. Die Wirkung solcher Quaddeln ist aber oft nur vorübergehend, und wenn dann eine Wiederholung nichts mehr bringt, muß man bereits nach einer chronischen Krankheit forschen. Im übrigen aber ist es völlig unnötig, Homöopathica zu spritzen. Sie sollen ja ein energetisches Signal, eine Nachricht, ein Programm, an die Lebenskraft geben, und dies wird an jeder Stelle des Organismus angenommen.

12

DER VERLAUF DER KUR

Hat man die erste große Schwierigkeit in der homöopathischen Behandlung – nämlich die Findung des passenden Arzneimittels – hinter sich, dann folgt sogleich die zweite. Und sie ist nicht weniger groß als die erste. Wenn man nämlich ein Simile oder ein Simillimum verschrieben hat, und wenn dieses Mittel vom Patienten eingenommen wurde, *dann hat man dadurch einen Prozeß in Gang gesetzt, der nun unerbittlich abläuft*. Und für den Erfolg der Kur, für die Heilung des Patienten, hängt nun alles davon ab, daß der Homöotherapeut diesen Prozeß beobachten und richtig beurteilen kann. Die meisten Fehler bei einer homöopathischen Kur werden *nach* Verabreichung des Mittels gemacht, wenn der Behandler die Äußerungen des Organismus, die nun als Reaktion auf die Mittelgabe folgen, nicht versteht. Wenn man dann das Mittel zu früh wiederholt oder gar wechselt, dann hat man u. U. alles zunichte gemacht, was an Heilung bei dem Patienten begonnen hatte, und dieser Schaden ist oft nicht wieder gutzumachen. Es bedarf also auch nach der Verabreichung des richtigen Mittels wieder der guten Beobachtungskunst und der genauen Kenntnis der Regeln der Homöopathie, um eine Kur zum guten Erfolg zu führen.

Zu allererst muß man sich auch hierbei wieder klarmachen, daß das richtige Homöopathicum ja nicht unmittelbar auf chemisch-materiellem Wege angreift, sondern die Lebenskraft, das Steuerungszentrum des Organismus, beeinflußt. Daraus ergibt sich, daß die am Patienten ablesbaren Wirkungen anderer Art sein müssen als die, die eintreten, wenn man dem Kranken eine materielle Arznei verabreicht. Im letzteren Falle müßte – wenn das Mittel richtig ist – sich alsbald eine Veränderung in den Geweben, Organen oder Bereichen zeigen, auf die das Mittel gerichtet war. Bei einer homöopathischen Behandlung dagegen muß die Wirkung zuerst am Zentrum deutlich werden. Und dies zu beobachten, festzustellen und zu beurteilen ist ungleich schwieriger, da zentrale Veränderungen häufig objektiv nicht sofort faßbar, schon gar nicht meßbar, sind. Auf jeden Fall gilt aber auch hierbei wieder, daß es allein die Zeichen und Symptome sind, die als Sprache des Organismus dem beobachtenden Therapeuten Auskunft geben, ob der Organismus auf dem Weg der Heilung ist oder nicht. Also darf auch nach der Mittelgabe die Beobachtung der Zeichen und Symptome nicht aufhören.

Häufig hört man die irrige Meinung, daß eine homöopathische Behandlung zwar ungiftig sei, aber eben langsamer wirke. Solche Ansicht kann nur aus absoluter Unkenntnis geäußert werden. Nichts kann so schnell und so schlagartig wirken als ein homöopathisches Simillimum – wenn der Fall es erwarten läßt. Es kommt eben hierbei darauf an, wie tief sich die Krankheit auf die Lebenskraft eingeprägt und wie weit sie sich im Organismus vorangefressen hat, wie schwer sie ist und wie weit sie bereits ernsthafte Veränderungen in Organen oder Geweben hervorgerufen hat. Auch hierbei spielt also die Individualität des Patienten eine Rolle. Junge Menschen und Kinder werden leichter zu heilen sein als alte Leute, ein banaler grippaler Infekt schneller als ein Typhoid, eine jüngst aufgetretene Arthritis einfacher als eine Altersarthrose usw. Es ist eine Banalität, wenn wir feststellen, daß selbstverständlich auch in der Homöopathie die Diagnose und Prognose in der Beurteilung des Verlaufs eines Falles die ihnen gebührende Rolle spielen. Aber wenn man einen heilbaren Fall hat, dann wird man immer wieder mit Staunen erleben, wie sich Hahnemann's ‹schnell, sanft und sicher› in bezug auf die homöopathische Heilung bewahrheitet.

Oft kann man schon aus der Mittelwahl schließen, ob ein Fall schnell oder langsamer zu heilen ist. Dies gilt besonders für akute Krankheiten. Ist z. B. aufgrund der Symptomatik des Patienten bei einem grippalen Infekt Aconitum angezeigt, dann wird man daraus schließen können, daß das Mittel schnell wirkt. Aconitum ist ein ‹stürmisches› Mittel (Sturmhut), das innerhalb von 24 Stunden seine Wirkung zeigen muß. Ist innerhalb dieses Zeitraumes nichts geschehen, dann war es das falsche Mittel und muß gewechselt werden. Zu seiner typischen Symptomatik gehört es, daß das Fieber und die Krankheitserscheinungen plötzlich und schnell auftreten. Genau so muß es auch wirken. Kommt man dagegen aufgrund der Symptomatik zu Gelsemium, dann wird man erwarten können, daß die Wirkung nicht so prompt ist. Gelsemium ist für grippale Infekte angezeigt, die sich langsam ‹anschleichen›. Das Fieber wird sich nicht innerhalb von Stunden – wie bei Aconitum – bis zu seinem Höhepunkt entwickeln, sondern dafür 2–3 Tage brauchen, und es wird auch nicht so hoch und so stürmisch sein wie bei Aconitum. Dementsprechend wird auch die Heilung des ganzen Falles langsamer vor sich gehen. Und so ähnlich ist es mit vielen anderen Mitteln, worüber man sich im Einzelnen aus den Arzneimittellehren informieren muß. Dennoch wird man immer schon sehr frühzeitig aus zentralen Symptomen schließen können, daß die Wirkung des Mittels – ob schnell oder langsam – eingesetzt hat. Im Falle eines grippalen Infektes kann dies etwa daran erkannt werden, daß der Patient in einen guten Heilschlaf fällt, oder sagt, daß er sich allgemein besser fühle, oder ein kritischer Schweiß ausbricht, oder die Fieberkurve einen Abwärtsknick erhält, usw. Am besten verdeutlichen wir uns das an einem Fallbeispiel:

Eines Nachmittags rief eine Kollegin an und erzählte, daß ihr 11jähriger Sohn vor zwei Tagen krank von der Klassenreise nach Hause gekommen sei und sich mit Fieber ins Bett gelegt habe. Am Tage darauf sei das Fieber bis 39,5° gestiegen, und weil sich ein trockener Husten und ein deutliches Nasenflügelatmen eingestellt hatten, habe sie den Kinderarzt gerufen, der einwandfrei eine Lungenentzündung diagnostiziert und eine Packung eines Antibioticums dagelassen habe, das der Junge unbedingt nehmen müsse. Sie wolle ihm aber kein Antibioticum geben. Nun stellten wir die individuellen Symptome des Jungen zusammen:

1. Er war auf einer Wanderung während der Klassenreise total durchkältet und durchnäßt worden. 2. Sein Husten war sehr schmerzhaft, besonders unter dem Brustbein. 3. Der ganze Brustkorb tat ihm weh, und zwar so sehr, daß er ganz still lag, weil jede Bewegung verstärkte Schmerzen hervorrief. 4. Er war stark verstopft. 5. Er hatte einen großen Durst und trank auffallend viel und gierig. 6. Sein sonst ausgesprochen friedlicher Gemütszustand hatte sich verändert: er war so gereizt und konnte so zornig werden, daß er sogar mit Gegenständen nach seiner Mutter warf. Diese Symptome machten klar, daß der Patient nach Bryonia rief. Seine Mutter hatte es in der D 12 vorrätig. Sie löste 10 Kügelchen davon in einem Glas Wasser auf, wovon er jede ½ Stunde einen Schluck nehmen sollte. Er nahm aber nur zwei Schlucke, denn nach ¾ Stunden schlief er ein. Als er am nächsten Morgen nach ruhiger Nacht erwachte, betrug die Temperatur 37,4° und am Mittag 36,8°. Als der Kinderarzt am Nachmittag vorbeisah, konnte er nur feststellen, daß die Lungen frei waren. Er erklärte den Jungen für gesund und freute sich, daß sein Antibioticum so schnell geholfen hatte. (Die Mutter wollte es sich nicht mit ihm verderben und hatte ihm deswegen nichts von den Kügelchen erzählt.)

Dieser Fall zeigt noch einmal sehr deutlich, daß es bei homöopathischer Behandlung vor allem auf die Symptome ankommt, die aus dem Zentrum stammen und die den Patienten charakterisieren: Die Krankheit hatte den sonst friedlichen und anhänglichen Jungen so verändert, daß er sich zu gewaltigen Zornesausbrüchen seiner Mutter gegenüber hinreißen ließ. (Kent: Reizbarkeit bei Fieber, I/80) Die Causa war eindeutig: er hatte sich durchnäßt und erkältet (Kent I/504), die Verschlimmerung durch Bewegung war die herausragende Modalität (Kent II/245) und der typische Schmerz unter dem Brustbein beim Husten (Kent II/245) waren Bryonia, wie es im Buche steht. Wie die Krankheit nun hieß, ob und welche Bakterien vorhanden waren und welche Gewebe im einzelnen infiltriert waren, spielt gar keine Rolle. Wenn man so will, hieß die Krankheit ‹Bryonia›, eine Bryonia-Bronchopneumonie. Dementsprechend reagierte der Junge auch auf das Mittel. Der alsbald eintretende Heilschlaf zeigte, daß hier die Heilung eingesetzt hatte.

Zwei ganz wichtige Regeln kann man aus diesem exemplarischen Fall noch lernen: Erstens, daß ein Mittel um so schneller, eindrücklicher und nachhaltiger wirkt, je genauer es dem Fall entspricht. Bedienen wir uns hier wieder der Analogie aus der Elektrizität: Will man ein Radio- oder Fernsehprogramm hören oder sehen, dann muß man an seinem Gerät den gewünschten Sender einstellen, d. h. man muß die richtige Wellenlänge, die richtige Sendefrequenz, erwischen. Hat man sie nicht gefunden, dann hört und sieht man nichts außer Rauschen oder Bildflimmern. Kommt man aber bei seiner Sendersuche in die Nähe der richtigen Frequenz, dann hört und sieht man schon etwas verzerrt. Und trifft man dann genau die Wellenlänge des Senders, dann sind Ton und Bild klar. Auf die Homöopathie übertragen heißt das: Hat man das falsche Mittel gewählt, dann geschieht gar nichts. Ist man in die Nähe dessen gekommen, was der Patient braucht, dann tut sich ein bißchen mehr oder weniger, befriedigt aber nicht ganz. Hat man aber genau das Simillimum gefunden, dann geschieht alles, was man erwarten kann und darf.

Zweitens: Wenn letzteres der Fall ist, dann hat man vorerst alles getan, was zu tun ist, und darf nun nur noch den Verlauf beobachten. Alles andere läuft automatisch ab. Es ist einer der schwersten Kunstfehler, dann noch zusätzlich etwas zu tun oder einzugreifen. In dem zitierten Beispiel verhinderte der Junge durch seinen Schlaf, daß noch irgend etwas getan wurde. Nicht einmal die Gabe der Arznei konnte wiederholt werden. Und das war gut so. Denn es ist ja die Lebenskraft, das Steuerungszentrum, die nun – nach der Gabe des Simillimum – arbeitet. Ist die die Lebenskraft störende und durcheinanderbringende Krankheit erst einmal durch die Kunstkrankheit – im zitierten Falle ‹Bryonia› – gelöscht, dann wird von der Lebenskraft aus der Heilungsprozeß in Gang gesetzt und darf nicht unterbrochen werden. Nur wenn er von allein stagnieren würde, dürfte erneut etwas getan werden.

Dies gilt genau so für die Heilung einer chronischen Kranheit, nur daß dabei – logischerweise – die Zeiträume weiter auseinandergezogen sind.

Die ersten Reaktionen auf das Mittel treten bei einer chronischen Krankheit oft nicht so schnell auf wie bei einer akuten, und es kann auch häufig nicht so schnell erkannt werden, auf welchem Wege der Patient ist. Deswegen sollte in der Regel bei einer chronischen Kur der Patient frühestens nach 4–6 Wochen zur zweiten Konsultation bestellt werden. Es geht ja darum, anhand der aufgetretenen Symptome einen *Verlauf* zu beurteilen. Dafür braucht man Zeit.

Und man braucht dafür schriftliche Aufzeichnungen. Hat man bei der ersten Konsultation versäumt, den Fall nach allen Regeln der homöopathischen Fallaufnahme schriftlich festzuhalten, dann rächt sich das bei der zweiten Sitzung bitter. Man wird nun nämlich kaum in der Lage sein, den Verlauf festzustellen und zu beurteilen. Sicher ist, daß der Patient selbst oft gar nicht in der Lage ist, eine Beurteilung seines Falles abzugeben. Es gehört zum täglichen Brot des Klassischen Homöopathen, daß er nach fünf oder sechs Wochen einen Patienten zum zweiten Mal wiedersieht, und dieser sofort erklärt, daß das Mittel überhaupt nichts genützt habe, im Gegenteil: die Schmerzen im Knie seien noch schlimmer geworden. Wenn man sich dann aber die Aufzeichnungen vornimmt und den Patienten abfragt, dann stellt sich heraus, daß seine Kopfschmerzen, seine Magenbeschwerden und seine Atemnot nicht mehr vorhanden sind. Das aber bedeutet, daß das verordnete Mittel vorzüglich gewirkt hat und immer noch wirkt. Denn zentrale Symptome sind verschwunden, während ein peripheres sich verstärkt hat. Wie wir noch sehen werden, wäre ein solcher Verlauf die sichere Anzeige dafür, daß der Patient auf dem Weg der Heilung ist. Andererseits kann ein Patient kommen und begeistert berichten, daß das Mittel wunderbar gewirkt habe, denn sein Knie sei schon viel besser. Wenn die Abfragung anhand der Aufzeichnungen dann aber ergibt, daß seine Kopfschmerzen, seine Magenbeschwerden und seine Atemnot noch vorhanden oder gar schlechter geworden sind, dann hätte man die sichere Anzeige dafür, daß diese Kur falsch läuft und daß das Mittel sicher nicht das richtige war. Man kann sich daher keinesfalls immer auf die Aussagen des Patienten verlassen, sondern muß auf jeden Fall die schriftlichen Aufzeichnungen zu Rate ziehen. Und es versteht sich von selbst, daß auch die Ergebnisse der zweiten und jeder weiteren Konsultation schriftlich fixiert werden müssen.

Die Hauptaufgabe bei der zweiten Sitzung ist es also zunächst, einen genauen Überblick über das zu bekommen, was sich getan hat. Denn *die Art und Weise, wie sich das Symptomenbild eines Patienten auf die Mittelgabe hin verändert, ist bestimmend sowohl für die Prognose des Falles als auch für das weitere Vorgehen.* Es kommt dabei auf die ‹Richtung› an, die die Symptome genommen haben (Kent). Grob gesagt, läuft die Heilung richtig, wenn die Symptome vom Zentrum zur Peripherie verschwinden, was sowohl in der zeitlichen als auch der örtlichen Reihenfolge geschehen kann. Dr. C. Hering hat das in drei kurzen Sätzen zusammengefaßt (Hering'sche Regel): Der Patient ist auf dem Wege der Heilung, wenn

entweder die Symptome von innen nach außen verschwinden
oder von oben nach unten
oder in der umgekehrten Reihenfolge ihres Auftretens.

Diese Regel muß man unbedingt im Kopf haben, wenn man die Bezeichnung ‹Homöopath› für sich in Anspruch nehmen will und wenn man – ganz besonders in chronischen Fällen – wirkliche Heilungen zu sehen wünscht. Und man sollte beachten, daß die drei Satzglieder dieser Regel durch ein ‹entweder-oder› getrennt sind, weil man meist nur eine der drei Möglichkeiten beim Patienten antrifft. Und weil dies alles so wichtig ist, sei es erlaubt, es an einigen konstruierten Beispielen zu verdeutlichen:

Hat man etwa einen Patienten zu behandeln, der an einer Depression leidet, und bei der zweiten Konsultation stellt sich heraus, daß das Gemüt sich aufgehellt hat, stattdessen aber sind Magen- oder Leberbeschwerden aufgetreten, dann ist man auf dem richtigen Wege. Das Gemüt ist zentraler als Magen oder Leber, und deswegen nehmen die Symptome hier einen richtigen Verlauf. Hat man einen Asthma-Patienten, dessen Asthma bei der zweiten Sitzung gebessert ist, der jedoch stattdessen einen Hautausschlag bekommen hat, dann läuft alles richtig, denn die Richtung der Symptome ist von innen nach außen. Würde es umgekehrt gegangen sein, würde also der erste Patient statt Magen- oder Leberbeschwerden nun eine Depression haben oder der zweite statt eines Ekzems ein Asthma, dann wäre die Lage katastrophal und man müßte das Mittel sofort antidotieren.

Der zweite Satz der Hering'schen Regel ließe sich etwa an einem Patienten verdeutlichen, der an Migräne leidet, welche nach der Mittelgabe verschwindet, um Hämorrhoidalbeschwerden Platz zu machen. Oder ein anderer verliert seine Herzbeschwerden, bekommt dafür aber eine Kniegelenksentzündung. Oder ein dritter mit einem chronischen Kopfekzem kommt mit sauberem Kopf zur zweiten Konsultation, ist jedoch jetzt an den unteren Extremitäten mit Ausschlag übersät. Alle drei Fälle würden richtig laufen, denn es geht ja von oben nach unten. Ein umgekehrter Verlauf wäre fürchterlich, wie jeder sich am zweiten Beispiel klarmachen kann: Würde die Gonarthritis verschwinden und sich stattdessen das Herz melden, wäre höchste Gefahr im Verzuge!

Die Verlaufsform des dritten Satzes trifft man hauptsächlich in chronischen Krankheiten an. Ein Patient litt in seiner Jugend häufig an Ekzemen, nach seiner Studienzeit hatte er viele rheumatische Beschwerden, zwischen dem 30. und 40. Lebensjahr meldeten sich dauernd der Magen und Darm. Und nun kommt er mit 50 Jahren wegen seines Asthmas in die Sprechstunde. Hier wird die Heilung wahrscheinlich so verlaufen, daß er noch einmal kurz durch alle diese Krankheitsstadien hindurch muß, daß also die ‹Krankheit› zurückgespult wird: Nach Verschwinden des Asthmas wird er wieder den Magen und Darm spüren, danach zwickt ihn noch einmal das Rheuma, und schließlich zeigen sich die Ekzeme, bis auch diese vergehen. Das wäre eine perfekte Kur! Aber natürlich war dies ein idealisiertes Beispiel. In der Praxis wird man es selten so auf dem Tablett serviert bekommen. Viel häufiger sieht es so aus, daß der Patient verwundert berichtet, er habe für ein paar Tage einen Kopfschmerz bekommen, wie er ihn vor 15 Jahren für lange Zeit gehabt hatte, oder an der Stelle, wo er vor 20 Jahren ein hartnäckiges Ekzem gehabt habe, sei es nun wieder da, oder an solch einem Schnupfen, wie er ihn nach der Mitteleinnahme bekam, habe er 10 Jahre lang als Kind gelitten. Häufig wird also die ‹Rückspulung› nur dadurch bemerkt werden können, daß alte Symptome, die vor Jahren oder Jahrzehnten aktuell waren, wieder auftauchen. Dies ist immer ein positives Zeichen. Manchmal sind die Patienten selbst davon überrascht, daß Symptome wieder auftauchen, die sie selbst längst vergessen hatten, und die darum auch in der Anamnese nicht zur Sprache kamen.

Man sollte daher bei der Behandlung einer chronischen Krankheit den Patienten immer bitten, sich einen Zettel auf den Nachttisch zu legen, auf dem er sich notiert, was an jedem Tag nach der Mitteleinnahme für Symptome aufgetreten sind. Es müssen gar nicht immer hochdramatische Dinge sein, die auf solch einem Verlaufsbericht notiert werden. Manchmal genügen auch Kleinigkeiten, um die Richtung des Verlaufs der Symptome bestimmen zu können. Aber da wir in einer Zeit leben, in der viele Dinge schnell vergessen werden, besonders Kleinigkeiten, und da die Patienten auch nicht dem Streß unterworfen werden sollen, sich über längere Zeit intensiv zu beobachten, hat sich solch ein Notizzettel als wertvolle Hilfe erwiesen. Der Patient schreibt am Abend eines jeden

Tages auf, was an Symptomen aufgetreten ist, und kann es dann vergessen. Wenn er aber nach 4–6 Wochen zur zweiten Konsultation wieder erscheint, hat er einen Verlaufsbericht bei sich, von dessen Wert man fast bei jedem Fall neu überzeugt wird. Man muß die Patienten aber anweisen, keinen Roman zu schreiben, sondern nur in Stichworten Zeichen und Symptome zu notieren. Man hat auf diese Weise einen Bericht in der Hand, mit dessen Hilfe – und durch geeignete Befragung – es gelingt, sich einen Überblick zu verschaffen, was nach der Mitteleinnahme geschah. Und nur, wenn man sich wirklich einen genauen Überblick verschaffen kann über die Zeit nach der Mittelgabe, wird man in der Lage sein zu beurteilen, ob das Mittel falsch, richtig oder halbrichtig war und ob der Patient heilbar oder unheilbar ist. Von dieser Beurteilung hängt dann das weitere Vorgehen – und damit das Wohl und Wehe des Patienten! – ab.

Wenn wir nun die Möglichkeiten betrachten, die sich in bezug auf den Krankheitsverlauf bei der zweiten Konsultation darbieten können, sei zunächst die scheinbar enttäuschendste besprochen: Der Patient kommt und sagt, es habe sich gar nichts geändert, es sei noch alles beim alten, das Mittel habe nichts genützt. Oder der Behandler besucht den akut Kranken und muß feststellen, daß der Zustand des Patienten noch gleich oder sogar dem Verlauf der Krankheit entsprechend noch schlechter geworden ist. Es ist selbstverständlich, daß solch eine Sachlage sowohl für den Patienten als auch für den Behandler eine große Enttäuschung darstellt. Wenn man sich aufgrund der Aufzeichnungen, der Befragung und der Untersuchung absolut sicher ist, daß sich tatsächlich nichts getan hat, dann bedeutet das in 99 von 100 Fällen, daß man mit dem ausgesuchten Mittel schlichtweg ‹danebengeschossen› hat. Das muß dann zur Folge haben, daß der Behandler den ganzen Fall noch einmal aufnehmen und durchgehen muß. Er hat sich und den Patienten zu fragen, ob irgendwelche Zeichen und Symptome bei der Fallaufnahme übersehen wurden oder ob ihm der Patient etwas verschwiegen hat. Letzteres kommt gar nicht einmal so selten vor. Manchmal erhält man tatsächlich erst bei der zweiten Konsultation die wichtigsten Symptome – trotz aller Fragekunst und Fragebögen. Dies geschieht logischerweise bei den chronischen Krankheiten wesentlich öfter als bei akuten. Denn die akute Erkrankung macht ja – wie gesagt – meist dramatischere und dem Patienten bewußtere Symptome oder es entstehen deutliche, dem Therapeuten sichtbare Zeichen. Bei der chronischen Krankheit dagegen lebt der Patient meist schon lange mit seinen Symptomen zusammen, sie scheinen ihm ein Stück seiner selbst zu sein, er kann sich gar nicht vorstellen, daß dies bei anderen Menschen anders ist, und kommt deswegen gar nicht auf den Gedanken, daß den Behandler diese Symptome, die er für selbstverständlich oder nebensächlich hält, brennend interessieren. Wenn also das erste Mittel ein ‹Fehlschuß› war, dann gilt all das, was weiter oben schon über die Mittelfindung gesagt wurde, nun noch ein zweites Mal in ganz besonderem Maße: Der Behandler muß sich noch einmal bemühen, ein Simile zu finden.

In einem von hundert Fällen aber liegen die Dinge anders: Es war zwar das richtige Mittel gefunden worden, aber es konnte aus irgendwelchen Gründen nicht wirken. Man merkt das daran, daß man bei genauer Überprüfung des Falles wieder mit Sicherheit zu demselben Mittel kommt, das schon anfangs gegeben wurde. Dann erhebt sich natürlich die Frage, was es denn sein könnte, das das Mittel daran hinderte zu wirken.

Da kann zunächst einmal die Herstellung des Arzneimittels falsch gewesen sein. Es lohnt sich oft, den Patienten zu fragen, wo er die Arznei gekauft habe. Am besten läßt man sich das Fläschchen zeigen. Und wenn er nicht die Originalpackung einer anerkannt homöopathischen Firma oder Apotheke vorzeigt, dann muß man – leider oft berechtigterweise – der Aufbereitung gegenüber mißtrauisch sein.

Es ist auch daran zu erinnern, daß homöopathische Arzneien durch starke Sonnenbestrahlung, Überhitzung und Benutzung von Metallbechern und -löffeln unwirksam werden können. Hat also der Patient sein Medikament falsch behandelt?

Eine weitere Möglichkeit liegt darin, daß der Patient die Einnahme-Anweisung nicht beachtet hat. Ich habe schon mindestens ein Dutzend Fälle erlebt, bei denen dem Patienten auf dem Rezept 10 Globuli eines bestimmten Mittels an einem bestimmten Tag zu bestimmter Uhrzeit verordnet wurden. Der Patient ging in eine Apotheke, die – nachdem sie das Mittel per Bestellung geordert hatte – ihm aber nicht 10 Kügelchen aushändigte, sondern die ganze Flasche mit 10 oder 20 Gramm. Der Patient ging nach Hause und sah sich die Verordnung nicht noch einmal genau an, sondern nahm 4 oder 5 Wochen lang jeden Abend 10 Kügelchen dieser Hochpotenz ein. Daß dabei nichts an Heilung herauskommen kann, ist klar. (Bei Verwendung von LM-Potenzen kann so etwas nicht vorkommen!)

Es gibt aber auch Patienten, die eigenmächtig absichtlich die Verordnung mißachten und viel zu viel und zu oft Arznei einnehmen, weil sie der Meinung sind, viel nützt mehr als wenig. Auch dadurch kann eine Kur verdorben werden.

Eventuell könnte der Zeitpunkt der Mitteleinnahme falsch gewählt gewesen sein. Z. B. kann zufällig gerade eine akute Erkrankung begonnen haben, etwa eine Erkältung, oder der Patient stand gerade unter schwerem psychischen Streß, oder hatte eine übergroße körperliche Anstrengung zu überwinden, oder das Mittel wurde mitten in die Menses hineingegeben. All dies können Hinderungsgründe für die Mittelwirkung sein. (Auch hier gilt: Bei Einnahme von LM-Potenzen vermeidet man weitgehendst solche Schwierigkeiten.) Viele Verordner von hohen C- oder D-Potenzen in einmaligen Gaben versuchen daher, all diesen Fehlerquellen dadurch aus dem Weg zu gehen, daß sie Doppel- oder Dreifachdosen des Mittels geben, d. h. sie lassen den Patienten an einem Tag morgens und abends, oder morgens, mittags und abends, ein paar Kügelchen ein und derselben Hochpotenz nehmen, oder sie lassen die Kügelchen in einem Glas Wasser auflösen und über den Tag oder zwei Tage verteilt schluckweise austrinken.

Ein weiterer Hinderungsgrund kann die Lebensweise des Patienten sein. Exzessiver Alkohol- oder Rauschgiftgenuß kann natürlich auch ein gutes Simile an seiner Wirkung hindern bzw. immer wieder neue Schäden setzen. Und wenn ein Patient z. B. bei einer chronischen Leberentzündung immer wieder sein Eisbein mit Sauerkraut und seine Bratkartoffeln mit Speck ißt und darauf seine ‹verdauungsfördernden› Schnäpse schüttet, ist nicht ganz sicher, ob das beste Simillimum seine Wirkung entfalten kann. Man denke in diesem Zusammenhang auch an die vielen diätetischen Vorschriften Hahnemann's, die eine homöopathische Kur begleiten sollen. Hahnemann, der sein Leben lang seine Pfeife rauchte und sein Bier trank, war beileibe kein Diätfanatiker, sondern er wußte darum, daß manche Homöopathica durch bestimmte Speisen, Genußmittel und Aromastoffe antidotiert werden. Mit Sicherheit werden viele homöopathische Arzneien durch den Campher antidotiert, etliche auch durch Kaffee oder Wein oder bestimmte Kräuter. Dementsprechend sollte man den Patienten nach dem Gebrauch oder Genuß dieser Dinge fragen, obwohl man bei den Genußmitteln wie Kaffee, Wein und Gewürzen nicht päpstlicher als der Papst sein sollte. Viele Heilungen in der Geschichte der Homöopathie sind berichtet worden, die trotz des Genusses dieser Dinge stattgefunden haben. Jedoch mag es den einen oder anderen hochempfindlichen Patienten geben, bei dem sie ein Hindernis sein können.

Etwas anders sieht es da doch mit allopathischen Medikamenten aus. Über Hahnemann's Warnungen vor solchen Arzneien wurde ja schon gesprochen. Und ganz sicher gibt es manche Chemotherapeutica, Antibiotica, Cortisone und sogar Phytotherapeutica, die in bestimmten Fällen eine homöopathische Kur verhindern können. Das dürfte zum einen von deren Inhaltsstoffen, zum anderen von ihrer Wirkungsweise abhängen. Campherhaltige Medikamente oder Chinin- und Opiumderivate können schon einmal die Wirkung eines Homöopathicums verhindern, ebenso wie stark dämpfende Mittel (z. B. Barbiturate) einen Organismus daran hindern können zu reagieren. Noch deutlicher können Antibiotica eine homöopathische Kur verwirren oder gänzlich unmöglich machen. Dies ist besonders dann der Fall, wenn man es mit einem Unterdrückungssyndrom zu tun hat. In den meisten Fällen wurde dieses ja durch Antibiotica-Gaben ausgelöst, und wenn der Patient nun bei der Toxinausschüttung, die häufig auf die Sulfurgabe folgt und die sogar mit Fieber verbunden sein kann, noch einmal ein Antibioticum nimmt, dann wird der Vorgang der Toxineliminierung erneut unterdrückt und das, was der Organismus tun wollte, wiederum verhindert. Diese Aufhebung der Unterdrückung läßt sich nicht x-beliebig wiederholen, ja sie kann sogar durch die erneute Einnahme von Antibiotica für die Zukunft gänzlich unmöglich gemacht werden. Der folgende Fall soll beispielhaft für mehrere ähnliche, die ich erlebt habe, zitiert werden:

Eine 45jährige Frau wollte sich wegen ihrer übergroßen Geräuschempfindlichkeit gegen tiefe Töne behandeln lassen. Baßtöne von Musiksendungen oder das Geräusch vorbeifahrender Autos machten sie ‹krank› und ‹wahnsinnig›. Es stellte sich heraus, daß diese Geräuschempfindlichkeit seit ca. 2 Jahren bestand und als Folge einer fieberhaften Erkältung, bei der die Nase, die Nebenhöhlen und die Ohren beteiligt waren und die seinerzeit auf ein Breitbandantibioticum schnell verschwanden, aufgetreten war. Die Patientin antwortete auf die Einnahme von Sulfur LM XVIII, 1× täglich 5 Tr., schon nach zwei Tagen mit leichtem Fieber und einem Schnupfen. Und die Geräuschempfindlichkeit war sofort mit Auftreten des Schnupfens wie weggezaubert! Sie empfand ihr Gehör wieder als völlig normal. Da sie aber sich ‹keine Erkältung leisten konnte›, weil sie arbeiten mußte, nahm sie nach 1 Tag ein Antibioticum ein. Und siehe da: die ‹Erkältung› war schnellstens beseitigt. Aber die Geräuschempfindlichkeit war wieder in alter Frische da! Und nun brachte der Sulfur nichts mehr, obwohl er noch 6 Wochen weitergegeben wurde. Wir mühten uns dann noch fast zwei Jahre ab mit den verschiedensten Mitteln, ausgesucht entweder nach der Totalität der Symptome oder nach der speziellen ‹Geräuschsymptomatik›, aber keines führte mehr zum Erfolg. Die Patientin resignierte schließlich und gab auf. Sie hat ihre Beschwerden heute noch. Da dies nicht der einzige derartige Fall ist, den ich beobachtete, meine ich also darauf hinweisen zu müssen, daß man u. U. nicht ungestraft wiederholte Unterdrückung durch Antibiotica setzen darf.

Am meisten aber fürchte ich die Patienten, die schon längere Zeit Cortisone eingenommen haben. Einige von ihnen reagieren überhaupt nicht, andere derartig überhitzt und unberechenbar, daß einem Hören und Sehen vergehen kann, andere wieder ganz normal. Es ist nicht vorauszusagen, was bei einem Patienten geschieht, der unter Cortisonen steht oder stand.

Man muß also – falls ein gut gewähltes Mittel nicht wirkt – unbedingt danach fragen, welche allopathischen oder sonstigen Medikamente der Patient außer der Homöopathie noch genommen hat. Und dann muß es der Beurteilung der jeweiligen Sachlage überlassen bleiben, ob man diesen Medikamenten die Schuld am Nicht-Wirken des Homöopathicums geben darf. Im allgemeinen nämlich wird man den Patienten am Anfang der homöopathischen Behandlung seine üblichen Medikamente weiter nehmen lassen müssen. Wer wollte es wagen, einem digitalisierten Patienten sein Digitalis-Präparat Schlag auf Fall wegzunehmen, oder einem Diabetiker sein Insulin, oder einem Asthmatiker sein Cortison? Bis auf die Ausnahmen, die ich zu zeigen versuchte, werden die Homöopathica auch trotz dieser Mittel wirken, da sie ja – wie Eichelberger immer betont – an einer ganz anderen Ebene angreifen als die Allopathica. Allerdings ist keine Regel ohne Ausnahme! Und wir wissen, daß auch über längere Zeit eingenommene materielle Dosen eines Stoffes die Lebenskraft beeinflussen können, sonst gäbe es keine Arzneimittelprüfungen. Auf jeden Fall aber darf man dem Patienten seine Vitaminpillen, Kräuterelixiere, Schlankheitstabletten, Nerventonika, usw. usf. bei Beginn der Behandlung wegnehmen, also Mittel, die man ohne Gefahr für den Kranken absetzen kann und die sowieso meist nutzlos sind.

Schließlich soll noch erwähnt werden, daß es auch die sehr seltene Möglichkeit gibt, daß 4–6 Wochen noch zu kurz waren, um eine deutliche Wirkung eines Mittels zu sehen! Kent schreibt, daß die schönste Wirkung eines Mittels, die er je erlebte, 60 Tage lang nicht zu sehen war und dann erst auftrat. Wenn man bei der zweiten Konsultation mit absoluter Sicherheit wieder zu dem gegebenen Mittel komme, dann solle man in aller Ruhe weiter warten (Lesser Writings S. 422). Und Voegeli berichtete in seinen Seminaren immer wieder die erstaunliche Fallgeschichte eines Kollegen, der bei einem Patienten mit Psoriasis mit Sicherheit auf Calcium carb. gekommen war und ihm davon einige Kügelchen in der C 200 gegeben hatte. Er hörte darauf nichts mehr von dem Patienten. Nach einem Jahr traf er ihn zufällig auf der Straße, und er erzählte, daß das Mittel gar nichts geholfen habe und noch alles beim alten sei. Sie setzten sich noch einmal zusammen, und bei genauem Studium des Falles kam wieder Calcium carb. dabei heraus. Der Patient erhielt es noch einmal in der C 200, und siehe da: innerhalb einiger Wochen war die ganze Psoriasis verschwunden. Wenn man also bei der zweiten Konsultation die Frage beantworten muß, ob das gegebene Medikament richtig war, sollte man immer auch die Art der Erkrankung berücksichtigen. Wie schon erwähnt, muß bei einer akuten Erkrankung das Mittel wesentlich schneller wirken als bei einer chronischen. Und gerade bei einer chronischen, einseitigen Erkrankung, bei der es oft so sehr schwer ist, das richtige Mittel zu finden, weil nur wenige und vor allem keine zentralen Symptome vorhanden sind, ist es dann ebenso schwer, den Verlauf zu beurteilen. Obwohl keine zentralen Symptome sichtbar sind, ist dennoch das Zentrum gestört. Da in ihm die Heilung ansetzen muß, wird dies dem Behandler einige Zeit verborgen bleiben. Und trotzdem kann – ohne daß der Therapeut es sieht – die Heilung bei der zweiten Konsultation schon längst im Gange sein. Man denke an solche Krankheiten wie die schon erwähnte Psoriasis, die manchmal sich sehr ‹einseitig› im Sinne Hahnemanns darbieten kann. Voegeli hat deshalb in seinen Seminaren darauf hingewiesen, daß man in solch einem Fall vor Ablauf von vier Monaten gar keine sichtbaren Wirkungen erwarten dürfe.

Zum Schluß dieser Überlegungen muß noch auf die Möglichkeit einer ‹Blockade› hingewiesen werden. Darunter versteht man unter den Homöopathen die Verhinderung einer Mittelwirkung durch bestimmte, in der Vergangenheit liegende Ereignisse, die im Organismus eine dem Kurzschluß analoge Wirkung hervorgerufen haben, wodurch Reaktionen auf Homöopathica blockiert wurden. So können etwa Infektionskrankheiten, die besonders schwer und mit Komplikationen abgelaufen sind, wie z. B. Scharlach, Masern, Diphtherie, Typhus, Paratyphus, usw. solche Blockaden setzen, aber auch Gehirnerschütterungen oder andere Traumen, bei denen der Patient das Bewußtsein verlor, oder auch Narkosen.

Hier muß die Anamnese Auskunft geben, ob solche Möglichkeiten vorhanden sind. Liegen Blockaden durch Infektionskrankheiten vor, so können diese meist durch eine Zwischengabe der entsprechenden Nosode aufgehoben werden, so daß das Simillimum seine Wirkung entfalten kann. Nach einer Gehirnerschütterung kann Arnica nötig sein, nach langem Bewußtseinsverlust Opium oder Carb.veg., und nach Narkosen Lachesis, Nux vom., Opium oder das Narkosemittel selbst in hochpotenzierter Form. Man muß im Falle der Traumen gründlich im Kent'schen Repertorium nachschlagen unter ‹Verletzungen›, ‹Gehirnerschütterung›, ‹Narcotica› und ‹Reaktionsmangel›, um einen vollständigen Überblick über alle in Frage kommenden Mittel zu erhalten.

All diese Erwägungen anzustellen lohnt sich aber wirklich nur, wenn man sich sicher ist, dem Patienten ein gutes Simile verschrieben zu haben, worauf dann keinerlei Reaktion zu verzeichnen war. In den allermeisten Fällen wird es jedoch so sein, daß man ein falsches Mittel gab. Als Grundregel kann man sich daher merken: Stellt sich bei der zweiten Konsultation heraus, daß das Mittel nicht gewirkt hat, dann muß der Fall noch einmal aufgenommen werden, wobei versucht werden muß, noch mehr Symptome und Zeichen und Fakten aus der Biographie des Patienten zu erhalten. Danach muß der Fall einer erneuten Beurteilung unterzogen und aus der Totalität der Symptome eine neue Hierarchisierung vorgenommen werden. Das wird in den allermeisten Fällen zu einem besseren Mittel führen.

Wenn nun aber der Patient auf das gegebene Mittel reagiert hat, dann ist die Lage gänzlich anders. Dann kommt alles darauf an, wie er reagiert hat und in welche Richtung die Symptome gelaufen sind. Und der Behandler muß nun aus diesem Verlauf der Symptome seine Schlüsse ziehen und den Fall beurteilen. Der ungünstigste Fall sähe so aus, daß die Symptome im Sinne der Hering'schen Regel falsch gelaufen sind. Diese Lage ließe mehrere Schlüsse zu:

1. Das Mittel war nicht das Simile, sondern gänzlich falsch, und es hat bei dem Patienten aus unerfindlichen Gründen einen Prozeß in Gang gesetzt, den man wieder abstoppen muß. Solche Fälle kommen außerordentlich selten vor, denn im allgemeinen geht ein Mittel, das nicht in's Zentrum trifft, am Patienten vorbei. Zu einer solchen Beurteilung des Falles darf man auch nur dann kommen, wenn man sich diagnostisch sicher ist, daß der Patient nicht an einer unheilbaren Krankheit leidet. Am besten

antidotiert man dabei das gegebene Mittel. Die Arzneimittellehren oder Spezialliteratur klären darüber auf, welche Mittel als Antidote zu bestimmten Homöopathica in Frage kommen. Das beste Antidot aber ist in den meisten Fällen das nach der neuen Symptomatik ausgesuchte Simile.

2. Eine – auch verhältnismäßig seltene – Möglichkeit ist die, daß das Mittel zwar ein relativ ähnliches war und trotzdem falsch gewirkt hat. Durch diese Sachlage wird der Behandler häufig darauf hingewiesen, daß der Patient ein Mittel braucht, das dem ursprünglich gegebenen zwar ähnlich ist, aber entgegengesetzt wirkt. Es gibt einige solcher sich ähnlichen, aber dennoch feindlichen Mittelpaare in der Homöopathie. So wird z. B. ein Patient, der durch Nux vom. verschlimmert wird, sein Heilmittel in Zincum finden können, oder eine durch Pulsatilla verschlimmerte Patientin kann Ignatia benötigen. Auch hierüber muß man sich in der Literatur informieren. Man darf aber nicht ‹blind› oder ‹automatisch› diesen Mittelwechsel vornehmen, sondern muß sich in jedem Fall anhand der Symptome davon überzeugen, daß man damit das Richtige tut. Es sei also nochmals gesagt: Immer sind es die Symptome, die den Ausschlag für das, was zu tun ist, geben. Sie sind die Sprache des Organismus.

3. Als dritte und traurige Möglichkeit kann diese Sachlage signalisieren, daß der Patient unheilbar ist. Wenn sich nur periphere Symptome bessern, zentrale dagegen nicht besser oder sogar schlechter werden, dann kann das bedeuten, daß die Lebenskraft nicht mehr in der Lage ist, gänzliche Heilung herzustellen. Das kann besonders dann der Fall sein, wenn schon zu viel lebensnotwendiges Gewebe des Patienten zerstört ist. Ist z. B. schon zu viel Lungengewebe tuberkulös infiltriert und unbrauchbar, sind lebenswichtige Organe von metastasierenden Tumoren besetzt und zerfressen, ist der größte Teil der Leber oder der Nieren zerstört, dann kann es nicht mehr zu einer echten Heilung kommen. Man wird das daran merken, daß die Schwäche des Patienten nicht weicht und seine Kräfte nicht zurückkehren. Hat man tatsächlich das Simillimum gegeben, und sieht nach angemessener Zeit das Ergebnis wie beschrieben aus, dann muß man prognostisch diese Möglichkeit in Erwägung ziehen. Um sich darüber volle Klarheit zu verschaffen, muß man natürlich in einem solchen Falle alle diagnostischen Hilfsmittel zu Rate ziehen. Eine eingehende klinische Untersuchung hat ja schon vor der Gabe des ersten Mittels stattzufinden. Trotzdem kann dabei irgend etwas übersehen

worden sein, z. B. verborgene Karzinome, usw. Voegeli berichtete als Beispiel für diese Möglichkeit in seinen Seminaren von dem Fall einer Frau, für die er mit Sicherheit das Simillimum gefunden zu haben glaubte. Sie reagierte aber in der oben beschriebenen Weise. Er ließ sie daraufhin noch einmal in einer Klinik von Kopf bis Fuß untersuchen, wobei sich herausstellte, daß sie an einem inoperablen Pankreas-Ca. litt, was bei früheren Untersuchungen nicht gesehen wurde.

4. Als vierte und günstigste Möglichkeit, die auch am häufigsten vorkommt, muß man in Erwägung ziehen, daß das gegebene Mittel nur ein *scheinbares* Simile gewesen ist: Es wurde nach verhältnismäßig oberflächlichen und peripheren Symptomen ausgesucht. Wenn ein Patient z. B. an einer Gastritis leidet, deren lokale Symptome und Modalitäten deutlich nach Phosphor zu rufen scheinen, die allgemeinen und zentralen Symptome aber Lycopodium indizieren, dann kann es geschehen, daß sich zwar die Magensymptome des Patienten nach Phosphor bessern, er aber insgesamt schwächer und kränker wird. Hier hatte man nur ein Simile für den Magen, nicht aber für den Patienten gefunden. Wenn dann auch noch die klinische Diagnostik bestätigt, daß tatsächlich nur eine Gastritis und nichts Schlimmeres vorliegt, dann ist die Sachlage eindeutig: Das Simile war nur ein Schein-Simile. Der Behandler ließ sich durch die vordergründigen Phosphorsymptome dazu verleiten, ein falsches Mittel zu geben. Diese Lage ist zwar für den Patienten tröstlich, weil ja nun klar ist, daß er nicht unheilbar krank ist, aber sie ist für den Behandler einigermaßen fatal, denn er weiß nun nicht, wie es weitergehen soll. Das Mittel hat ungünstig gewirkt. Daran besteht aufgrund des Symptomenverlaufs kein Zweifel. Aber das Symptomenbild ist nun verändert. Aufgrund der neuen Symptome ein Mittel zu verschreiben, führt häufig in die Sackgasse, denn es handelt sich ja nicht mehr um die ursprünglichen, originalen, dem Patienten eigenen Symptome. ‹Dies muß immer als ein Unglück angesehen werden, durch das der Fall manchmal verdorben wird, und selbst die Hand des Meisters kann versagen, wenn das, was falsch gemacht wurde, korrigiert werden soll.› (Lesser Writings, S. 417) Am besten wartet man in solch einem Fall – evtl. unter Plazebo –, bis die ursprünglichen Symptome des Patienten wiedergekehrt sind, und sucht dann das richtige Simile aus. Denn wenn man – ohne zu warten – sofort das eigentliche Simile geben würde, das der Patient gleich am Anfang gebraucht hätte, dann kann man es erleben, daß sein Organismus nicht reagiert. Offensichtlich braucht er

eine gewisse Zeit, bis er von dem falschen Kurs, zu dem er durch das Schein-Simile gezwungen war, wieder in die ‹Ausgangsstellung› zurückgekehrt ist. (Wenn wir uns die Analogien aus Elektronik und Computerwesen ins Gedächtnis rufen, wird dies alles verständlich!) Es könnte sogar für den Therapeuten noch schlimmer kommen: wenn er nicht warten kann und nach seinem ersten ‹Fehlschuß› – vorausgesetzt, dieser veränderte das Symptomenbild – zu schnell das eigentliche Simile einsetzt, und wenn er dann sieht, daß dieses nichts nützt, dann könnte er dieses Mittel als nicht geeignet für den Patienten aus seinem Gedächtnis streichen. Auf diese Weise könnte er es erleben, daß er trotz aller redlichen Mühe seinen Patienten nicht heilen kann, weil ja das einzige Mittel, das dazu in der Lage wäre, von ihm nicht mehr beachtet wird. Am allerbesten ist es daher, wenn man gleich als erstes Mittel das Simile findet. Niemals aber sollte man in chronischen Krankheiten aufgrund oberflächlicher Symptome ein tiefwirkendes Antipsoricum verschreiben.

Am schönsten ist es, wenn man bei der zweiten Konsultation feststellen kann, daß die Symptome im Sinne der Hering'schen Regel gelaufen sind. Dann weiß man sicher, daß das gegebene Mittel richtig war und der Patient heilbar ist. Dies soll noch einmal an einem Beispiel verdeutlicht werden:

Eine 59jährige Arbeiterin möchte wegen ihrer ‹Magenbeschwerden› behandelt werden. Sie hat häufig unter Magenschmerzen zu leiden, vor allem, aber unter einem starken Völlegefühl im Oberbauch, das besonders nach den Mahlzeiten auftritt, so daß sie schon gar nicht mehr normale Portionen essen kann, weil sie dann sofort voll ist. Sie hat auch schon vor ca. 20 Jahren einmal ein Duodenalgeschwür gehabt. Sie meint, damals sei es ihr ähnlich schlecht gegangen wie jetzt. Außerdem habe sie eine Arthrose im rechten Knie. Sie hat 40 Jahre lang einen stehenden Beruf ausgeübt, und daher – so sagten ihr mehrere Orthopäden – komme die Arthrose. Besonders beim Treppensteigen hat sie Schmerzen im Knie, oder wenn sie nach längerem Sitzen aufstehen will. Außerdem leidet sie unter Stuhlverstopfung, gegen die sie schon seit Jahren Abführmittel nimmt. In letzter Zeit sei sie auch ‹Stimmungen› unterworfen, was sie sonst gar nicht von sich kenne. Besonders wenn sie morgens aufwacht, sei sie depressiv, möchte am liebsten nicht mehr leben und habe Angst vor dem Tag. Bis gegen Mittag seien diese ‹Stimmungen› dann wieder vorbei. Außer daß sie gern Süßigkeiten esse, war nichts besonderes mehr von ihr zu erfahren. Das war nun eine Paradesymptomatik für Lycopodium:

Abscheu vor dem Leben, morgens (Kent I/1); Verlangen nach Süßigkeiten (III,485); Völle nach dem Essen (III/450); schnell satt (III/422); Magengeschwür (III/469). In Anbetracht der Mahnung erfahrener Homöopathen, eine chronische Kur nicht mit Lycopodium zu beginnen, und wegen ihres langen Abführmittelmißbrauchs, erhielt sie zunächst eine Gabe Nux vom. C 30, 5 glob., und sollte nach 14 Tagen 3× wöchentlich 5 Tropfen von Lycopodium LM XVIII einnehmen. Sechs Wochen später fand die zweite Konsultation statt. Auf Nux. vom. habe sich nicht viel getan, nur die Verdauung sei etwas besser geworden. Aber auf Lycopodium habe es angefangen, ‹im Körper zu arbeiten›. In verschiedenen Gelenken habe sie Schmerzen bekommen, so daß sie schon dachte, daß sie nun wirklich zum alten Eisen gehören würde. Jedoch habe sie das merkwürdigerweise nicht sonderlich gestört, denn überraschenderweise habe sie trotz der Schmerzen ihre alte Fröhlichkeit bald wiederbekommen, und auch das morgendliche Erwachen habe seine Schrecken verloren. Die Gelenkschmerzen seien dann wieder vergangen, und gleichzeitig sei der Magen ‹prima› geworden, sie habe dort keinerlei Störungen mehr und esse wieder alles wie früher. Nur das rechte Knie! Sie habe den Eindruck, es sei schlechter als vorher!

Das war ein typischer Verlauf nach der Hering'schen Regel: Erst wurde das Gemüt besser und stattdessen meldeten sich die Gelenke. Dann wurde der Magen besser, dafür aber das Knie schlechter. Es ging von innen nach außen und auch von oben nach unten. Das war eine eindeutige Bestätigung für das gegebene Lycopodium. Da die Flasche noch nicht leer war, sollte sie sie zu Ende nehmen und in ca. 8 Wochen wiederkommen. Aber schon nach 4 Wochen war sie wieder da. Sie hatte eine Nierenkolik, rechtsseitig, gehabt, und die Röntgenaufnahme zeigte, daß im rechten Harnleiter ein kleiner Stein saß. (Es ist immer wieder erstaunlich, wie die Lebenskraft unter dem Einfluß des richtigen Mittels den *ganzen* Organismus in Ordnung zu bringen versucht.) Nun erhielt sie Belladonna D 6 für den Fall, daß eine weitere Kolik auftreten sollte, wofür sich Belladonna gut bewährt hat. Sie sollte im Anfall 5–7 Tropfen nehmen und dies wiederholen, wenn die Wirkung etwas nachläßt. Außerdem sollte sie von einem Komplex aus Solidago D 2, Terebinthina D 6, Coccus cacti D 6 und Berberis D 6 2× tgl. 10 Tropfen nehmen, mit dem Lycopodium aber fortfahren. In solch einem Fall ist auch unter Klassischen Homöopathen ein solches Vorgehen ‹legal›: Man kann einen Patienten ja nicht einfach hilflos den fürchterlichen Kolikschmerzen aussetzen. Und der Komplex, der helfen soll, den Stein hinauszutreiben, wird das Lycopodium nicht entscheidend in seiner Wirkung stören, denn er besteht nur aus Tiefpotenzen und enthält kein einziges tiefwirkendes Antipsoricum. Fast 4 Monate hörte ich nichts mehr von der Patientin. Dann kam sie wieder und berichtete, daß es ihr gut gegangen sei, daß eine erneute Röntgenaufnahme der Niere keinen Stein mehr nachweisen konnte, daß aber in den letzten 3–4 Wochen sich zuerst das Knie und danach wieder der Magen etwas gemeldet habe. Das war dann das ‹Signal›, daß Lycopodium LM XVIII – mit Erfolg – wiederholt wurde. Hier war alles nach der Hering'schen Regel gelaufen. Die ‹Richtung› des Symptomenverlaufs gab Auskunft darüber, ob und daß die Lebenskraft richtig auf das gegebene Medikament reagierte.

Aber es gibt bei der zweiten Konsultation noch ein anderes Kriterium, das Auskunft darüber geben kann, ob man auf dem richtigen Wege ist oder nicht: Die Art und Weise der Verschlimmerungen und Besserungen ist ein wichtiger Anzeiger für Heilung oder Nicht-Heilung. Der Altmeister Kent, der nicht müde wurde zu betonen, daß die Beobachtung des Richtungsverlaufs der Symptome und der Verschlimmerungen und Besserungen das Entscheidende für den Homöotherapeuten sei, spricht in diesem Zusammenhang davon, daß man an diesen Phänomenen wie an den Zeigern einer Uhr ablesen könne, woran man sei und was man tun oder nicht tun müsse. Und ich möchte hier ein paar Sätze aus seinen ‹Lectures on Homoeopathic Philosophy› zitieren, die in ihrer Prägnanz und Kürze all das, was ein Homöotherapeut bei der zweiten Konsultation erleben kann, in ein erklärendes und erhellendes Licht tauchen: ‹Zu den üblichen Dingen, die Arzneimittel bewirken, gehört es, daß sie verschlechtern oder bessern. Es gibt zwei Arten von Verschlechterung: Wir können eine Verschlechterung haben, die eine Verschlechterung der Krankheit darstellt, wobei es dem Patienten schlechter geht, oder wir können eine Verschlechterung der Symptome haben, wobei es dem Patienten besser geht. Mit einer Verschlechterung der Krankheit ist gemeint, daß der Patient schwächer wird, und die Symptome sich verstärken; aber die homöopathische Verschlimmerung, die eine Verschlechterung der Symptome des Patienten darstellt, während es dem Patienten besser geht, ist etwas, was der Arzt nach einer korrekten homöopathischen Verschreibung beobachtet. Die echte homöopathische Verschlimmerung – so sage ich – ist dann gegeben, wenn die Symptome schlechter sind, aber der Patient sagt: Ich fühle mich besser.› (S. 213)

Hier geht es nun also um die berühmte homöopathische Erstverschlimmerung, die schon bekannt ist, seit Hahnemann seine ersten, nach dem Ähnlichkeitsgesetz ausgesuchten Tropfen verschrieb, und die ihn ja dazu veranlaßte, die Potenzierung seiner Mittel immer höher zu treiben, um ihr aus dem Wege zu gehen. Aber die Entwicklung der Hochpotenzen hat unwahrscheinlich viel Segen gestiftet, nur eines hat sie nicht aus der Welt schaffen können: eben diese homöopathische Erstverschlimmerung. Jeder, der sich ein wenig in der Homöopathie versuchte, und der irgendwann einmal ein Simile gegeben hat, mußte sie schon kennenlernen. Hahnemann führt sie in seinem Organon (§ 157 ff.) auf die Arzneikrankheit zurück, die das höchstähnliche Mittel beim Patienten erzeugen muß, und die etwas stärker als die ursprüngliche Krankheit des Patienten sein muß, um letztere auszulöschen. Wie dem auch sei – es gibt diese Erstverschlimmerung in vielen Fällen, in manchen aber auch gar nicht. In akuten Krankheiten dauert sie meist eine oder mehrere Stunden, in chronischen kann sie sich länger zeigen. Dies gilt – nach Hahnemann – aber nur für die Verabreichung von D- oder C-Potenzen. Bei Verwendung seiner neuen LM-Potenzen, die er ja in der 6. Auflage des Organon zum ersten Mal der Öffentlichkeit vorstellte, soll sich bei einer chronischen Kur diese Erstverschlimmerung am Anfang nicht einstellen. Nur gegen das Ende der Kur können ‹dergleichen Erhöhungen der ursprünglichen Symptome der chronischen Krankheit› zum Vorschein kommen (§§ 161 und 248), was dann anzeigt, daß die Kur sich dem Ende nähert. Es sollen dann die Gaben verkleinert oder ganz ausgesetzt werden, um feststellen zu können, ob die Heilung schon erreicht ist. Was Hahnemann da ausführte, kann man in der Tat in nicht wenigen Fällen beobachten, man kann aber genau so oft die übliche Erstverschlimmerung – auch bei LM-Potenzen! – miterleben. Man sollte sich also nicht verwirren lassen, wenn man auch unter LM-Potenzen am Anfang einer Kur eine Verschlimmerung bemerkt. Entscheidend ist nur, was für eine Verschlimmerung es ist: Es darf sich nicht der Patient insgesamt und in seinem Zentrum verschlechtern, es dürfen auch nicht neue, bisher nicht vorliegende Symptome auftauchen – es sei denn, sie gehören deutlich zu dem gegebenen Mittel! –, sondern es müssen sich die Symptome der Krankheit ‹erhöhen›, wobei es dem Patienten insgesamt und zentral schon besser geht. Nur dann handelt es sich um die echte homöopathische Erstverschlimmerung, die in jedem Fall ein positives Zeichen ist. Sie sagt aus, daß das Mittel richtig war und der Organismus gut reagiert hat, so daß man den Patienten auf dem Weg der Heilung weiß.

Nun ist das natürlich nicht die einzige Möglichkeit, aus Besserungen und Verschlechterungen prognostische Schlüsse ziehen zu können. Kent hat in seinen ‹Lectures on Homoeopathic Philosophy› einige ‹Beobachtungen› aufgezeichnet, die man nach der ersten Mittelgabe machen kann. Die wichtigsten sollen hier aufgeführt werden:

1. Sozusagen das Ideal einer Kur ist dann gegeben, wenn überhaupt keine Verschlechterung, sondern nur Besserung auf der ganzen Linie folgt. Das bedeutet, daß bei dem Patienten keine Organ- oder Gewebeschwächen vorliegen, daß das Leiden des Patienten, selbst wenn es chronisch war, sich nur im funktionellen oder nervösen Bereich abspielte, und daß außerdem noch die gegebene Potenz haargenau paßte.

2. Beinahe noch befriedigender war für Kent die rasch eintretende, kurze, heftige Verschlimmerung und danach die schnelle Besserung des Patienten, die sich meist als anhaltend zeigt. Dies bedeutet, daß der Patient schon ein wenig tiefer krank war, daß aber Gewebsveränderungen in lebenswichtigen Organen wie Leber, Nieren, Herz oder Gehirn noch nicht eingesetzt hatten. Höchstens in nicht lebenswichtigen Organen, die mehr an der Oberfläche liegen, wie z. B. Lymphknoten, kann es zu Eiterungen oder ähnlichen Vorgängen kommen. Er verweist bei dieser Gelegenheit darauf, daß man zur Beurteilung eines Falles einen Unterschied machen müsse zwischen Strukturveränderungen in lebenswichtigen Organen und solchen in weniger lebensnotwendigen. Die letzteren sind natürlich auch homöopathisch leichter zu heilen als die ersteren. Deswegen wünschte sich Kent möglichst immer die schnelle, kurze und heftige Verschlimmerung, denn sie spricht für einen nicht allzu schweren Fall, und ihr folgt rasche und anhaltende Besserung.

3. Es gibt auch eine langanhaltende Verschlechterung, der dann doch eine langsame Erholung folgt. Diese Verschlechterung kann sogar Wochen dauern, aber schließlich gibt es doch eine deutliche Besserung. Diese Sachlage zeigt an, daß der Patient schon an jener Grenze angelangt war, von der ab es keine Heilung mehr gibt. Es lagen schon ernstere Gewebs- und Strukturveränderungen vor, und der Organismus brauchte viel Kraft und Zeit, um auf ‹Gegenkurs› zu gehen. Wenn dann eine lange Zeit nach der Mittelgabe vergangen ist, – Kent spricht von 3 Monaten – wird der Patient bereit sein, die nächste Gabe zu ‹verkraften›. Es kann

dann abermals zur längeren Verschlechterung mit folgender Besserung kommen. Und da solch eine Kur sich über Jahre hinziehen kann, muß man darauf vorbereitet sein, daß dieses Spiel sich öfters wiederholt. Sieht man dann aber, daß die krankhaften Phänomene eines solchen Patienten sich immer mehr aus zentralen Regionen entfernen und sich dafür an der Peripherie ansiedeln, dann ist man auf dem richtigen Wege, und es kann schließlich zu endgültiger Heilung kommen. In solchen Fällen, die ‹auf der Kippe stehen›, warnt Kent ausdrücklich davor, zu hohe Potenzen zu geben. Besonders in Fällen, wo dem Behandler schon Anzeichen für strukturelle Veränderungen deutlich sind, wo also Zweifel bestehen, ob der Patient überhaupt noch heilbar ist, sollte man mit der C30, höchstens mit der C200 anfangen und außerdem immer darauf vorbereitet sein, antidotieren zu müssen, falls die Symptome verkehrt laufen. Hier sind die LM-Potenzen sehr vorteilhaft. Man kann sie sehr viel besser dosieren als die D- oder C-Potenzen. In den beschriebenen, zweifelhaften Fällen fängt man an, indem man sie ganz vorsichtig einnehmen läßt: z. B. einen Tropfen auf ein Glas Wasser, wovon nur ein Schluck getrunken wird. Oder man läßt anfänglich nur an der Potenz riechen. Und man hört sofort mit der Einnahme auf, wenn irgend etwas falsch läuft.

4. Den ungünstigsten Fall hat man vor sich, wenn es eine lange Verschlechterung ohne Besserung gibt, die schließlich mit dem Verfall des Patienten endet. Hier gab es an lebenswichtigen Organen schon mehr zerstörtes als gesundes Gewebe, der Patient war schon lange jenseits der Grenze der Heilungsmöglichkeit, es war ein unheilbarer Fall. Gerade das Simillimum eines tiefwirkenden Antipsorikums schadete hier am meisten. Das Mittel, das der Patient vor 20 oder 30 Jahren hätte haben müssen, kann ihn jetzt zum Tode bringen. So etwas kann etwa bei Krebspatienten im Endstadium oder bei zu weit fortgeschrittener Lungen-Tbc vorkommen. Es ist, als ob dabei die Lebenskraft noch einmal zu einer äußersten Anstrengung aufgestachelt wird, die aber der schon zerstörte Organismus nicht mehr verträgt. Kent führt in seinen Schriften einige Beispiele dafür an. Und Dr. Voegeli erzählte in seinen Seminaren die Geschichte eines Mannes, der an einer Nierenschrumpfung litt. Eine Niere war ihm schon herausoperiert und die zweite war fast zu ⅔ zerstört. (Damals gab es noch nicht die Möglichkeit der Dialyse oder Organverpflanzung.) Voegeli verbrachte im Hause des Mannes seinen Urlaub und wurde gefragt, ob er nicht irgendwie helfen könne. Der Kranke lag im

Bett, litt fürchterlich und erwartete seinen Tod. Aber selbst in seinen Qualen konnte er unter keinen Umständen den geringsten Küchen- oder Speisengeruch vertragen. Seine Frau durfte die Küchentür nicht einmal einen Spalt offenlassen. (z. B. Kent III/477) Auf dieses markante Symptom hin verabreichte ihm Voegeli 1 Kügelchen Colchicum C 30. Und das Wunder geschah: Innerhalb kürzester Zeit ging es dem Mann besser, er stand auf, aß und trank, und verrichtete sogar wieder seine Arbeit. Aber nach drei Wochen ging es wieder bergab mit ihm, und nach vier Wochen lag er wieder auf den Tod im Bett. Da Voegeli schon abgereist war, nahm sich nun der Hausarzt dieser Sache an. Er besorgte sich Colchicum C 200 und gab dem Patienten davon eine Dosis. Daraufhin aber gab es eine rapide Verschlechterung, und am übernächsten Tag war der Mann tot. Selbst ein verhältnismäßig kleines Mittel wie Colchicum war hier schon zu viel. Und vielleicht war auch die Potenz zu hoch. Kent hämmert bei diesen zweifelhaften Fällen ein, daß man nicht zu hohe Potenzen anwenden darf, die C 30 oder C 200 seien gerade gut genug. Aber vor allem soll man nicht das Simillimum des Patienten geben, also das Mittel, das nach den zentralen Symptomen des Patienten ausgesucht ist. Dieses Mittel hätte er vor 10 oder 20 Jahren gebraucht. Nun, wo es zu spät dafür ist, erweist es sich als besser, ein dem Simillimum ähnliches Mittel, also ein annäherndes Simile, zu geben, das am besten auch nicht ein tief- und kräftig wirkendes Antipsoricum ist. Auch kann man, wo es nichts mehr zu heilen, sondern nur noch zu lindern gibt, die Mittel nach lokalen Symptomen aussuchen, wobei man aber darauf achten muß, daß auch diese Mittel nicht allzu tief wirken, damit nicht die Symptome von außen nach innen laufen. Kent berichtet von einer Patientin, die im letzten Stadium der Tuberkulose eine Diarrhoe und eine Polyurie bekommen hatte. Die Symptome sprachen für Acidum aceticum, und sie erhielt eine Dosis. Dadurch wurden die Diarrhoe und die Polyurie gestoppt, aber die Lungensymptome wurden sofort schlimmer, und Kent war nicht in der Lage, den schnellen Tod der Patientin zu verhindern (Lesser Writings, S. 483). Man kann verstehen, daß Kent bekannte, daß er nichts so fürchtete wie einen unheilbaren Fall. Und doch gibt es auch hier Möglichkeiten, homöopathisch zu helfen, Schmerzen zu lindern, die Patienten noch eine Zeit am Leben zu erhalten und – ohne Geist und Körper zerstörende Gifte verwenden zu müssen – einen menschenwürdigen, ruhigen Tod sterben zu lassen. Davon wird später noch geredet werden.

5. Manchmal muß man bei der zweiten Konsultation feststellen, daß der

Patient zunächst eine deutliche Besserung erfuhr, die vielleicht einen oder ein paar Tage anhielt, danach aber zeigte sich eine Verschlechterung, die seinen Zustand noch schlechter erscheinen läßt, als er vor der Mittelgabe war. Diese Lage läßt zwei Schlüsse zu:

a) Der Patient hatte ein falsches Mittel erhalten, ein Schein-Simile, das nur nach oberflächlichen Symptomen ausgewählt war. Es wirkte daher für kurze Zeit nur palliativ, da es aber unter solch einem Schein-Simile zu keiner Heilung kommen kann, ließ die palliative Wirkung bald nach und der alte Zustand kam verschlechtert zurück. Unter dem Einfluß von LM Potenzen, die ja laufend wiederholt werden, kann sich diese palliative Wirkung etwas anders äußern: Entweder reißt noch unter der Einnahme des Mittels die Besserung ab und der alte Zustand oder gar eine Verschlechterung stellen sich ein, oder der Patient fühlt sich nur während der Zeit der Mitteleinnahme gebessert, sowie aber die Flasche leer ist, ist der alte Zustand oder die Verschlechterung wieder da.

b) Auch eine solche Sachlage kann die Unheilbarkeit des Patienten signalisieren.

6. Eine andere Möglichkeit besteht darin, daß der Patient sich besserte, aber diese Besserung war nur von kurzer Dauer. Der Besserung folgte also keine Verschlechterung, aber sie hielt nicht an. Hier könnte etwas dazwischengekommen sein, was die Besserung aufhielt. Das könnte in der Lebensweise des Patienten liegen oder der Patient hat irgend etwas Antidotierendes eingenommen, oder eine intercurrente akute Erkrankung hat die Wirkung zunichte gemacht, usw. Aber auch diese Sachlage könnte anzeigen, daß der Patient letztlich nicht heilbar ist, weil lebenswichtige Organe nicht mehr ‹mitmachen›.

7. Wenn sich zwar die Symptome des Patienten bessern, er aber insgesamt mit der Heilung nicht weiterkommt, dann kann man nach längerer Dauer der Kur ersehen, daß auch hier die Heilungsmöglichkeiten begrenzt sind. Irgendwelche körperliche Schäden, die irreversibel sind, verhindern letztlich den Übergang in echte Gesundheit. In solchen Fällen wirken die Mittel immer nur palliativ.

Es muß aber festgestellt werden, daß in den Fällen 5, 6 und 7 der Ausdruck ‹unheilbar› nun nicht gleich das Todesurteil der Patienten bedeutet. Es ist damit nur gemeint, daß sie nicht mehr zu absoluter Gesundheit kommen können. In der täglichen Praxis wird man sehr vielen Fällen dieser Art begegnen. Das ist auch ganz erklärlich: ein

Organismus, an dem schon viel herumoperiert wurde, dem eine Niere, der Uterus oder eine Milz fehlen, dessen Leber durch eine schwere Hepatitis stark angeschlagen ist, dessen Herzklappen durch eine schwere Infektionskrankheit geschädigt sind, oder der schon in hohem Alter steht, wird nicht mehr zu absoluter Gesundheit zu bringen sein. Dennoch kann auch er durch die richtigen Mittel bei relativer Gesundheit gehalten werden. Absolute Gesundheit im Sinne der Homöopathie bedeutet ja, daß der Mensch frei von jeglicher chronischen Krankheit ist und daß die Lebenskraft jede Zelle und jedes Molekül des Körpers in Harmonie zum Ganzen halten kann. Dies alles kann aber nur da geschehen oder durch ‹Rückspulung› der chronischen Krankheiten wieder erreicht werden, wo noch nicht zu viele Narben gesetzt, zu viel Gewebe zerstört, entscheidende Organe entfernt oder irreversibel entartet sind. Darum wird man sich in vielen Fällen damit begnügen müssen, daß gut ausgewählte Homöopathica nur relative Gesundheit bringen. Aber auch dies wird den Patienten helfen, sie von Beschwerden frei zu halten und ihr Leben zu verlängern.

8. Manchmal trifft man Patienten, die jedes Homöopathicum – in welcher Potenz auch immer – sofort prüfen. Statt einer Heilreaktion entwickeln sie sogleich Prüfungssymptome des betreffenden Medikamentes. Gibt man dann ein anderes Mittel, geschieht dasselbe: es erscheinen alsbald Prüfungssymptome. Bei ihnen handelt es sich um hypersensitive Menschen, das Homöopathicum wirkt bei ihnen wie eine Krankheit. Kent meint, daß sie zwar gute Prüfer für homöopathische Mittel, auch in höchsten Potenzen, abgeben, aber im Grunde zu bedauern sind, denn sie sind schwer zu heilen. Viele von ihnen werden mit dieser Empfindlichkeit geboren und behalten sie bis zu ihrem Tod. Man darf ihnen nicht zu hohe Potenzen geben, und muß etwa nur zwischen C 30 und C 500 bleiben.

9. Es kann aber auch vorkommen, daß man bei der zweiten Konsultation feststellen muß, daß der Patient nach der Mittelgabe ganz neue Symptome hervorgebracht hat, die er noch nie hatte. Er wird dann zwar berichten, daß sein Zustand sich verschlechtert habe, bei genauer Nachforschung aber wird sich herausstellen, daß es gar nicht der alte Zustand ist, der sich verschlechterte, sondern daß ganz neue Erscheinungen auftraten, die vielleicht sogar für den Patienten das alte Bild verblassen ließen. In diesem Fall muß man sich über zwei Dinge absolute Klarheit verschaffen:

a) daß diese neuen Symptome tatsächlich neue Symptome sind und nicht irgendwelche alten aus vergangenen Zeiten, die aber dem Patienten nicht mehr in Erinnerung waren. Wären es Symptome, die der Patient früher schon einmal hatte, dann wäre das gegebene Mittel richtig gewesen, denn hier ginge es nach der Hering'schen Regel.

b) daß diese neuen Symptome nicht in den Bereich des gegebenen Mittels gehören. Es kann durchaus einmal vorkommen, daß der Patient gut auf ein gegebenes Mittel reagiert, daneben aber das eine oder andere Prüfungssymptom dieses Mittels produziert. Das ist durchaus normal und zeigt, daß das Mittel richtig war.

Ist man sich dagegen sicher, daß es absolut neue Symptome sind, die sich da eingestellt hatten, dann war das gegebene Mittel falsch. Im allgemeinen vergehen diese Symptome nach Absetzen des Mittels wieder von ganz allein, und der alte Zustand kehrt zurück. Für eine neue, richtige Verschreibung müßte man dann allerdings so lange warten, bis dieser alte Zustand wieder eingetreten ist. (Ausnahme: einseitige Krankheiten, s. d.)

So geben also der Richtungsverlauf der Symptome und die Verschlimmerungen und Besserungen Auskunft darüber, was die erste Verordnung bewirkt hat. Bevor man nicht alle dadurch gegebenen Möglichkeiten sorgfältig durchdacht hat, sollte man keine zweite Verschreibung vornehmen.

Bevor wir uns nun aber der Frage zuwenden, welche Folgerungen aus all diesen Beobachtungen für eine zweite Verschreibung zu ziehen sind, müssen wir uns noch einmal vergegenwärtigen, daß die zweite Verordnung eines Mittels genau so entscheidend für den Patienten ist wie die erste, ja vielleicht noch entscheidender. Es kommt sehr häufig vor, daß die erste Verschreibung gut war, daß das erste Mittel den Patienten auf den Weg der Heilung brachte, daß aber durch eine unbedachte zweite Verschreibung die Heilung gestoppt und der Fall verdorben wurde. Darum soll am Anfang dieser Überlegungen die eiserne Regel stehen, daß ein Mittel, so lange es wirkt, nicht wiederholt oder gewechselt werden darf.

Schon Hahnemann weist in seinem Organon darauf hin, daß die Lebenskraft offenbar nicht bereit ist, eine zweite Gabe des Simile anzunehmen, solange die erste wirkt (§ 246 f.). Das gilt grundsätzlich für alle Potenzen, auch für die niedrigen! Ein Blick in die Elektronik kann auch hierfür wieder Verständnis wecken: Dieselbe Welle, mehrmals ausgesendet, kann zur Löschung dieser Welle führen, wenn sie zufällig phasenverkehrt auf die erste Emission trifft, oder es kann zu Verzerrungen durch Interferenz kommen, wenn die Schwingungsbögen nicht 100% zeitgleich aufeinandertreffen. Auch in der Homöopathie können sich ähnliche Erscheinungen einstellen: Die Wirkung des Mittels kann aufgehoben werden odes es können Verschlimmerungen und Verzerrungen des Krankheitsbildes auftreten. Darum sind Zeitangaben, wann ein Mittel, das wirkt, wiederholt wird, absoluter Unsinn. Immer wieder kann man in Büchern lesen, daß niedrige Potenzen häufig zu wiederholen seien, mittlere einmal täglich, und höhere einmal wöchentlich oder monatlich zu geben seien. Solche Angaben sind gänzlich unkorrekt! Darum sei es noch einmal gesagt: in der klassischen Homöopathie gilt als eiserne Regel, daß eine Mittelgabe nicht wiederholt werden darf, so lange das Mittel wirkt.

Die einzige Ausnahme von dieser Regel bilden die LM-Potenzen, die Hahnemann extra dafür entwickelt hat, daß sie unbedenklich wiederholt werden können. Das Fläschchen, in dem sich die betreffende LM-Potenz befindet, muß aber vor jeder neuen Einnahme zehnmal kräftig geschüttelt werden, damit sich die Potenz etwas verändert. So ist es dann nicht mehr derselbe Arzneireiz, der die Lebenskraft trifft, wenn erneut eingenommen wird. Es ist zwar noch dasselbe Mittel, aber nicht mehr dieselbe Potenz, sondern eine höhere, die die Lebenskraft anzunehmen bereit ist. (§ 248 Organon) Deshalb darf man LM-Potenzen niemals als Kügelchen, sondern immer nur als Dilution verabreichen, damit sie geschüttelt und daher höher potenziert werden können. Aber auch hierbei richtet sich die Dosierung und die Häufigkeit der (vorher geschüttelten) Gaben nach der Individualität des Patienten und des Falles. Besonders empfindliche Patienten erhalten natürlich nur wenige und geringe Gaben.

Wie gesagt, die einzige Ausnahme von dieser Grundregel, daß nicht wiederholt werden darf, so lange das Mittel wirkt, bilden die LM-Potenzen. Im übrigen aber gilt diese Regel für alle Bereiche. Woran nun kann man sehen, daß die Wirkung eines Mittels nachgelassen oder aufgehört hat? Grob gesagt, daran, daß es dem Patienten wieder schlechter geht. Kent hat aber ein Kriterium eingeführt, das noch genauer ist, und das vor allem bei chronischen Krankheiten seinen vollen Wert erweist: Der richtige Zeitpunkt für die Wiederholung eines Mittels ist dann gegeben, wenn die Symptome wiederkehren. Wenn das Simile oder Simillimum gegeben wurde, verschwinden ja ein Teil oder gar alle Symptome des Patienten, vor allem die zentralen, und der Patient fühlt sich insgesamt besser. Bleibt dann alles so, dann braucht überhaupt nichts mehr gegeben zu werden. Kommen dann aber nach einiger Zeit die ursprünglichen Symptome wieder zurück, dann muß das Mittel wiederholt werden. Es müssen aber hierbei unbedingt Verwechslungen ausgeschlossen werden: Es dürfen nicht irgendwelche alten Symptome aus früheren Zeiten sein. Wenn solche Symptome wieder auftreten, ist das – wie wir sahen – ein positives Zeichen dafür, daß das Mittel noch wirkt, und daß nichts gegeben werden darf. Und es dürfen nicht irgendwelche neuen Symptome sein, die der Patient noch nie hatte. Wenn solche neuen Symptome bald nach der Mittelgabe auftreten, dann war das Mittel fast immer falsch ausgesucht worden, sofern es sich nicht um das eine oder andere Symptom handelte, das zum Prüfungsbereich des Mittels gehört (s. o.). Treten solche neuen Symptome aber nach langer und positiver Wirkung des Mittels auf, dann ist das ein Zeichen dafür, daß das Mittel gewechselt werden muß (s. u.). Nein, bei dem Kent'schen Kriterium für den richtigen Zeitpunkt der Wiederholung der Mittelgabe müssen die ursprünglichen Symptome des Patienten, auf die sich die Mittelwahl stützte, nach ihrer Besserung oder ihrem gänzlichen Verschwinden nach einiger Zeit wiederkehren. Diesen – für den Laien verwunderlichen – Vorgang ersehnte sich Kent vor allem bei seinen chronischen Kuren, denn er zeigt drei Dinge mit Sicherheit an:

1. Das gegebene Mittel war richtig.
2. Der Patient ist heilbar.
3. Der richtige Zeitpunkt für die Mittelwiederholung ist gekommen, und zwar *desselben* Mittels. Auf gar keinen Fall darf in dieser Situation das Mittel gewechselt werden.

‹Wenn die erste Verschreibung das Simillimum war, werden die Symptome zurückkehren, und wenn sie zurückkehren, rufen sie nach demselben Mittel.› (Kent) Die ganze Kunst des Homöotherapeuten besteht nur darin, in Geduld auf diesen Zeitpunkt zu warten. ‹Was kann man schöneres beobachten als die Knospe während ihrer stündlichen Veränderungen, bis sie eine vollerblühte Rose ist? Diese Entwicklung ist mir sehr oft in den Sinn gekommen, wenn ich geduldig auf die Rückkehr der Symptome wartete, nachdem die erste Verschreibung ihre heilende Kraft erschöpft hatte.› (Lesser Writings, S. 415ff.) Diese Worte, mit denen Kent einen Vortrag vor der International Hahnemann Association im Jahre 1885 begann, sollen allen denen, die ein Homöopathicum verordnet haben, Mut machen, in Geduld auf den rechten Zeitpunkt zur Mittelwiederholung zu warten. Die großen Meister in der Homöopathie haben ihre oft so wunderbaren Erfolge auch bei schwersten Krankheiten neben ihrer Fähigkeit, das richtige Mittel zu finden, dieser Kunst des Wartens zu verdanken. Zu früh wiederholte Mittelgaben verhindern fast immer eine erfolgreiche Kur, besonders in chronischen Fällen. Dies gilt in gewissem Sinne sogar auch für die LM-Potenzen. Wenn eine Flasche einer LM-Potenz vom Patienten eingenommen wurde, und wenn sie eine gute Wirkung brachte, dann empfiehlt es sich, nicht unmittelbar danach die nächste folgen zu lassen, sondern auch hier zu warten, bis die Symptome zurückkehren, und wenn es 6–12 Monate dauern sollte. Man kann viel tiefere und befriedigendere Kuren durchführen, wenn man erst nach Rückkehr der Symptome die nächste Flasche – möglichst einer höheren Potenz! – einsetzt.

Dies alles gilt selbstverständlich auch für die Behandlung akuter Krankheiten. Gerade bei ihnen, wo es gar nicht so sehr auf die Höhe der Potenz, sondern fast allein auf die Findung des Simillimum ankommt, wird man viel schnellere und elegantere Heilungen erleben, wenn man eine Mittelgabe immer erst auswirken läßt. Da bei akuten Krankheiten der Zeitablauf gegenüber den chronischen entschieden verkürzt ist, werden die Mittelgaben viel schneller hintereinander folgen müssen, dennoch aber kann auch hier erst nach Auswirken der Gabe beurteilt werden, wie es weiterzugehen hat. Bei grippalen Infekten und ähnlichen Erkrankungen genügt häufig eine einzige Gabe des Simillimum, um zur schnellen Heilung zu gelangen. Sture Wiederholung der Gaben nach irgendeinem Schema würden den Fall nur in die Länge ziehen und verschleppen. Und hat man eine schwere akute Krankheit zu behandeln, dann würde man durch häufige Mittelgaben nach irgendeinem Schema glatt den Zeitpunkt verpassen, an dem das Mittel eventuell gewechselt werden müßte, denn durch die dauernde Wiederholung wird dem Organismus die Möglichkeit genommen, sich durch die Symptome zu äußern. Und gerade dazu muß man ihm Gelegenheit lassen, damit er sagen kann, welche Mittel er braucht und wann er sie benötigt.

Das ist der Grund, warum der Altmeister Kent, wenn er über dieses Thema spricht, immer darauf hinweist, daß man auf alle Fälle Eile und Hast vermeiden muß. ‹Alles spricht gegen die Eile beim Verschreiben. In sehr schweren Krankheiten ist Eile ein verbreiteter Irrtum – häufiger noch bei der zweiten Verschreibung als bei der ersten.› (Lesser Writings, S. 420) Und er führt dazu ein klassisches Beispiel an, das auch hier zur Erhärtung dieser Regel zitiert und analysiert werden soll. Er bekam ein kleines Mädchen in Behandlung, das an einer sehr schweren Diphtherie litt. Die Mutter hatte bereits vier Tage lang Mercurius C 3 und Kalium bichr. C 3 im

Wechsel gegeben – ohne Erfolg. Als Kent den Fall übernahm, befand sich das Kind in einer sehr ernsten Situation: ‹. . . Nase, Mund und Larynx voll von Exsudat. Nach einem langen Studium erhielt das Kind Lycopodium C 100 000, eine Dosis, trocken, die Nase und Mund von dem Exsudat reinigte, aber am Larynx nichts bewirkte. Ich wage nicht, Ihnen zu sagen, wie lange ich das Kind beobachtete, bevor ich eine Indikation für das zweite Mittel sah, welches es gebraucht hätte, wenn Lycopodium gleich zu Beginn der Krankheit gegeben worden wäre. Ich wartete, bis dem armen Kind der Tod drohte, als ich ein wenig zähen, gelben Schleim im Mund sah. Kalium bichrom. C 100 000, eine Dosis, reinigte den Larynx an einem Tag, und danach war keine weitere Arzneigabe nötig› (ebd.). Als Kent diesen Fall übernahm, gab es noch keine Antibiotica oder andere Möglichkeiten, solch ein Kind zu retten. Er mußte also – wie alle alten Meister der Homöopathie – ‹ohne Netz› arbeiten. Aber er hatte die Gesetze der Homöopathie zur Verfügung, und er kannte sie. Zunächst einmal ließ er sich Zeit beim Aussuchen des Mittels, denn er wußte, daß er das Leben des Mädchens auf's Spiel setzte, wenn er in solch einer verzweifelten Situation ein falsches Mittel gab, das eventuell die Symptomatik des Falles verwischt hätte. Dann wäre nichts mehr zu retten gewesen. Als er aber sah, daß sein Lycopodium gut gewirkt hatte, wartete er. Denn nun gab es nur noch drei Möglichkeiten: Entweder das Mittel würde noch mehr bringen, oder die Symptome würden zurückkehren (d. h. in diesem Fall: Nase und Mund würden sich wieder mit Belägen überziehen) und dann hätte er Lycopodium wiederholen müssen, oder der Organismus würde durch neue Symptome signalisieren, daß er ein neues Mittel braucht. Dazu mußte er dem Organismus die Zeit lassen, die er benötigt, bis er ein solches Zeichen geben kann. Sein Warten lohnte sich: Der zähe, gelbe Schleim war ein Leitsymptom von Kalium bichrom., was dann ja auch innerhalb eines Tages (!) die Heilung brachte.

Mittelwiederholung und Mittelwechsel dürfen also niemals zu früh erfolgen. ‹Lieber ein wenig zu spät als ein bißchen zu früh› – so lautete die Maxime der alten Klassiker. Das gilt aber natürlich nur unter der Voraussetzung, daß die erste Mittelgabe gewirkt hat, oder anders ausgedrückt, daß ein echtes Simile für den Patienten gefunden worden war. Ein Mittel, das nichts nützt oder nicht für den Patienten zutreffend ist, braucht keinesfalls wiederholt zu werden. Aber es gilt für alle Zustände und für alle D- und C-Potenzen, auch für die tiefen. Denn wenn ein Mittel das Simile oder Simillimum ist, dann setzt seine Einnahme einen Prozeß in

Gang, der nicht gestört werden darf. ‹Let it alone› – sagt Kent. Es ist so, als wenn eine Lokomotive auf einer Rangierstrecke einem Güterwagen einen Schubs gegeben hat: Er läuft nun eine Strecke allein. Man braucht sich erst wieder um ihn zu kümmern, wenn er zum Stillstand gekommen ist. Oder es ist, als wenn man ein Speichenrad durch einen kräftigen Schwung in Drehung versetzt hat. Es läuft im Leerlauf eine geraume Zeit weiter. Wollte man durch einen erneuten Griff in die Speichen einen zweiten Anschub geben, würde man die Drehung verlangsamen oder sogar stoppen, weil man in die sich drehenden Speichen nur schlecht mit der Hand hineingreifen kann. Das sind zwar nur Bilder, aber sie können vielleicht ein wenig verdeutlichen, daß nach der korrekten Mittelgabe im Organismus etwas in Gang gesetzt wurde, das nun abläuft. Automatisch und von allein. Und da darf nicht eher eingegriffen werden, bevor dieser Vorgang nicht zum Stillstand gekommen ist, sonst würde man ihn stören oder in falsche Richtungen steuern. Während dieses Vorgangs können unwahrscheinlich viele Dinge geschehen. Es können Symptome kommen und gehen. Alte Symptome von früher können wieder auftauchen, neue Symptome können sich einstellen, ja manchmal können sogar Symptome erscheinen, die wie ein kurzer Gang durch eine Arzneimittellehre aussehen: Bei einer chronischen Kur kann es durchaus vorkommen, daß der Patient heute Lycopodium-Symptome produziert, drei Tage später Lachesis-Symptome, und eine Woche später glaubt man, Phosphor vor sich zu haben, usw. Und das alles nach einer einzigen Mittelgabe! Von dem allen aber darf man sich nicht beirren lassen: solange Symptome kommen und gehen, darf mit nichts eingegriffen werden. ‹Es ist eine gefährliche Praxis, bei irgendeiner Krankheit sofort all den wechselnden Symptomen mit Mitteln zu folgen, die gerade für den Augenblick den vorhandenen Symptomen ähnlich zu sein scheinen ... Die größten Leiden können im Wechsel der Symptome während des Fortschreitens dauernder Besserung dazwischenkommen, und wenn solche Symptome durcheinandergebracht werden durch eine neue Verschreibung oder palliativ gebessert werden durch unangemessene Medizin, kann der Patient nie geheilt werden.› (Kent, ‹Lesser Writings›, S. 424) In diesem Zusammenhang wagt der Altmeister Kent sogar den scheinbar harten Satz: ‹Die Klagen des Patienten oder seiner Freunde geben keinen Grund für eine zweite Verschreibung ab› (ebd.) Der Arzt hat sich vielmehr einzig und allein nach dem zu richten, was der Verlauf der Symptome und die eintretenden Besserungen oder Verschlechterungen ihm sagen. Dazu muß er aber die erste Mittelgabe auswirken lassen. Das Symptomenbild muß sich erst beruhigt haben, damit ein treffendes Urteil abgegeben werden kann. ‹Es ist ein Irrtum, an eine Arznei zu denken, wenn ein Symptomenbild sich ändert. Der Arzt muß auf Beständigkeit und Festigkeit der Konturen des Bildes warten, bevor er eine Verschreibung vornimmt ... Solange alte Symptome wieder erscheinen und verschwinden, ist es nicht erlaubt, an irgendeine Arznei zu denken.› (ebd. S. 419)

Dies alles gilt natürlich auch für die Einnahme von LM-Potenzen. Sie sind ja so etwas wie eine in die Länge gezogene Einzelgabe von D- oder C-Potenzen. Wenn der Patient also z. B. bei einer chronischen Krankheit eine Flasche einer LM-Potenz eingenommen hat, dann sollte man eine gewisse Pause einschalten, um den Verlauf der Symptome zu beobachten. Man hat – wie schon gesagt – mit Sicherheit bessere Erfolge, wenn man auch hier die Rückkehr der ursprünglichen Symptome abwartet und dann erst die zweite Flasche einsetzt.

Das Abwarten und Beobachten des Symptomenverlaufs ist auch deswegen nötig, weil immer die Möglichkeit besteht, daß – nach längerer Zeit und guter Wirkung des ersten Mittels – sich neue Symptome zeigen. Unter der Voraussetzung, daß diese neuen Symptome nicht nur vorübergehend vorhanden sind, sondern sich als beständig erweisen, bedeutet das, daß der Organismus damit signalisiert, daß er ein neues Mittel haben will. Der Behandler darf und muß dann das Mittel wechseln. Allerdings muß er dabei wissen, daß ein Mittelwechsel immer eine ganz entscheidende Sache ist! Das ist beileibe nicht so einfach, als wenn einer das Hemd wechselt.

Sollte sich nämlich herausstellen, daß der Mittelwechsel falsch war, kann man nicht einfach zum ursprünglichen Mittel zurück. Genau so wenig, wie man die Zeit zurückdrehen kann, ist es möglich, die Prozesse in einem Organismus einfach zurückzudrehen. Wenn ein Zug von Hamburg aus in Richtung Süden nach Basel fährt, und in Frankfurt/M. wird die Weiche statt südwärts (in Richtung Basel) ostwärts gestellt, dann wird dieser Zug zunächst einmal in Richtung Nürnberg fahren. Bemerkt man dann nach einiger Zeit diesen Irrtum und stellt in Nürnberg die Weiche wieder südwärts, wird der Zug nicht nach Basel, sondern nach München fahren. Man kommt also nicht mehr geradewegs dort an, wohin man wollte. So ist es auch in der Homöopathie: ein Mittelwechsel bedeutet immer, daß die Prozesse im Organismus in eine andere Richtung laufen. Man gibt damit neue Befehle und steuert einen neuen Kurs. Das kann manchmal durchaus richtig sein, wenn der Organismus signalisiert, daß ein neuer Kurs gesteuert werden soll. Manchmal aber ist es auch völlig unnötig und bringt nur die gut laufende Heilung durcheinander. Man sollte sich also immer absolut sicher sein, daß der Mittelwechsel nötig ist, bevor man zu solch einer Maßnahme schreitet. Es sei aber nochmals ausdrücklich wiederholt: Dies alles gilt nur, wenn das erste Mittel richtig war und gewirkt hat. Blieb dagegen – nach angemessener Beobachtungsdauer – das erste Mittel ohne Wirkung, war es also falsch, dann muß natürlich ein neues und besseres gefunden werden.

Nach welchen Kriterien aber soll nun der Mittelwechsel erfolgen, wenn das erste Mittel richtig war und gewirkt hat? Wenn man lange genug gewartet hat, um dem Symptomenbild des Patienten zu erlauben sich zu festigen, dann soll das zuletzt erscheinende Symptom der Führer zum nächsten Mittel sein, ganz besonders, wenn dies ein neues Symptom ist. Es ist dann sozusagen das ‹Einstiegssymptom› für das folgende Mittel. Natürlich müssen auch noch andere Symptome des Patienten zu diesem Mittel passen, aber die Symptome, die inzwischen verschwunden sind, werden dabei nicht mehr zur Mittelwahl herangezogen. Nehmen wir an, ein Patient hatte die Symptome a, b, c, d, e, für die ihm ein Mittel verordnet wurde. Nach kurzer Erstverschlimmerung verschwanden diese Symptome alle, kamen aber nach ein paar Wochen wieder. Er erhielt dasselbe Mittel noch einmal in gleicher Potenz. Wieder verschwanden alle Symptome, kehrten aber etwas schneller zurück. Darauf wurde ihm das gleiche Mittel in höherer Potenz verschrieben, weil man ja bei dieser Sachlage das Mittel nicht wechseln darf. Auch jetzt gingen die Symptome wieder alle weg, aber nach längerer Zeit kamen a, b, c zurück und dazu erschien ein ganz neues Symptom f. Vorausgesetzt, daß f kein altes Symptom aus früheren Zeiten ist, liegt damit eine neue Situation vor, der das zuerst gegebene Mittel nicht mehr entspricht. Dieses zuletzt erschienene Symptom f muß nun der Führer zum nächsten Mittel sein. Das neu zu findende Mittel muß natürlich dem Patienten und dem Fall entsprechen. Da die Symptome d und e nicht mehr vorhanden sind, werden sie nicht mehr berücksichtigt, aber a, b, c, sollten schon eine Rolle bei der Wahl des neuen Mittels spielen. ‹Lange habe ich gewartet, nachdem die Kraft eines Mittels erschöpft war, während ich beobachtete, wie ein paar alte Symptome zurückkehrten; schließlich erscheint ein neues Symptom. Dieses letzte Symptom wird sich bei genauem Nachdenken als deutlich verwandt mit irgendeiner Arznei erweisen, die dann höchstwahrscheinlich auch noch den ganzen Rest der Symptome hat.› (Lesser Writings, S. 419) Hering meint sogar, daß dieses neue Symptom f im allgemeinen unter den Symptomen des zuletzt gegebenen Mittels zu finden ist, allerdings in einem geringen Grad. (Synopsis der hom. Theorie, S. 25)

Das zweite Mittel soll nun aber auch noch eine gewisse Beziehung zum ersten haben. Schon die ersten Homöopathen stellten fest, daß bestimmte Mittel einander ‹feindlich› gegenüberstehen und nicht gut hintereinander folgen, während andere sich als ‹Freunde› erwiesen und daher gut hintereinander gegeben werden können. So sind z. B. Apis und Rhus-tox. oder Phosphor und Causticum untereinander ‹Feinde›, so daß nach einer guten Wirkung von Phosphor niemals Causticum verordnet werden sollte. Lycopodium und Lachesis dagegen sind ‹Freunde›, sie ergänzen einander und können, wenn das eine von beiden gut gewirkt hat, aufeinander folgen. Auch gibt es regelrechte Dreierzyklen von Mitteln, bei denen der verordnende Homöopath immer ein gutes Gewissen haben kann, wenn er sie in der durch den Zyklus bestimmten Reihenfolge gibt – natürlich nur, wenn die Symptome des Patienten es verlangen. Als Beispiel soll der von Kent so hervorgehobene Zyklus Sulfur-Calcarea-Lycopodium aufgeführt werden. Eine homöopathische Kur kann demnach so verlaufen, daß der Patient zunächst einmal für längere Zeit Sulfur benötigt, daß danach die Symptome sich verändern und nach Calcarea rufen, was wieder für eine längere Zeit gut tut, doch dann bilden sich Lycopodium-Symptome heraus, und der Patient muß Lycopodium haben. Über diese Beziehungen der Arzneimittel untereinander muß man sich in den Arzneimittellehren und in der Spezialliteratur informieren. Mittel, die ‹freundlich› zueinander stehen, nennt man ‹komplementär›. Bei einem Mittelwechsel sollte man also möglichst komplementäre Mittel aufeinander folgen lassen. Immer aber sollten die Symptome des Patienten ausschlaggebend für die Mittelwahl sein. Stellt sich heraus, daß der Patient durch seine Symptome ein komplementäres Mittel verlangt, dann kann man dieses guten Gewissens geben. Zeigt sich aber, daß ein ‹feindliches› Mittel als zweites angezeigt zu sein scheint, dann muß man vorsichtig sein. Irgend etwas stimmt dann nicht! Irgend etwas läuft dann verkehrt, und man muß den Fall noch einmal genau überprüfen. Vielleicht steckt der Fehler dann bereits in der Verordnung des ersten Mittels, das nicht richtig ausgewählt war und die Symptome in die falsche Richtung laufen ließ. ‹Feindliche› Mittel sind in ihrer Symptomatik und Wirkungsweise immer sehr ähnlich, so daß sie meist auch als Antidote gegeben werden können. Läßt man sie aufeinander folgen, dann hebt man entweder die Wirkung des ersten auf oder verzerrt den Fall total. Dies alles gilt natürlich nur, wenn das erste Mittel gut gewirkt hat. Hat es dagegen überhaupt nicht gewirkt, kann ohne Bedenken jedes andere Mittel folgen, hat es jedoch falsch oder unvorteilhaft gewirkt, dann kann – wie schon erwähnt – gerade das Antidot oder ein ‹feindliches› Mittel manchmal gut nachfolgen – wenn es paßt!

Manchmal steht man auch vor der Situation, daß ein Mittel gut wirkt und einen Teil der Symptome des Patienten verschwinden läßt. Aber nach längerer Zeit und nach Wiederholung des ersten Mittels – auch noch in höherer Potenz – stellt sich heraus, daß eben nur ein Teil der Symptome verschwunden ist, während ein Rest beharrlich vorhanden bleibt. Vorausgesetzt, das erste Mittel brachte dem Patienten auch allgemeine Besserung, was ja ein Zeichen dafür ist, daß das Mittel richtig war, und vorausgesetzt, daß man das erste Mittel lange genug wirken ließ und daß keine neuen Symptome erschienen, dann darf man mit Recht das Mittel wechseln. Das neue Mittel wird dann nur aufgrund der Restsymptome ausgesucht. (Organon §§ 169–171) Dieser Zustand kann auftreten, wenn das erste Mittel nicht eindeutig das Simillimum, sondern nur ein annäherndes Simile war oder wenn die zu heilende Krankheit ein tiefeingewurzeltes psorisches Leiden darstellte. Dabei kann es durchaus vorkommen, daß der Patient mehrere Mittel hintereinander braucht – selbstverständlich immer nur dann, wenn das vorhergehende lange genug ausgewirkt hat. ‹. . . doch so, daß jedes folgende dem Befunde der, nach vollendeter Wirkung des vorgängigen Mittels übrig gebliebenen Symptomen-Gruppe gemäß, homöopathisch gewählt wurde.› (Organon § 171) Das bedeutet, daß in einem solchen Fall die verschwundenen Symptome keine Rolle mehr bei der Mittelwahl zu spielen brauchen. Aber auch hier muß man wieder eine Einschränkung machen: Dies gilt nur, wenn das erste Mittel gut gewirkt hat. Hat es dagegen gar nicht oder falsch gewirkt, dann muß natürlich aufgrund der Ausgangssymptomatik ein neues Simile gesucht werden, wobei alle Symptome der ursprünglichen Totalität berücksichtigt werden müssen. Dasselbe gilt, wenn das erste Mittel nur palliativ wirkte und einige Symptome nur für kurze Zeit verschwinden ließ.

Kent äußerte einmal, daß es das Ideal bei der homöopathischen Behandlung sei, *ein* Mittel zu finden, das als Simillimum den Fall ganz allein heilt. Dabei werden dann – je nach Schwere und Chronizität des

Falles – nach einiger Zeit die alten Symptome zurückkehren, und dann muß das Mittel wiederholt werden. Das kann zunächst in derselben Potenz geschehen. Wenn diese aber nichts mehr bringt, muß eine höhere Potenz desselben Mittels gegeben werden. Da er die LM-Potenzen noch nicht kannte, sondern nur C-Potenzen nach Korsakoff oder Fluidpotenzen (die etwa den Korsakoff-Potenzen entsprachen) verwendete, machte er sehr große Potenzsprünge. Er fing – besonders bei empfindlichen Patienten – beispielsweise mit der 30. oder 200. Potenz an, und ließ dann die 1000., danach die 10 000., 100 000., 500 000., 1 000 000., usw. folgen, bis der Patient geheilt war. ‹Durch diesen Gebrauch der Potenzreihenfolgen in einem gegebenen Fall kann der Patient unter dem Einfluß des Simillimum oder eines passenden Mittels gehalten werden, bis er geheilt ist. Wenn das Simillimum gefunden wurde, wird das Mittel in einer Reihenfolge von (immer höheren) Potenzen heilend wirken.› Dies war und ist das Ideal, aber der Praxisalltag sieht oftmals anders aus: ‹Wenn das Mittel nur teilweise ähnlich ist, dann wird es nur in einer oder zwei Potenzen wirken, danach werden sich die Symptome ändern und ein neues Mittel wird erforderlich sein. Viele chronische Fälle werden eine Reihenfolge von sorgfältig ausgewählten Mitteln erfordern, um eine Heilung zu erreichen, wenn das Mittel nur teilweise ähnlich ist. Aber das Ideal beim Verschreiben ist es, ein Mittel zu finden, das ähnlich genug ist, den Fall durch eine volle Reihenfolge (von Potenzen) bis zur höchsten zu halten. Jedesmal wird der Patient sagen, daß die neue Potenz genau so wirkte wie die erste, die er erhielt. Der Patient kann es spüren, wenn die Medizin richtig wirkt.› (Lesser Writings, S. 207f.)

All dies gilt sinngemäß auch für die LM-Potenzen, wenn man nach Einnahme der ersten Flasche genügend Zeit dazwischenschaltet, um auf die Rückkehr der alten oder das Erscheinen neuer Symptome zu warten. Jedoch empfiehlt es sich, bei den LM-Potenzen nicht dieselbe Potenz zu wiederholen, sondern gleich eine höhere zu geben. Da der Patient ja durch das jeweilige Schütteln der Flasche vor der Einnahme die Potenz laufend erhöht hat, würde man – wenn man noch einmal dieselbe Potenz verschreibt – in Wirklichkeit wieder mit der Potenz herabgehen, was man nicht tun sollte. Wenn der Patient 40mal von der Flasche eingenommen hat, dann hat er ihr $40 \times 10 = 400$ Schüttelschläge gegeben. Bei der Herstellung der LM-Potenzen werden von Stufe zu Stufe jedesmal 100 Schüttelschläge verabfolgt. Daraus ergibt sich, daß man mindestens vier oder fünf Potenzstufen höher bei der zweiten Verschreibung gehen sollte, um mit der neuen Potenz nicht unter den Schüttelschlägen zu bleiben, die der Patient der alten Flasche gab. Erfahrene LM-Potenz-Verschreiber empfehlen daher, vorsichtshalber sechs Stufen höher zu gehen: Hat man also mit der LM XVIII begonnen, so wäre die LM XXIV diejenige, die folgen sollte, dann die LM XXX, usw.

Aber es gibt noch einen anderen gewichtigen Grund, warum es nicht immer gelingt, das ‹Ideal beim Verschreiben› zu erreichen. Man hat es ja oft nicht nur mit einem, sondern mit einer Kombination mehrerer Miasmen zu tun, wenn man einen chronisch kranken Patienten heilen will. Nun gibt es natürlich ein paar ganz große Mittel, die alle Miasmen erreichen können, aber es sind nicht allzu viele. Häufiger wird es vorkommen, daß man – den Symptomen entsprechend – mit einem Mittel beginnen muß, das nur gegen ein Miasma gerichtet ist. In solch einem Fall muß man darauf vorbereitet sein, daß irgendwann im Laufe der Behandlung die Symptome sich ändern und dadurch anzeigen, daß ein anderes Miasma sein Haupt erhebt. Denn die Miasmen können während einer homöopathischen Behandlung alternieren, d. h. aus dem ursprünglichen Komplex zweier oder dreier Miasmen tritt für eine bestimmte Zeit eines hervor und verlangt nach Behandlung durch sein Mittel. Wird dieses Mittel dann gegeben, bessern sich die Symptome dieses Miasmas, bis dann nach einiger Zeit ein anderes Miasma in den Vordergrund tritt, was sich durch einen Wechsel der Symptome anzeigt. Diesem Symptomenwechsel entsprechend muß dann auch das Mittel gewechselt werden, und das neue Mittel muß dann für das Miasma zuständig sein, welches nun hervorgetreten ist. Und so kann es noch öfter geschehen. ‹Hahnemann erkennt das Alternieren eines Miasmas mit dem anderen. Er gibt Merc. für Syphilis, dann nimmt vielleicht die Psora überhand und er findet Sulph. angezeigt, dann kommt die Sycosis und alterniert mit dem einen oder anderen, und so weiter.› (Lesser Writings, S. 366). In einem solchen Fall – aber *nur* in einem solchen Fall – erzwingen die Symptome, die anzeigen, daß nun ein anderes Miasma vorherrscht, das von dem ursprünglich gegebenen Mittel nicht erreicht wird, einen Mittelwechsel. Dies soll an einem Fallbeispiel verdeutlicht werden:

Ein 33jähriger Mann leidet seit ca. 12 Jahren an einer Colitis ulcerosa, die mit schwersten Allopathica zeitweise in Schach gehalten werden konnte. Doch in letzter Zeit hilft kein Mittel mehr. Die Rektoskopie hat ergeben, daß die letzten 50 cm des Dickdarms entzündet sind. Außer seinen Durchfallsymptomen stechen ein starkes Süßigkeitsverlangen, heiße Füße abends im Bett, ausgesprochene Unverträglichkeit von Wärme, viele Pickel auf dem Rücken und einige Ekzeme, die bei Wärme und Schweiß jucken, hervor. Deutlich ist auch noch sein Unvermögen, Hunger zu ertragen, es wird ihm dann ‹schwach›. Er erhält Sulfur LM XVIII, 3× wöchentlich 5 Tropfen. 8 Wochen später war die zweite Konsultation. Er berichtet, daß die Colitis sich langsam gebessert habe, der Stuhl habe weniger Schleim und fast kein Blut mehr enthalten, und die Bauchkrämpfe vor den Durchfällen seien ganz verschwunden. Aber 4 Wochen nach Einnahme der ersten Sulfur-Gaben sei er ernstlich krank geworden: eine ganz starke Angina habe ihn angefallen, er habe sehr starke Halsschmerzen, besonders nachts, gehabt, dazu 38,5° Fieber, ebenso Kopf- und Ohrreißen. Vor allem aber habe er während dieser Angina einen ganz starken Speichelfluß nachts gehabt, er habe ihn dauernd ausspucken müssen, er sei ganz zäh und schleimig gewesen.

Er sei, da die Angina sich nicht bessern wollte, zum HNO-Arzt gegangen, der feststellte, daß auch seine Nebenhöhlen verschattet seien. Er habe ihm ein Antibioticum verschrieben, das aber nur vorübergehend half. Auch ein zweites Breitbandantibioticum brachte nichts. Erst nach vielen Tagen sei es langsam besser geworden, aber subakut sei im Grunde alles noch da. Solche Anginen habe er in seiner Jugendzeit viel gehabt und das Merkwürdige sei: mit dem ersten Tag des Auftretens dieser Angina vor ca. 4 Wochen sei sein Durchfall schlagartig besser geworden. Da dies eine typische Mercur-Angina war und da sie subakut noch schwelte, erhielt er Mercurius LM XVIII, worauf sie sofort noch einmal für einige Tage sich aktivierte, um dann aber ohne weitere Medikamentation gänzlich zu verschwinden. Dabei hörten die Durchfälle gänzlich auf. 14 Tage später meldeten sich starke Hämorrhoiden, die sogar zwei Tage lang bluteten. Gleichzeitig wurde der Stuhl für einige Tage gelb. (Hämorrhoiden und eine Gelbsucht hatte er früher schon gehabt.) 6 Wochen später bei der dritten Konsultation: Keine Durchfälle mehr, Stuhl in Ordnung, Ekzeme verschwunden, er fühlt sich wohl und hat neue Tätigkeiten angefangen.

Hier waren Psora und Syphilis miteinander kombiniert. Unter dem gut wirkenden Antipsoricum Sulfur wechselten die Symptome plötzlich, und die bisher latente Syphilis erschien: Völlig neue, nicht mehr psorische, sondern syphilitische Symptome traten auf und gingen nicht mehr weg. (Wären die Angina-Symptome nach dem akuten Stadium wieder verschwunden, dann hätte das Mittel nicht gewechselt werden dürfen!)

Durch Festständigkeit der Angina-Symptome (sie blieben subakut über Wochen!) wurde der Wechsel zu Mercur gefordert. Die sofort einsetzende Erstverschlimmerung der Angina mit Besserung der Colitis-Symptome, sowie das Wiederauftauchen der uralten Symptome der Gelbsucht und der Hämorrhoiden zeigten, daß der Mittelwechsel richtig war.

Das war nur ein Beispiel für einfaches Alternieren von Miasmen. Dies kann aber noch öfters geschehen. Es kann auch vorkommen, daß die Miasmen mehrmals wechseln, bis es zur endgültigen Heilung kommt. Hierbei gilt: Solange ein Miasma im Vordergrund steht, muß man ihm seine ganze Aufmerksamkeit zuwenden. Erhebt ein anderes sein Haupt, und bleiben dessen Symptome festständig, dann muß man dementsprechend das Mittel wechseln. Wieder sind es einzig und allein die Symptome, die bestimmen, was zu tun ist.

Ansonsten aber gilt, was Kent in seinen ‹Lectures› schreibt: ‹Viele Ärzte sagen: ‹Wenn die Symptome sich ändern, dann wechsle ich das Mittel.› Das ist eins der schädlichsten Dinge, die man tun kann. Wechsle das Mittel, wenn die Symptome sich geändert haben, sofern der Patient keine Besserung erfahren hat; aber wenn der Patient gebessert wurde, obwohl die Symptome sich geändert haben, dann bleibe bei diesem Mittel, solange der Patient Besserung erfährt. Sehr oft bringen die Patienten Symptome hervor, die längst vergessen sind. Der Patient hat nie von ihnen gehört oder er hat sie nicht gefühlt, weil er sich an sie gewöhnt hatte wie an das Ticken oder Schlagen der Uhr an der Wand. Viele Symptome, die erscheinen, und die kleinsten Veränderungen, die sich zeigen, sind alte Symptome, die zurückkommen. Der Patient ist nicht immer in der Lage zu sagen, daß sie alte, zurückkehrende Symptome sind, aber schließlich wird dich die Tochter oder irgend jemand im Hause dadurch erfreuen, daß sie erzählt, daß ihre Mutter diese Dinge vor Jahren gehabt und inzwischen vergessen habe ... Solange man eine heilende Wirkung erzielen kann, und – selbst wenn die Symptome sich änderten – sofern der Patient auf dem Weg der Besserung ist: Hände weg!!! Falls du irgendwann im Zweifel bist, dann warte! Als Regel gilt: Wenn du durch eine Reihenfolge von Potenzen gegangen bist, verlasse nie das Mittel, ehe nicht eine oder mehr Dosen einer höheren Potenz gegeben und getestet worden sind. Wenn aber diese Dosis einer höheren Potenz gegeben wurde und ohne Wirkung blieb, dann ist das die einzige Möglichkeit, die dir zur Verfügung steht, um zu erkennen, daß dieses Mittel alles, was es an Gutem für diesen Patienten tun konnte, getan hat, und daß nun ein Mittelwechsel nötig ist.› (Lectures, S. 227f.)

Und an einer anderen Stelle gibt er zu der ganzen Problematik, die sich bei der zweiten Konsultation einstellt, in seiner klaren, prägnanten Art noch einen guten Wink: ‹Wenn ein Patient wiederkommt, und du stellst aufgrund der Befragung fest, daß die ursprünglichen Symptome noch vorhanden sind, obwohl der Patient sagt, daß er oder sie sich viel besser fühlt, dann ist dies nicht der Zeitpunkt, um die Mittelgabe zu wiederholen. Es ist nur eine Frage der Zeit, wann die Heilung folgen wird. Wenn aber ein Patient wiederkommt und sagt, daß er den Boden verliert, dann ist es das Mittel, das aufgehört hat zu wirken, und nicht die Potenz. In diesem Fall mußt du ein anderes Mittel ausfindig machen und nicht einen Wechsel der Potenz vornehmen.› (Lesser Writings, S. 349)

Aus all diesen Ausführungen kann man ersehen, welcher sorgfältigen Erwägungen es bedarf, um eine Mittelwiederholung oder gar einen Mittelwechsel vorzunehmen. Bei der zweiten und allen weiteren Konsultationen ist das genaue Beobachten aller Zeichen und Symptome und das Erfassen aller Fakten aus der Biographie des Patienten und seiner miasmatischen Belastung genau so wichtig wie bei der ersten. Es gibt zwar auch für das, was nach der ersten Mittelgabe seitens des Homöotherapeuten zu geschehen hat, gute und exakte Regeln, aber welche dieser Regeln zur Anwendung kommen müssen, bestimmt der Patient durch seine Symptome und Zeichen, die er entwickelt hat. Das Gesetz des Handelns bestimmt der Patient – aber nicht durch seine Meinungen und Wünsche und Klagen, sondern durch das, was seine Lebenskraft inzwischen ablaufen ließ oder an Reaktionen zeigte. Ehe man bei der zweiten Konsultation also den Stift zückt und irgend etwas auf den Rezeptblock schreibt, sollte man sich die dringende Anweisung Kent's für die zweite Verschreibung noch einmal durch den Kopf gehen lassen: ‹Es darf keine Verschreibung für irgendeinen Patienten vorgenommen werden außer nach einem sorgfältigen und langen Studium des Falles, um zu wissen, was er aufgrund seiner Symptome erwarten läßt, und eines Studiums aller Dinge, die vorher vorhanden waren. Das ist das Wichtigste! Studiere deine Fälle immer wieder durch! Gib nie ein Mittel, ohne die Konstitution des Patienten zu kennen, denn das wäre ein gewagtes und gefährliches Spiel.› (Lectures, S. 229)

Fassen wir die Regeln noch einmal in kurzen Sätzen zusammen:

1. Oberste und wichtigste Regel: Solange ein Mittel wirkt, darf die Gabe nicht wiederholt und das Mittel nicht gewechselt werden.
2. Ist man absolut sicher, daß ein Mittel nicht wirkt, muß man ein neues, besseres finden.
3. Verlaufen die Symptome im Sinne der Hering'schen Regel, darf nichts gegeben werden.
4. Verlaufen die Symptome entgegengesetzt zur Hering'schen Regel, muß antidotiert werden.
5. Folgt auf die Mittelgabe stetige Besserung, darf nichts gegeben werden.
6. Folgt auf die Mittelgabe eine kurze, starke Erstverschlimmerung und dann Besserung, darf nichts gegeben werden.
7. Homöopathische Erstverschlimmerung bedeutet: Periphere Symptome schlechter, zentrale besser; oder: Krankheitssymptome schlechter, Patient fühlt sich besser.
8. Folgt auf die Mittelgabe eine lange Verschlechterung, der doch noch Besserung folgt, darf nichts gegeben werden.
9. Folgt auf die Mittelgabe eine lange Verschlechterung ohne anschließende Besserung, ist der Fall meist unheilbar. Es sollen dann nur palliative Mittel gegeben werden.
10. Folgt der Mittelgabe erst Besserung und danach Verschlechterung, gibt es zwei Möglichkeiten:
    a) es wurde ein falsches Mittel gegeben. Man setzt das Mittel sofort ab und wartet, bis die Ausgangssymptomatik zurückgekehrt ist. Dann setzt man ein besseres Simile ein.
    b) Der Fall ist unheilbar.
11. Folgt der Mittelgabe eine Besserung, die nicht anhält, gibt es drei Möglichkeiten:
    a) Das Mittel war richtig, aber seine Wirkung wurde durch irgend etwas gestört. Ursache (z. B. Lebensweise des Patienten oder Medikamentenmißbrauch) beseitigen. Bei demselben Mittel bleiben.
    b) Das Mittel wirkte nur oberflächlich und palliativ. Besseres Mittel finden.
    c) Der Fall ist letztlich unheilbar.
12. Die klinische und die Krankheits-Diagnose helfen bei der Beurteilung, ob ein Fall letztlich heilbar ist oder nicht.

13. Folgen nach einer Mittelgabe alsbald völlig neue Symptome, die nicht zum Arzneimittelbild des Mittels gehören, war das Mittel falsch.
14. Treten nach einer Mittelgabe alsbald neue Symptome auf, die sich als zum Arzneimittelbild des gegebenen Homöopathicums gehörend erweisen, ist das Mittel richtig. Nicht eingreifen!
15. Treten nach einer Mittelgabe alte Symptome aus früheren Zeiten auf, ist das Mittel richtig. Nicht eingreifen.
16. Ein gut wirkendes Mittel darf erst wiederholt werden, wenn die Symptome zurückkommen.
17. Solange ein Symptomenbild in Bewegung ist, darf nichts gegeben werden!
18. Treten nach langer guter Wirkung eines Mittels neue Symptome auf, kann das ein Signal für einen Mittelwechsel sein.
    a) Das zuletzt erschienene, neue Symptom soll der Führer zum nächsten Mittel sein.
    b) Das Hervortreten eines anderes Miasmas wird deutlich. Das nächste Mittel muß aus der Reihe der gegen dieses Miasma gerichteten Mittel sein.
19. Verlasse ein Mittel nie zu früh. Es muß erst z. B. durch die Gabe einer höheren Potenz ausgetestet werden, ob es nicht doch noch etwas bringt, bevor man es wechselt.
20. Es sollen möglichst komplementäre Mittel aufeinander folgen.

Die Regeln 1, 3, 5, 6, 8, 14, 15, 16 und 17 erfahren bei Einsatz von LM-Potenzen eine gewisse Modifizierung: LM-Potenzen dürfen wiederholt werden. Aber auch hier schalte man genügend lange arzneifreie Zeiträume ein, um den ungestörten Verlauf der Symptome beobachten zu können.

Diese Regeln, die sicher noch durch die eine oder andere Möglichkeit bereichert werden können, dürfen aber niemals starr und schematisch gehandhabt werden. Immer muß es der Patient mit seiner Konstitution und seiner Reaktionsweise sein, der die obersten und einzig gültigen Maßstäbe für die Beurteilung seines Falles setzt. Besonders empfindliche Patienten werden ganz anders auf die Gabe eines Simile reagieren als unempfindliche. Erstere werden viel stärkere und zahlreichere Reaktionen zeigen als letztere. Dementsprechend werden auch unterschiedliche Gabenwiederholungen und Potenzstärken erforderlich sein. Ich kenne Patienten, die schon auf das einmalige Riechen an einer LM-Potenz heftige Reaktionen hervorbringen, während andere von derselben Potenz getrost über Wochen täglich 5 Tropfen nehmen können und einen völlig ungestörten Heilverlauf dabei haben. Und man kann Patienten erleben, die schon nach 3–4 Wochen bei einer chronischen Krankheit eine Mittelwiederholung nötig haben, während andere 6–9 Monate durch eine einzige Gabe gebessert werden. Darum können solche Regeln immer nur Hilfsmittel sein. Niemals dürfen sie zum absoluten Dogma werden! Denn nicht das Dogma oder der Lehrsatz haben in der Homöopathie die Herrschaft, sondern der Patient und seine Individualität; und letztere wird durch die Stärke und die Reaktionsweise seiner Lebenskraft bestimmt. Diese Dinge offenbaren sich am deutlichsten immer erst *nach* der Gabe des Simile oder des Simillimum und darum sind die Beobachtungen, die man nach der ersten Mittelgabe machen kann, absolut entscheidend für das Wohl und Wehe des Patienten. Wenn der Behandler dann im Rahmen des durch den Patienten Gegebenen die vorgenannten Regeln richtig anwendet, wird er das Äußerste erreichen, was man für die Gesundheit des Patienten tun kann.

13

UNHEILBARE KRANKHEITEN

Keine Heilmethode kann Wunder vollbringen, auch die Homöopathie nicht. Deshalb wird es nicht überraschen, wenn wir feststellen müssen, daß es auch Krankheiten gibt, die homöopathisch nicht heilbar sind. Oder man sollte richtiger sagen, daß es Menschen gibt, die nicht zu heilen sind. Aber man muß dabei unterscheiden zwischen solchen Erscheinungen, für die die Homöopathie gar nicht zuständig ist und solchen, für die sie durchaus zuständig gewesen wäre, wenn die Patienten früher gekommen wären. Und wir werden sehen, daß diejenigen Erscheinungen, für die die Homöopathie nicht zuständig ist, im eigentlichen Sinn gar keine Krankheiten sind, während es sich bei den Fällen, die man unter den Homöopathen als unheilbar bezeichnet, nur um ein ‹zu spät› handelt.

Logischerweise ist die Homöopathie nicht zuständig bei genetisch bedingten Verbildungen des menschlichen Organismus. Man denke z. B. an die Mißbildungen der Contergan-Kinder, oder an andere durch Medikamentenmißbrauch der Eltern oder atomare Bestrahlung hervorgerufene genetische Schädigungen. Da für solche Erscheinungen die Lebenskraft nicht zuständig ist, kann hier auch kein Homöopathicum etwas ausrichten. Es handelt sich hierbei ja nicht um eine ‹Verstimmung der Lebenskraft›, und darum auch nicht um eine ‹Krankheit›.

Ähnlich, aber doch etwas anders, sieht es mit Verletzungen, Wunden und Frakturen aus, die dem Körper von außen mit Gewalt zugefügt wurden. In vielen dieser Fälle ist die Homöopathie *zunächst* nicht zuständig. Der ins Fleisch gedrungene Splitter muß zunächst chirurgisch entfernt, der gebrochene Knochen zunächst geschient, die Platzwunde zunächst genäht, die blutende Arterie zunächst abgebunden, der ausgerenkte Arm zunächst wieder eingerenkt werden usw. und dann erst – aber dann wirklich! – kann die Homöopathie ansetzen und die Heilungskräfte des Organismus aktivieren. Dafür ist die Lebenskraft zuständig, und deshalb hat das Homöopathicum nach der chirurgischen Maßnahme seinen guten Sinn. Die dringend notwendige chirurgische Manipulation bei mechanischer Verletzung von außen kann – wie jeder einsieht – nicht von der Lebenskraft vorgenommen werden. Es handelt sich auch hier nicht um eigentliche ‹Krankheit›.

Kommt aber ein Mensch mit Krebs oder Tuberkulose oder Arteriosklerose oder Lungenemphysem oder Multipler Sklerose, usw., dann ist die Homöopathie durchaus zuständig. Denn hierbei handelt es sich ja um ‹Krankheit›, um ein Fehlfunktionieren der Lebenskraft. Leider aber ist dies Fehlfunktionieren der Lebenskraft so grundsätzlich und so stark gewesen und hat schon so lange angedauert, daß sich *Endresultate* im Organismus herausgebildet haben. Und dann kann die Möglichkeit bestehen, daß der Mensch unheilbar wird. Wir hörten schon davon. Es brauchte Jahre und Jahrzehnte, bis die unentwegt falsch laufenden Steuerungsinformationen, die von der Lebenskraft ausgingen, solche im materiellen Bereich des Organismus liegenden Resultate hervorgerufen haben. Wenn es dann so weit ist, daß in diesem materiellen Bereich Veränderungen eingetreten sind, die nicht mehr rückgängig gemacht werden können, dann kann es nicht mehr zu einer echten Heilung kommen. Niemand kann dann noch heilen! Und hier muß das Wort ‹Heilung› seinen eigentlichen und ursprünglichen Sinn behalten: Die Wiederherstellung der absoluten Gesundheit an Körper, Geist und Seele. Lindern, bessern, das Leben erträglich machen – das ist eine andere Sache. Aber echte, wahre Heilung bedeutet, daß der Mensch frei von Psora, Sycosis, Syphilis und Tuberkulinie gemacht wurde und darum künftig nicht mehr ernstlich krank werden kann. Alle Fehlsteuerungen der Lebenskraft wurden aufgehoben und das, was schon an Veränderungen sich im Organismus eingestellt hatte, regenerierte sich. Der in Richtung Destruktion laufende Kurs der Lebensvorgänge wurde radikal geändert, und die Lebenskraft funktioniert wieder normal, indem sie den gesamten Organismus in ‹bewundernswürdiger Harmonie› hält. (Organon § 9) Das ist Heilung, wiederhergestellte Gesundheit.

Jeder wird einsehen, daß der Zeitpunkt, den falschen Kurs der Lebenskraft in die Destruktion zu verändern und in Richtung Gesundheit umzukehren, irgendwann verpaßt sein kann. Wenn es schon zu viele Veränderungen oder gar Zerstörungen in lebenswichtigen Organen und Bereichen des Organismus gegeben hat, dann kann es nicht mehr zu absoluter Heilung kommen. Dies ist gemeint, wenn Homöopathen von einem ‹unheilbaren Fall› sprechen.

Dementsprechend ist ein verhältnismäßig großer Teil unserer Patienten unheilbar. Aber natürlich gibt es da nun eine Menge gradueller Unterschiede. Diese Unterschiede sollte der Homöopath kennen, um seinen Patienten Leiden und Schmerzen ersparen zu können.

Da sind zunächst die jedem deutlichen Endzustände von Tuberkulose, Krebs, usw. In ihnen sollten die tiefwirkenden, konstitutionellen Mittel nicht mehr angewendet werden, die der Patient gebraucht hätte, wenn er 10 oder 20 Jahre früher in homöopathische Behandlung gekommen wäre.

Wie wir schon sahen, könnten diese Mittel die Lebenskraft so stark ‹überheizen›, daß es zu einer Reaktion kommt, die zwar theoretisch richtig wäre und den Gesetzen, unter denen die Lebenskraft arbeitet, entspräche, die aber der Organismus nicht mehr aushalten kann. Sie würden dem Patienten u. U. den Tod bringen. Man sollte daher die großen Antipsorica wie Sulfur, Phosphor, Silicea, usw. meiden und stattdessen kleinere Mittel, die nach den zur Zeit vorherrschenden Symptomen ausgesucht werden, einsetzen. Es sollten dabei nicht die konstitutionellen Symptome des Patienten verwendet werden, die ihn schon vor 20 oder 40 Jahren charakterisierten, weil man damit zu Mitteln kommt, die er damals gebraucht hätte, und die ihn damals auf den Weg zu echter Gesundheit gebracht hätten. Jetzt aber, in seinem Endzustand, nimmt man ähnlich wie bei einer akuten Krankheit die sich gerade bietenden Zeichen, Symptome und Modalitäten auf, und sucht aus ihnen ein passendes Mittel. Auch darf die verabreichte Potenz nicht zu hoch sein. Die C30 oder LM XVIII reichen völlig aus. Ebenso muß man vermeiden, irgendwelche Ausscheidungen des Patienten zu unterdrücken oder abzustoppen. Über Sekrete, Durchfälle, Hauteruptionen, usw. scheidet der Organismus ja die vielen, in erhöhtem Maße anfallenden Toxine und Abfallprodukte aus. Man muß sich daher hüten, diese Ventile zu schließen. Deswegen ist in solchen Fällen auch homöopathische Drainage von großem Nutzen, um die Entgiftung zu fördern. Es ist in solchen Situationen auch erlaubt, häufiger das Mittel zu wechseln, je nachdem es die Symptome verlangen. Dabei halte man sich aber an Kent's Rat: ‹Wenn eine Krankheit unheilbar ist, dann kann man von der Wirkung des Mittels nicht mehr erwarten, als die Leiden in milde Symptome zu verändern, und an eine zweite Verschreibung darf man nur denken, wenn neue Leiden ein Mittel fordern.› (Lesser Writings, S. 423) Kent ist sicher ein guter Ratgeber in dieser Sache. Er mußte von sich bekennen: ‹Wenn es irgend etwas gibt, was ich fürchte, dann ist es eine unheilbare Krankheit. Meine Erfahrung in dieser Hinsicht ist größer als ich es mir wünschen könnte.› (ebd. S. 483) Wenn man seinen Anweisungen folgt, dann wird man vielen Patienten helfen können, auch diese schweren Endzustände schmerzfrei – ohne Anwendung heroischer Schmerzmittel! – zu überstehen und einen friedlichen, menschenwürdigen Tod zu sterben. Er und viele andere Meister der Homöopathie haben das vorgemacht und damit viel Segen gestiftet. Auch heute ist das möglich, wie viele Erfahrungen zeitgenössischer Homöopathen zeigen. Leider verschwinden aber viele dieser Fälle hinter den Mauern von Krankenhäusern, wo sie mit Medikamenten vollgestopft werden, die nur die Leber vergiften, dafür aber die Symptomatik des Falles verwischen. So aber kann den Patienten nicht geholfen werden. Sie dämmern – in den Intensivstationen an Maschinen angeschlossen und mit Medikamenten überflutet – einem schrecklichen Tod entgegen. Kent warnt deswegen ausdrücklich: ‹Unheilbare Leiden – und du wirst viele davon antreffen – werden jedem Arzt viel Mühe machen. Der Allopath hat die Mittel, die Patienten unter den Einfluß starker Medikamente zu setzen und sie dadurch glauben zu machen, daß irgend etwas für ihr Wohlergehen getan wird, während doch großer Schaden angerichtet wird, wann immer sie mit starken Medikamenten zusammengeflickt werden. Daher ist es unverantwortlich, daß einige unserer homöopathischen Ärzte Gebrauch machen von diesen Linderungsmitteln, die so schädlich für den Patienten sind. Der Arzt, der das Einzelmittel in potenzierter Form unter dem Gesetz der Heilung eine zeitlang einsetzt, wird leicht davon überzeugt werden, daß es keinen anderen Weg der Linderung gibt, der eine dauernde Hoffnung für den Patienten bietet. Opium wird manchmal Schmerzen lindern, Durchfall stoppen und Husten mildern, aber wehe dem Patienten! Es hebt so die Reaktionen auf, daß es zu keiner möglichen Entwicklung von Symptomen kommt, was doch nötig wäre, um anzuzeigen, welches homöopathische Mittel der Patient braucht; und während der Schmerz gestoppt ist, wird der Patient doch nicht geheilt. Was hier von Opium gesagt wird, gilt gleichermaßen für alle schmerzlindernden Mittel. Wenn ein Opiat gegeben werden muß, dann sage es klar und deutlich, daß die Heilung dieses Patienten damit aufgegeben wurde. Welcher sorgsame Arzt aber wird die Hoffnung auf eine Heilung während einer schmerzhaften Krankheit aufgeben, so lange das Leben dauert? Bei Tuberkulose und Krebs und destruktiver Krankheit wird das Mittel, das der Gruppe der Schmerzsymptome am ähnlichsten ist, immer am meisten Linderung bringen, und man ist auf verlorenem Posten, wenn man sich verleiten läßt, es aufzugeben.› (Lectures, S. 231 f.)

Daneben gibt es nun aber auch noch den weitaus größeren Teil von Patienten, die zwar im homöopathischen Sinn nicht mehr endgültig heilbar sind, aber längst noch nicht in irgendein Endstadium eingetreten sind. Bei ihnen kann man das Ideal einer echten Heilung nicht mehr erreichen, weil sie entweder schon zu alt sind oder bei ihnen schon zu viel lebenswichtige Gewebe zerstört oder unbrauchbar geworden ist, oder weil schon zu viel an ihnen herumoperiert wurde und ihnen wichtige Organe oder Teile fehlen. Wenn sie zu alt sind, dann haben sich die Prozesse, die durch Psora, Sycosis, Syphilis und Tuberkulinie oder eine Kombination von ihnen ausgelöst werden, schon zu weit im Organismus vorangefressen, und es fehlt nun die Zeit, diese Prozesse, die Jahre und Jahrzehnte gebraucht haben, wieder zurückzuspulen.

Ganz sicher kann man hierfür keine zahlenmäßige Altersgrenze angeben, denn ‹Alter› ist hier ein sehr relativer Begriff. Ein Mensch, der *nur* mit Psora behaftet ist, kann mit 60 Jahren noch ‹jünger› sein als ein 40jähriger, der von einer Kombination von Psora, Sycosis und Syphilis befallen ist. Bei Letzterem sind die falschlaufenden Prozesse von Anfang an wesentlich destruktiver gewesen als beim einfachen Psoriker. Man kann sich das am Beispiel einer Gonarthrose vielleicht am einfachsten klarmachen: Bei einem Menschen, der als Tuberkuliniker geboren wird, kann es sein, daß eines oder beide Knie von Anfang an falsche Steuerungsinformationen bekommen, so daß langsam aber sicher – neben aller natürlichen Abnutzung – ein destruktives Geschehen im Kniegelenk Platz greift. Wird dieser Prozeß nicht rechtzeitig durch geeignete Antituberkulinika aufgehalten und umgekehrt, dann kommt es irgendwann zu den bekannten arthrotischen Erscheinungen. Dieses ‹irgendwann› wird verhältnismäßig spät im Laufe seines Lebens sein. Liegt bei diesem Patienten aber eine Kombination von Tuberkulinie und Sycosis vor, dann werden die Steuerungsinformationen noch deutlicher falsch sein, denn auch die Sycosis kann Gonarthrose hervorrufen. Dementsprechend werden die Entzündungen stärker, die Veränderungen des Knochengewebes schlimmer und der Zeitpunkt früher vorhanden sein, an dem man vor dem Endresultat der vollendeten Arthrose steht. Da aber auch die Syphilis eine Gonarthrose machen kann, würde der ganze Ablauf um ein Vielfaches verschärft und beschleunigt, wenn dieser Mensch an einer Kombination von Tuberkulinie, Sycosis und Syphilis leiden würde. (Natürlich wären bei solch einem Patienten nicht nur die Knie, sondern noch viele andere Bereiche seines Organismus in Mitleidenschaft gezogen!)

Von diesen drei Möglichkeiten unseres konstruierten Beispiels wäre natürlich die erste am leichtesten zu heilen, denn man hätte es dabei ja nur mit einem Miasma zu tun. Am schwierigsten würde die dritte Möglichkeit einer Heilung zuzuführen zu sein, und es erforderte die längste Zeit. Trotzdem gibt es in allen drei Fällen ein ‹zu spät› für eine echte Heilung. Das ist dann der Fall, wenn das Endresultat der falschen Steuerungsinformationen voll ausgebildet vorhanden ist, wenn also das Knochen- und Knorpelgewebe so weit zerstört ist, daß keine Rückbildung mehr möglich ist. Diese Entwicklungsmöglichkeiten ließen sich natürlich auf alle Organe und Bereiche des Organismus ausdehnen. Überall wäre es das Gleiche: Irgendwann ist bei dem Fortschreiten eines oder mehrerer Miasmen im Organismus einmal die Grenze erreicht, jenseits derer es keine eigentliche Heilung mehr gibt. Wenn dann gar lebenswichtige Organe wie Leber, Nieren, Lungen, Pankreas, Herz usw. stark angegriffen und in ihrer Funktion herabgesetzt sind, so daß keine Regeneration mehr möglich ist, dann ist diese Grenze erst recht überschritten. Dasselbe gilt, wenn größere Operationen vorgenommen wurden und sogar Organe entfernt worden sind.

Dennoch hört hier die Wirksamkeit der Homöopathie nicht auf. Ganz im Gegenteil! Denn auch in diesen Fällen ist die Lebenskraft noch am Werk und versucht, im Rahmen der gegebenen Möglichkeiten eine *relative Gesundheit* aufrechtzuerhalten. Und gerade dabei kann sie von nichts so gut unterstützt werden wie von der Homöopathie. Nur gelten auch hierbei wieder Regeln, die dem Behandler bekannt sein sollten.

Die oberste dieser Regeln lautet: Wenn deutlich ist, daß die Grenze bereits überschritten ist, jenseits der echte Heilung nicht mehr möglich ist, dann darf man große, tiefwirkende Antipsorica nur noch mit Vorsicht oder gar nicht mehr einsetzen. ‹Wenn ein sorgfältig ausgesuchtes Antipsoricum ein fortgeschrittenes Stadium einer Krankheit stark verschlechtert, und diese Verschlechterung zieht sich in die Länge und keine Besserung des allgemeinen Zustandes folgt, dann dürfen keine Antipsorica mehr für diesen Patienten in Betracht gezogen werden, die Hoffnung auf Heilung muß aufgegeben werden und man muß seine Zuflucht zu kurzwirkenden Arzneien nehmen, um zu lindern. Bei Gicht, Krebs, Tuberkulose und organischen Krankheiten dieser Art bestätigt sich diese Regel gewöhnlich.› (Lesser Writings, S. 481f.) Auch vor sehr hohen Potenzen muß in solchen Fällen gewarnt werden. Hier erweisen sich die LM-Potenzen als wahrer Segen: Mit ihnen hat man die Möglichkeit, durch vorsichtige Dosierung am Anfang den Patienten zu testen, und sollte es zu den von Kent beschriebenen Verschlechterungen kommen, dann kann man sie sofort absetzen. Manchmal gelingt es sogar, bei solchen Patienten etwas ‹von innen nach außen› zu bringen, also ihr Leiden von lebenswichtigen Organen weg auf die Haut z. B. zu bringen. Dann hat man mit Sicherheit ihr Leben verlängert. Leider sehen dies nur wenige ein und gehen eventuell sogar zu einem anderen Arzt, der ihnen dann mit äußeren Mitteln oder anderen Medikamenten diese Dinge wieder ‹wegzaubert›. Dann ist der Fall verdorben.

Sollte es erwiesen sein, daß das für einen solchen Patienten zutreffende Simillimum immer nur verschlechtert und keine allgemeine Besserung irgendwann einsetzt, daß also die Grenze überschritten ist, dann hält man sich möglichst an kleinere, pflanzliche Mittel, die man nach den Symptomen des Augenblicks verschreibt. Auch drainierende Komplexe aus solchen Mitteln sind dann erlaubt. Auf diese Art und Weise wird man – ohne dem Patienten zu schaden – eine relative Gesundheit aufrechterhalten können.

Diese Ausführungen machen noch einmal das überdeutlich, was alle echten Homöopathen immer wieder sagten, solange es diese Heilkunst gibt: Je früher die chronischen Krankheiten in homöopathische Behandlung kommen, desto leichter sind sie zu heilen. Die beste Zeit dafür ist die Kindheit und Jugendzeit. Werden sie rechtzeitig geheilt, kommt es nicht zu destruktiven Veränderungen.

Es gibt aber noch einen Fall von Unheilbarkeit in der Homöopathie: Wenn man einen Patienten ohne Symptome hat, kann man nicht heilen. Das mag zunächst banal klingen, denn wo gibt es einen Patienten ohne Symptome? Aber es kommt ja – besonders bei den Miasmen – auf die zentralen, den Patienten charakterisierenden Symptome an. Und die sind nicht immer zu finden. In Kent's Lesser Writings kann man einen kleinen Artikel lesen mit der Überschrift: ‹Warum ist Krebs unheilbar? Oder mit anderen Worten: Was muß entdeckt werden, um zur Heilung von Krebs zu führen?› (Lesser Writings, S. 222ff.) Darin führt er aus, daß in den meisten Fällen nichts an Symptomen zu entdecken sei außer denen, die der Tumor macht. Dies aber seien Symptome des Endstadiums, man brauche aber die des Anfangs. ‹Wenn die Gemütssymptome des Kindes vollkommen erfaßt werden können und die Symptome von der Kindheit bis zum Erwachsenenalter, dann könnte einiges getan werden.›

Aber: ‹Krebs kommt im allgemeinen im späteren Leben, wenn die Vorgänge der Kindheit vergessen sind. Die Patientin kennt ihren eigenen Gemütszustand in der Kindheit nicht mehr, die Eltern können tot sein, Schwestern und Brüder können vielleicht die Merkwürdigkeiten des Kindes beschreiben. Viele Patienten kommen zu uns mit einer Vorgeschichte schulmedizinischer Medikamentation von Kindheit an, jeder krankhafte Zustand in der Kindheit wurde unterdrückt, Hautausschläge sind unterdrückt worden, Symptome sind verändert worden durch starke Medikamente, es wurde verhindert, daß sich eine klare Darstellung der Konstitution entwickeln konnte. Wir wissen nicht, ob das Kind eigensinnig, haßerfüllt, unerziehbar, hysterisch, heftig, langsam bei der Schularbeit war oder das Gegenteil; wir können nur die überall üblichen Bilder der Pubertät erfahren, welche bei allen Frauen die wichtigste Zeit ist, die man untersuchen muß. Wenn die Symptome, die sich von der Geburt bis zur Gegenwart gezeigt haben, nicht entdeckt werden können, dann ist es kein Wunder, daß Krebs unheilbar ist. – Um irgendeinen Zustand zu heilen, müssen wir die Verschreibung auf die Totalität der Zeichen und Symptome und nicht auf die Pathologie gründen. Krebs ist ein Endzustand. Die Symptome von Anfang an sind das äußere Bild des Patienten. Wenn sie unterdrückt worden sind oder durch nichthomöopathische Medikamente verändert, dann gibt es nichts mehr für den Homöopathen zu tun, und der Chirurg kann es auch nicht besser machen. Linderung und Lebensverlängerung sind keine Heilung. – ‹Alle heilbaren Krankheiten machen sich dem verständigen Arzt durch Zeichen und Symptome bekannt› (Hahnemann). Pathologische Zustände, ebenso wie der Patient, sind unheilbar, wenn keine Zeichen und Symptome vorhanden sind, und sie bleiben so lange unheilbar, wie es keine Zeichen und Symptome gibt. Je mehr die pathologischen Zustände voranschreiten, desto mehr nehmen die Zeichen und Symptome ab. Das ist besonders deutlich bei Krebs, Tuberkulose, Diabetes, Bright'scher Krankheit und allen Organkrankheiten des Körpers.›

So kann Unheilbarkeit durch das Fehlen der Symptome bedingt sein. Aber auch ein Mangel an Reaktion der Lebenskraft kann zu demselben Ergebnis führen. ‹Es gibt sogar einige Fälle, bei denen das Mittel, das einstmals angezeigt war durch die Gemüts- und Allgemeinsymptome, bei nicht allzu weit fortgeschrittenen pathologischen Zuständen heilen wird; andererseits wird solch ein Mittel auch bald offenbaren, daß der Patient zu lange krank war und die pathologischen Veränderungen zu weit fortgeschritten sind und die Reaktion so schwach ist, daß er rasch dahinsinkt und das Mittel antidotiert werden muß.› ‹Deswegen handelt es sich nur dann um ein homöopathisches Arzneimittel, wenn der Patient darauf reagieren kann, anderenfalls ist es nur ein ähnliches Agens, aber kein Arzneimittel.› Diesen Reaktionsmangel kann man oft bei alten Menschen sehen, aber manchmal auch bei schwachen jüngeren. Dieser Mangel an vitaler Reaktion, gleichgültig woher er kommt, signalisiert Unheilbarkeit.

‹Patienten, die nur eine schwache Reaktion haben, werden nur gelindert, während die mit einer starken Reaktion durch alle ihre früheren Symptome in der umgekehrten Reihenfolge ihres Erscheinens gehen.› Und so kommt er zu dem Schluß: ‹Bei Patienten mit Krebs oder Tuberkulose können wir von ihrer schließlichen Heilung überzeugt sein, wenn nach der Verabreichung des Mittels alte Symptome wieder erscheinen.› Aber: ‹Diese Patienten haben selten die vitale Reaktion, die stark genug ist, frühere Symptome hervorzubringen, daher sind sie unheilbar.›

Selten war jemand so redlich und genau und darum auch so selbstkritisch wie Kent. Hier geht es ihm um die exakte Abgrenzung von Heilung und Linderung. Er wollte möglichst immer das Ideal: die echte Heilung. Das geht aber nicht immer. Aber auch da, wo nur Palliation noch möglich ist, kann die Homöopathie noch die ideale Methode sein, wenn man nur das eine, tiefgreifende, konstitutionelle Simillimum des Patienten nicht anwendet oder mit äußerster Vorsicht mit ihm umgeht. Man sieht: Sowohl bei den Fällen, die geheilt werden können, als auch bei denen, wo nur noch Linderung oder relative Besserung möglich ist, muß der Homöopath auch nach der Verschreibung des Mittels immer noch enorme Arbeit leisten. Obwohl ja im Organismus des Patienten alles automatisch nach der Mittelgabe abläuft, muß doch der Homöotherapeut den Verlauf genau beobachten. Aus diesen Beobachtungen muß er seine diagnostischen und prognostischen Schlüsse ziehen, und muß aus ihnen entscheiden, ob er eingreifen darf oder nicht, ob also die Mittelgabe wiederholt werden darf oder nicht, und ob ein neues Mittel angezeigt ist oder nicht. Dies alles kann er nur bewältigen, wenn er genaueste Kenntnis von den Gesetzen der Homöopathie hat, wenn er den Fall exakt aufgenommen und schriftlich fixiert hat, und wenn er den Fall bei jeder Konsultation erneut und gründlich durchstudiert. Gerade bei den unheilbaren oder nicht mehr ganz heilbaren Patienten muß er die zweite und jede weitere Konsultation genau so ernst nehmen wie die erste. Nur so wird es ihm gelingen, auch diese Kranken so lange wie möglich am Leben zu erhalten – an einem Leben, das menschenwürdig und frei von schweren Schmerzen ist, und das ‹dem höheren Zwecke unseres Daseins› dienen kann (Organon § 9). Und er muß den Patienten selbstverständlich auch psychologisch – besser möchte ich sagen: seelsorgerlich – führen und ihn, soweit es ihm dienlich ist, informieren über das, was mit ihm vor sich geht. So wird jede Konsulation zu einer Station, die entscheidend für das Leben des Patienten ist. Kent sagt: ‹Wenn du die Geisteshaltung verlierst, die nur das Gute des Patienten sucht, dann wirst du deine Homöopathie verlieren› (Lesser Writings, S. 642). ‹Du kannst nicht abhängig sein von Zufallstreffern und vom Herumraten, sondern alles hängt ab von einem langen Studium jedes individuellen Falles … Dieses eröffnet ein Feld beschwerlicher Arbeit und vieler Fehlschläge, aber wenn es dir dabei einmal gelingt, einen dieser Verlorenen zu heilen, dann ist es gut.› (ebd. S. 643)

14

MISSERFOLGE

Natürlich gibt es auch Mißerfolge bei den Homöopathen. Sie liegen aber nie im ‹System› der Homöopathie, sondern – wie wir sehen werden – an anderen Umständen. Wenn man das berücksichtigt, was über unheilbare Krankheiten gesagt wurde, wird das auch einleuchten. Da, wo die Lebenskraft so darniederliegt und so schwach ist, daß sie nicht mehr reagieren kann, wird man es nicht als Mißerfolg bezeichnen dürfen, wenn die Homöopathie nichts mehr bringt. Keine andere Heilmethode kann dann noch heilen! Um Erfolg oder Mißerfolg kann es ja nur da gehen, wo noch etwas zu heilen oder wenigstens zu lindern ist. Und da ist die Homöopathie unschlagbar – wenn sie zuständig ist und wenn das richtige Mittel gefunden wurde.

Eine andere Frage ist es, ob der Patient es immer als einen Erfolg ansehen kann, wenn er z. B. bei einer chronischen Krankheit nach der Verschreibung des Simillimum eine Erstverschlimmerung bekommt, die sich gewaschen hat. Wir hörten ja schon davon, das chronische Ekzeme, die jahrelang mit unterdrückenden Salben behandelt wurden, zunächst einmal nach der Gabe des richtigen Homöopathicums gewaltig aufblühen können. Ein Patient, der nicht gründlich und richtig über das Wesen der Homöopathie aufgeklärt wurde, kann solche Erstverschlimmerung durchaus als Mißerfolg verstehen, den Behandler mit bösen Gedanken verlassen und diese dann auch mehr oder weniger laut äußern. In Wirklichkeit handelt es sich aber um alles andere als einen Mißerfolg. Ganz im Gegenteil: er wurde im Sinne der Hering'schen Regel auf den Weg der Heilung gesetzt, was er, wenn er nur genügend Zeit verstreichen läßt, selbst noch am eigenen Leibe verspüren wird. Häufig geht es denen, die wirklich durch die Homöopathie geheilt werden, besonders am Anfang der Behandlung so, daß sie gern von einem Mißerfolg sprechen möchten. Doch genau das, was die schönsten Erfolge in der Homöopathie bringt, darf man redlicherweise nicht als Mißerfolg bezeichnen. Hört man also von solchen Dingen, dann erkundige man sich gleich, ob hier nicht ein Mißverständnis im genannten Sinne vorliegt.

Und dennoch gibt es Mißerfolge. In etwa 60 von 100 Fällen liegen sie darin, daß nicht das richtige Mittel gefunden wurde. Darüber wurde schon im Kapitel ‹Die zweite Verschreibung› referiert. Ein falsches Mittel bringt entweder gar nichts oder setzt – in ganz seltenen Fällen – den Patienten auf einen falschen Weg oder läßt – ebenfalls selten – den Patienten eine Arzneimittelprüfung durchmachen. Alle drei Möglichkeiten sind Mißerfolge und sollten ehrlicherweise auch so benannt werden, aber die Schuld liegt dabei nicht bei der Homöopathie, sondern beim Behandler. Und dieser wäre wahrlich ein schlechter Homöopath, wenn er sich und dem Patienten dies nicht eingestehen würde. Ein echter Homöopath, der schon einige Erfahrung mit dieser Heilmethode hat, der die Gesetze der Homöopathie kennt und der sein Handwerk versteht, wird niemals auf die Idee kommen, daß die Homöopathie versagt habe, sondern wird immer wissen, daß es sein eigenes Versagen war, was einen Mißerfolg hervorrief. Das hat nichts mit Fanatismus oder blinder Homöopathiegläubigkeit zu tun, sondern mit nüchternem Wissen: Es geht ihm da wie einem Ingenieur, der weiß, daß die Elektrizität einen Motor antreiben kann, und der angesichts des Versagens eines von ihm gebauten Motors auch nicht auf den Gedanken käme, daß die Elektrizität schuld daran ist, daß sein Motor nicht läuft, sondern den Fehler in seiner Konstruktion suchen wird. So wird auch der Homöopath immer bescheidener und demütiger werden, je länger er diese Kunst betreibt, weil er mehr und mehr begreift, daß es an ihm und seinem mangelnden Können liegt, wenn er Mißerfolge hat. Kent hat das in einem wirklich von jedem Homöopathen zu beherzigenden Aufsatz ‹Was sollen wir tun, wenn das Gesetz (der Homöopathie) versagt?› deutlich gemacht. (Lesser Writings, S. 492) Er zeigt darin an vielen Möglichkeiten, daß es immer das Unwissen des Behandlers ist und nicht das Gesetz der Homöopathie, das für die Mißerfolge verantwortlich ist. Und er schließt den Aufsatz ab mit der Frage: ‹‹Was sollen wir dann also tun?› Wenn du nicht weißt, was du tun sollst, warum tust du dann überhaupt etwas? Der größte Fehler beruht in dem Ehrgeiz, irgend etwas zu tun. Niemand sollte sich dazu hergeben, etwas Falsches zu tun anstelle des richtigen Weges, den er nicht kennt ... Viele unserer besten Befolger des Gesetzes kennen die Arzneimittelbilder gar nicht so gut, wie sie gern möchten, aber sie heilen ihre Fälle, denn sie wissen zum Ausgleich, wie man falsches Handeln vermeidet. ‹Sei sicher, daß du auf dem richtigen Wege bist, und dann gehe vorwärts› – das macht es in dieser Sache aus!›

Liegt die Schuld für die meisten Mißerfolge also daran, daß das richtige Mittel nicht gefunden wurde, so gehen weitere 35 von 100 auf das Konto falschen Handelns nach der ersten Verschreibung. Auch davon wurde schon ausführlich geredet. Und auch hierbei ist nicht die Homöopathie anzuklagen, sondern wieder das Unwissen des Behandlers.

Ein kleiner, aber genau so trauriger Prozentsatz von Mißerfolgen hat seinen Grund in der falschen Herstellung des Arzneimittels. Wie schon erwähnt, müssen Homöopathica genau nach den Vorschriften Hahnemanns hergestellt sein, sonst nützen sie nichts. Wer das nicht glaubt oder nicht einsehen will, muß Lehrgeld in Form von Mißerfolgen zahlen. Aber er darf dafür dann nicht die Homöopathie haftbar machen, sondern muß die Schuld seiner eigenen Ignoranz zuweisen. Ebenso können Homöopathica in ihrer Wirksamkeit beeinträchtigt werden durch zu große Hitze, Metallgegenstände und elektrische oder Röntgen-Bestrahlung.

Das Thema ‹Erfolg› oder ‹Mißerfolg› verlangt allerdings noch eine andere Bemerkung: Jeder vernünftige und materialistisch nicht verbildete Mensch weiß, daß der tierische oder menschliche Organismus nicht eine Art Marionette ist, an deren Drähten man nur zu ziehen braucht, und schon ist der erwünschte Erfolg da. Er weiß auch, daß eben dieser Organismus keine tote Maschine ist, die man beliebig auseinandernehmen und wieder zusammensetzen kann, deren Teile man auswechseln kann, deren Reparatur immer nach dem gleichen Schema vor sich geht, und deren Leistung gesteigert und gedrosselt werden kann, wann und wie immer man es will. Sondern er weiß, daß dieser Organismus eine lebendige Einheit aus den verschiedenartigsten Bauelementen ist, in der sich unentwegt Millionen und Milliarden von Lebensvorgängen abspielen, die alle gesteuert und geregelt werden, und die einen bestimmten Kurs laufen. Dieser lebendige Mikrokosmos ist nicht einfach vordergründigen und kurzschlüssigen Wünschen unterzuordnen, es gibt nicht die Knöpfe, auf die man nur zu drücken braucht und schon ist der Mensch schmerzfrei, ruhig, wach oder schlafend, fröhlich, klaren Geistes, dick oder dünn, beschwerdefrei in jeder Hinsicht, usw. Sondern wenn man sich unterfängt, in diesen Organismus voller dynamischer Abläufe einzugreifen, dann muß man wissen, daß man es mit einem individuellen Gegenüber zu tun hat, das selbständig ist und das seine eigenständige Art zu reagieren hat. Diesem Tatbestand gegenüber sind die Begriffe ‹Erfolg› oder ‹Mißerfolg› gar nicht adäquat, sie beschreiben im Grunde gar nicht das, um was es gehen kann. Wenn man mit einem Eingriff in das Steuerungszentrum eines solchen Organismus erreicht, daß eine Normalisierung der Lebensabläufe und -prozesse in Gang gesetzt wird, dann hat man schon *alles* erreicht. Wie das im einzelnen aussieht, dürfte bei jedem Patienten verschieden sein und verschieden lange Zeit erfordern. Manchmal wird diese Normalisierung dem Patienten noch nicht einmal bewußt, so ‹normal› geht das vor sich. Erst wenn man ihn fragt, ob er noch Kopfschmerzen oder Magenbeschwerden oder dies oder das habe, stellt er mit Erstaunen fest, daß er gar nicht mehr darunter leidet. Und manchmal sagt er nach Jahren im Rückblick auf vergangene Zeiten, daß er sich jetzt im Gegensatz zu früher viel wohler und kräftiger fühle. Häufig wird er vielem anderen, nur nicht der Homöopathie, das Verdienst zusprechen, ihn gebessert zu haben. Der Homöopath lächelt und – schweigt. Er weiß, was es war, das den Patienten auf den Weg der Gesundheit brachte.

15

DIE DOSIERUNG

Jedem, der irgendwann das Lehrfach ‹Homöopathie› unterrichtet hat, wird aufgefallen sein, daß gerade Anfänger mit besonderer Vorliebe immer wieder fragen: ‹In welcher Potenz und wie oft wird dieses oder jenes Mittel gegeben?› Es ist ja kein Wunder, daß diese Frage immer wieder gestellt wird. In einer Aera, in der die offizielle Medizin nur materielle Dosen stark wirkender Medikamente verschreibt, bei denen es auf jedes Milligramm ankommt – es darf nicht zu wenig sein, sonst nützt es nichts, und es darf nicht zu viel sein, sonst schadet es – muß sich derjenige, der sich in die Homöopathie einarbeitet, erst daran gewöhnen, daß bei dieser Heilmethode die Dosierungsfrage verhältnismäßig zweitrangig ist. Wer schon einmal an einer Straßenkreuzung vor einer Verkehrsampel auf das erlösende ‹Grün› wartete, dem wird es einigermaßen gleichgültig gewesen sein, ob dieses Grün nun strahlend hell oder etwas schwächer geleuchtet hat. Die Hauptsache war, daß die Ampel ‹grün› zeigte, denn dieses ‹grün› gibt die Straße frei, so daß man starten kann und vorwärts kommt. Die Stärke des ‹Grün› spielt dabei keine Rolle. So ähnlich ist es auch in der Homöopathie: Das Entscheidende ist, daß man das richtige Mittel findet, alles andere ist demgegenüber von untergeordneter Wichtigkeit. Gibt man nämlich ein falsches Mittel, dann spielen Potenz und Dosierung überhaupt keine Rolle: Das Mittel wird nichts nützen.

Auch bei der Frage der Dosierung ist es also ganz wichtig, sich zu erinnern, was man eigentlich tut, wenn man ein homöopathisches Medikament verschreibt: Man will die Lebenskraft, das Steuerungszentrum des Organismus, beeinflussen, man will ein ihr aufgezwungenes falsches Programm löschen, man will ihr ein Signal, eine Nachricht, geben, die sie veranlassen soll, den falschen Kurs zu verlassen und wieder den richtigen zu steuern. Mögen dies auch nur annähernde Bilder und Analogien sein, so entsprechen sie doch genau dem Sachverhalt, um den es geht. Und so können sie auch verdeutlichen, worauf es bei der homöopathischen Mittelgabe einzig und allein ankommt:

1. Die Nachricht (das Signal, der Code) muß stimmen, sie muß dem zu löschenden Programm höchstähnlich sein.

2. Da das Steuerungszentrum ‹geistartig›, dynamisch, energetisch und also nicht-materiell ist, muß auch die gegebene Nachricht (Signal, Code) ‹geistartig›, dynamisch, energetisch und also nicht-materiell sein. Das bedeutet, daß die in dem als Arznei gewählten Stoff enthaltene Nachricht umso besser das Steuerungszentrum beeinflussen kann, je mehr sie von der Materie befreit wurde.

3. Wenn die Nachricht (Signal, Code) vom Steuerungszentrum aufgenommen wurde und der gewünschte Umschalteffekt erreicht ist, wenn also die Funktionen des Organismus wieder richtig laufen, dann ist keine weitere Signalgebung mehr nötig. Ganz im Gegenteil: sie kann u. U. sogar nicht gewünschte Effekte erzielen.

Aus diesen Überlegungen leiten sich nun die Dosierungsregeln der Homöopathie ab:

1. Nur ein Simile oder Simillimum wird beim Patienten etwas nützen. Nicht passende Arzneimittel bewirken im Allgemeinen nichts, nur wenn man sie zu häufig gibt, kann es zu einer Arzneimittelprüfung kommen.

2. Nur Arzneipotenzen, die die Loschmidt'sche Zahl hinter sich gelassen haben, ergeben die besten Wirkungen.

3. Es ist nur eine einmalige Gabe zu verabreichen, alles andere kann den Fall verwirren.

Bevor diese Regeln in exakte Zahlen für die tägliche Praxis verwandelt werden sollen, müssen aber noch einige erklärende Zwischenbemerkungen gemacht werden. Vielleicht können sie helfen, die in der Zunft der Homöopathen herrschenden Unstimmigkeiten, Unsicherheiten und Unklarheiten in bezug auf die Höhe der zu verordnenden Potenzen ein wenig aus dem Wege zu räumen. Natürlich hat Hahnemann am Anfang seiner Wirksamkeit als homöopathischer Arzt nur Tiefpotenzen verschrieben. Er konnte ja noch gar nichts anderes verordnen, weil er noch nichts anderes kannte. Außer der Urtinktur – die übrigens niemand anders als er selbst in die Pharmakopoe eingeführt hatte – stand ihm nichts zur Verfügung. Von Anfang an aber war ihm klar, daß es die kleinstmöglichste Gabe sein sollte, die seine Patienten erhielten. Damals wandte er fast ausschließlich pflanzliche Mittel an, und sie waren meist gegen akute Krankheiten gerichtet. Unbestreitbar hat er damit auch Erfolge gehabt, besonders in den epidemischen Krankheiten der damaligen Zeit, denen seine allopathischen Kollegen so gut wie hilflos gegenüberstanden, da sie ja noch keine Bakterien-vernichtenden Mittel kannten. Hahnemann gab damals immer nur den Bruchteil eines Tropfens oder eines Gran (0,06 g). Denn er wollte ja seine Patienten nicht vergiften. Bei akuten Krankheiten helfen also auch materielle Dosen.

Wie aber schon erwähnt, fing Hahnemann sehr bald an, seine Arzneien zu verdünnen und zu schütteln. Wenn er dies stufenweise machte, wirkten die Arzneien besser. Er stellte fest, daß er mit höher potenzierten

Arzneien sogar chronische Krankheiten heilen konnte, und daß bestimmte Stoffe überhaupt erst bei höherer Potenzierung wirksam wurden. Verhältnismäßig früh legte er sich auf die C30 fest, bei der er – abgesehen von einigen Experimenten – jahrzehntelang blieb. *Er kehrte niemals wieder zu materiellen Dosen zurück!!!* Wenn also einige Experten aus der Zunft der Tiefpotenzler sich auf Hahnemann berufen wollen, in dem sie darauf hinweisen, daß ja auch Hahnemann Tiefpotenzen gegeben habe, dann ist das schlicht und einfach Geschichtsklitterei. Anfangs konnte er tatsächlich nur materielle Dosen geben, weil er nichts anderes hatte und kannte, aber als er den Weg der Potenzierung gefunden hatte, trieb er diese alsbald bis in's Immaterielle hinein (die C30 hat die Loschmidt'sche Zahl weit hinter sich gelassen!) und blieb unbeirrbar dabei. Ja, er suchte sogar nach noch höheren, andersartigen Potenzen, bis er am Schluß seines Lebens das Ideal in den LM-Potenzen gefunden zu haben glaubte.

Ferner ist eindeutig, daß Hahnemann immer nur die eine und kleinstmögliche Gabe eines Mittels verabreichte. So gab er meist ein einziges Mal ein ‹mohnsamengroßes Kügelchen› und wartete die Wirkung ab. Manchmal ließ er sogar nur an einem Fläschchen, in dem sich ein paar Kügelchen befanden, riechen, und das auch nur ein einziges Mal. Dem materialistisch geschulten Verordner sträuben sich die Haare, wenn er so etwas hört. Aber trotz seiner Skepsis führt kein Weg daran vorbei: auch das Riechen heilt – wenn sich in dem Fläschchen das richtige Mittel befindet, das Simillimum. Hat man ein falsches Mittel, dann kann man von der C30 literweise trinken, und man wird keine Wirkungen erzielen. Hat man dagegen das Simillimum, dann genügt bloßes Riechen, um alles für die Heilung zu erreichen. Es genügt also immer die kleinstmögliche Gabe.

In seinem Streben, die kleinste und auch sanfteste Gabe zu finden, kam Hahnemann – wie schon erwähnt – zur Entwicklung der LM-Potenzen. Diese haben gleichzeitig den Vorteil, öfters wiederholt werden zu können, ohne die Wirkung der vorherigen Gabe zu stören. Zu diesem Zweck müssen sie jedesmal vor der Einnahme ca. 10× geschüttelt werden, um die Potenz zu erhöhen. (Dies gilt nur für LM-Potenzen!!!) Insofern gelten für LM-Potenzen andere Dosierungsregeln wie für alle anderen Arten von Potenzen. Hingegen können auch die ‹sanften› LM-Potenzen noch Verschlimmerungen hervorrufen, was sehr von der Empfindlichkeit des Patienten abhängt. In diesen Fällen muß ebenfalls vorsichtig dosiert und die Regel von der kleinstmöglichen Gabe in Anwendung gebracht werden (s. u.).

An dieser Stelle kann noch ein kurzer Blick auf ein eigenartiges Phänomen geworfen werden: Es gibt eine unterschiedliche Empfindlichkeit gegenüber homöopathischen Potenzen bei einem gesunden und bei einem kranken Patienten. Will man eine solche Potenz bei einem gesunden Menschen prüfen, dann muß man ihm mehrere Gaben, sogar häufig hintereinander, geben, damit er überhaupt reagiert. Bei einem Kranken dagegen genügt eine einzige, und dazu noch die kleinstmögliche, um eine Reaktion hervorzurufen – sofern es das Simillimum ist. Dieses Phänomen ist auch wieder aus den energetischen Grundgesetzen der Homöopathie zu erklären: Bei einem gesunden Menschen ist die Lebenskraft intakt, sie hält alle Lebensvorgänge in harmonischem Gleichgewicht, das vorgegebene ‹Programm› läuft ungestört ab. Es braucht daher einigen energetischen Aufwand, um diese Abläufe aus dem Gleichgewicht zu bringen und eine Arzneikrankheit zu erzeugen. Daher müssen im allgemeinen mehrere Gaben hintereinander gegeben werden, um eine solche Kunstkrankheit der Lebenskraft einzuprägen. Bei einem Kranken dagegen ist ja das Steuerungszentrum durch ein ganz bestimmtes energetisches Agens aus dem Gleichgewicht gebracht, es wurde ihm von dem ‹krankmachenden Agens› (Hahnemann) ein ganz bestimmtes Programm aufgedrückt, und dieser – und nur dieser! – ‹Wellenlänge› gegenüber ist es nun höchstempfindlich. Ein Simillimum ist nun ein energetisches Agens, das die gleiche oder fast die gleiche ‹Wellenlänge› hat. Daher *muß* die Lebenskraft auf das Simillimum reagieren. Kent hat viel über diese ‹susceptibility› geschrieben, und er erklärt aus ihr u. a. die vielen ‹Idiosynkrasien› oder ‹allergischen Reaktionen› bestimmter Menschen. Er hat damit zweifellos recht. (Vgl. Lesser Writings, S. 321)

Aus all dem ergibt sich für die tägliche Praxis: Vorausgesetzt, man hat das Simillimum gefunden, dann dürfen

1. alle D- und C-Potenzen (nach Hahnemann oder Korsakoff) nur in einer einmaligen Gabe verabreicht werden, und müssen auswirken, bis ihre Wirkung erschöpft ist. Erst dann darf die Gabe wiederholt werden. Das gilt besonders auch für akute Krankheiten. Dem Organismus muß immer Gelegenheit gegeben werden, sich zu äußern und entweder nach einer Wiederholung der Gabe oder nach einem Mittelwechsel zu verlangen. Diese Gelegenheit hat er nur, wenn die gegebene Dosis auswirken kann,

und man nimmt sie ihm, wenn man zu früh wiederholt. Vorschriften, die besagen, daß man z. B. 3× täglich 5 Tropfen von irgendeinem Mittel nehmen soll, sind – auch bei Tiefpotenzen – Unsinn. Die Heilung wird durch solche Praktiken keineswegs beschleunigt, sondern im Gegenteil gehindert und in die Länge gezogen.

2. Es genügen immer jeweils 1 Tropfen oder 1 Kügelchen. LM-Potenzen hingegen dürfen häufiger gegeben werden, vorausgesetzt, das Fläschchen enthält eine Dilution und wird vor der jeweiligen Einnahme 10× geschüttelt. Die Anzahl der Wiederholungen und der Tropfen ist hierbei sehr von der Empfindlichkeit des Patienten abhängig. Es gibt Patienten, die so empfindlich sind, daß man 1 Tropfen einer LM-Potenz in ein Glas Wasser geben muß, davon einen Teelöffel in ein zweites Glas Wasser rührt, davon nochmals einen Teelöffel in ein drittes Glas Wasser gibt, und erst von diesem dritten Glas den Patienten einen Schluck nehmen läßt. Normalerweise aber wird die Tropfenzahl zwischen einem und fünf liegen.

Wenn man chronische Krankheiten zu behandeln hat, die immer wieder akute Exazerbationen hervorbringen, wie z. B. Asthma oder Malaria, dann darf man das Simillimum für die chronische Krankheit nicht in den akuten Anfall hinein geben, weil dies zu sehr verschlimmern könnte. Erst wenn das akute Stadium vorbei ist, das man mit kleineren, möglichst pflanzlichen Mitteln behandeln soll, kann das Simillimum eingesetzt werden. Bei schweren typhoiden Fieberzuständen kann es manchmal nötig sein, das passende Mittel anfangs mehrmals kurz hintereinander – auch bei höheren C-Potenzen – zu verabreichen. Sowie sich aber irgendeine Reaktion beim Patienten zeigt, hört man auf, die Gaben zu wiederholen und läßt das Mittel auswirken. Das gilt natürlich nicht für LM-Potenzen, die eo ipso öfters wiederholt werden dürfen. Kent schreibt hierzu – und bei ihm beziehen sich alle diese Angaben auf Korsakoff-Potenzen ab C 30 aufwärts – daß Malaria und malariaähnliche Zustände so kumulativ im Charakter seien, daß die Wirkung einer einzigen Dosis bald erschöpft ist, so daß eine zweite nötig wird. ‹Daher pflege ich in vielen akuten Fällen die Gaben häufig zu wiederholen. Ich beginne bei einem Continua-Fieber damit, daß ich einmal in zwei Stunden wiederhole, aber sobald ich Zeichen einer Remission sehe, höre ich mit jeglicher Arzneigabe auf und warte, wobei ich nur noch Sacch. lact. gebe. Wenn ein Fieber steigt, wiederhole ich, und in dem Augenblick, in dem es aufhört zu steigen, höre ich mit den Mittelgaben auf. Beim West-Fieber gebe ich im allgemeinen ein oder zwei Dosen in der Apyrexie (fieberfreies Intervall) und warte auf Ergebnisse. Ich verabreiche selten ein Mittel, bevor der akute Anfall beendet ist. Wenn die erste Dosis eine wahrnehmbare Verschlimmerung zur Folge hat, sollte niemals eine zweite Dosis verabreicht werden, bevor nicht die Besserung, die der Verschlimmerung folgt, abgeklungen ist. Wenn ein Mittel verschlimmerte, dann wird es im allgemeinen den Patienten viel länger beeinflussen als wenn keine solche Verschlimmerung beobachtet wurde. Eine Besserung, die sogleich einsetzt, erfordert ebenso, daß mit jeglicher Mittelgabe aufgehört wird, aber solch eine Besserung ist selten so eindrucksvoll, als wenn ihr eine schwache Verschlimmerung vorausging. Sofortige Besserung zeigt oft an, daß keine tiefsitzende Krankheit vorliegt. Das ist besonders dann der Fall, wenn langwirkende Mittel angewendet werden.› (Lesser Writings, S. 484) Da Kent einer der Ärzte war, der *nie* etwas anderes gab als homöopathische Mittel in hoher Potenz und der damit die schwersten und hoffnungslosesten Fälle heilte – auch und gerade akute, gegen die die Ärzte seiner Zeit noch keine Mittel hatten –, sollte man seinen Rat ernst nehmen. Da diese Ratschläge genau den kybernetischen Gesetzen entsprechen, die für die Lebenskraft gelten, wird man nur Rückschläge erleben, wenn man sie nicht befolgt.

Man sieht: Außer zwei Grundgesetzen, die immer gelten, muß die Dosierungsfrage in der Homöopathie jedem Fall individuell angepaßt sein. Diese Grundgesetze sollen hier noch einmal wiederholt werden:

1. Solange eine Besserung anhält, darf nichts gegeben werden.
2. Die kleinstmögliche Gabe genügt.

Der Homöotherapeut von heute kann also – wenn er klassisch behandeln will – zwischen zwei Potenzarten wählen: Entweder er bedient sich der hohen C- oder D-Potenzen, oder er zieht die LM-Potenzen vor. Wenn er beide Potenzarten nach den Regeln Hahnemanns aussucht und auch im weiteren Verlauf der Kur anwendet, dann handelt er ‹klassisch›.

Die hohen C-Potenzen haben sich in ca. 160 Jahren als zuverlässig und wirksam erwiesen, während die LM-Potenzen von Hahnemann am Schluß seines Lebens und von neueren Homöopathen seit den 40er Jahren dieses Jahrhunderts angewendet wurden. Für Hahnemann war bis zu seiner Pariser Zeit die C 30 sozusagen die Standard-Potenz. Seine Schüler und Nachfolger gingen später in der Potenzierung noch wesentlich höher. Solche Meister wie Kent und Allen, deren Potenzen die C 50 000 und C 100 000 oft überschritten, konnten die LM-Potenzen nicht anwenden, weil sie sie nicht kannten. Man sollte nicht darüber streiten, ob es rechtmäßig war, daß sie die Potenzierung so hoch trieben, sondern berücksichtigen, daß Hahnemann die Mehrglasmethode zur Potenzierung verwendete, während die amerikanischen Homöopathen die Korsakoffmethode (oder Fluidpotenzen) bevorzugten. Den ‹Amerikanern› war es wichtig, immer noch eine höhere Potenz zur Verfügung zu haben, wenn die Wirkung eines passenden Mittels sich erschöpfte und dieselbe Potenz bei der Wiederholung keine befriedigenden Ergebnisse mehr brachte. Sie gingen dann einen gewaltigen Potenzschritt höher, und das Mittel wirkte wieder – vorausgesetzt natürlich, daß es immer noch angezeigt war. Kent betonte ausdrücklich, daß er und seine Generation deswegen mehr erreichen könnten als es Hahnemann vermochte. (Lesser Writings, S. 277) Seine Potenzsprünge sahen dann so aus: Wenn er mit der C 30 angefangen hatte, und diese Potenz brachte nichts mehr, dann ging er auf die C 200, dann auf die C 1000, weiter auf die C 10 000, es folgten die C 50 000, C 100 000, C 500 000, C 1 000 000, C 2 000 000 oder noch höher. Er betont ausdrücklich, daß die Sprünge solche großen Abstände haben müßten, weil kleinere nichts an Wirkung brächten. Nach einer C 200 gäbe die C 300, C 500 oder C 800 wenig oder gar keinen Effekt, sondern erst die C 1000 bringe wieder die gewünschte Wirkung. (Man kann diese Angaben an vielen Stellen seiner Lesser Writings finden, besonders gut zusammengefaßt aber in dem Aufsatz ‹Series in Degrees›. (ebd. S. 356 ff.) Es ging ihm dabei darum, einen Patienten so lange wie möglich unter dem Einfluß des Simillimums halten zu können, also bis zu seiner endgültigen Heilung. Besonders bei tiefsitzenden, chronischen Leiden stellte er fest, daß bei der ersten, zweiten oder dritten Wiederholung das Mittel in gleicher Potenz oft nichts mehr erreichte. Erst nach einem gewaltigen Potenzsprung war wieder die gleiche gute Wirkung zu beobachten wie bei der ersten Gabe. Da die Behandlung mancher chronischen Krankheit aber 2–3 Jahre dauerte, in denen etwa alle 2–3 Monate eine höhere Potenz des gleichen Mittels gegeben werden mußte, war die Steigerung der Potenzen in solche Höhen notwendig. (Ob Mehrglaspotenzen schon nach kleineren Potenzsprüngen wieder Wirkung zeigen würden, ist leider nicht bekannt, da so hohe Mehrglaspotenzen gar nicht hergestellt werden) Kent empfiehlt bei sensitiven Patienten mit der C 30 oder C 200 zu beginnen, während ‹bei Personen, die an einer chronischen Krankheit leiden und nicht so empfindlich sind, zuerst die C 10 000 angewendet werden kann› (Lesser

Writings, S. 207). Diese Kent'sche Anwendung von hohen C-Potenzen wird auch heute noch von Homöotherapeuten in allen Teilen der Welt vorgenommen, und zwar mit bestem Erfolg. Sie erfordert allerdings exakteste Kenntnisse der Gesetze der Homöopathie und ihre meisterhafte Umsetzung in die Praxis. Auffällig ist nun, daß auch Hahnemann nach Wegen suchte, in der Potenz höher zu gehen. Offensichtlich hatte auch er feststellen müssen, daß man mit einer Potenzhöhe allein nicht auskommt. Nur macht er mit seinem LM-Potenzen nicht solche riesigen Sprünge wie Kent, sondern er bevorzugt die ‹kleinen Schritte›. Vor jeder Gabenwiederholung soll das Fläschchen 10× geschüttelt werden – das sind wahrlich keine ‹großen Sprünge›! Bei den völlig andersartigen LM-Potenzen genügen solche kleinen Intervalle, und doch wird eine stetige Höherpotenzierung durch das Schütteln vorgenommen. Das ist der Hahnemann'sche Weg, die Patienten so lange wie möglich unter dem Einfluß des Simillimum halten zu können.

Er hat in der täglichen Praxis manche Vorteile gegenüber der Kent'schen Methode: Erstens sind die LM-Potenzen sanfter und weicher. Die Erstverschlimmerungen fallen nicht ganz so stark aus wie bei den C-Potenzen, obwohl auch diese Regel ihre Ausnahmen hat. Ich sah schon ganz fürchterliche Erstreaktionen auf einen einzigen Tropfen einer LM XVIII folgen, obwohl man feststellen muß, daß dies bei weitem nicht so häufig auftritt wie bei C-Potenzen. Vorsichtig ausgedrückt kann man sagen, daß sie im allgemeinen weniger Reaktionen machen. Zweitens kann man sie leichter handhaben: Bei zu starken oder falschen Reaktionen hört man einfach auf mit der Mitteleinnahme, worauf sich im allgemeinen das Symptomenbild schneller wieder beruhigt als nach einer C-Potenz. Man ‹nimmt also einfach das Gas weg›, was bei C-Potenzen höchstens durch Antidotieren möglich ist. Der ‹Schubs› oder der Anstoß, den die LM-Potenzen geben, ist weniger stark und ‹der Wagen rollt nicht so lange von allein›, er kommt eher wieder zum Stehen. Drittens scheinen die LM-Potenzen ‹breitbandig› zu wirken, was in vielen Fällen von Vorteil ist. Bei ihrer Verwendung genügt es oft schon, ein annäherndes Simile zu finden, um eine positive Wirkung zu erzielen, während man bei den C-Potenzen haargenau das Simillimum treffen muß, sonst wirken sie nicht. Bei den vielen durch Impfungen, Arzneimittelkonsum und falsche Lebensweise verwischten Symptomenbildern, die sich uns heute präsentieren, ist es oft gar nicht möglich, das Simillimum zu bestimmen. Da sind die LM-Potenzen, bei denen das Simile meist genügt, ein wahrer Segen. Viertens kann der Behandler bei Verwendung von LM-Potenzen sicherer sein, daß der Patient auch wirklich unter dem Einfluß des Mittels bleibt. Kommt bei einer chronischen Kur einmal etwas dazwischen, z. B. eine interkurrente Krankheit, eine körperliche Überanstrengung, eine starke Beeinflussung des Gemüts, dann kann man sich, nachdem dies Hindernis überwunden ist, beim Gebrauch von C-Potenzen nur fragen, ob die ursprüngliche Gabe noch wirkt, oder ob man eine neue geben muß. Es dauert oft Wochen, bis der Patient durch seine Symptome auf diese Frage Antwort gibt. Dieser Unsicherheit ist man bei Verwendung von LM-Potenzen enthoben. Tritt bei einer chronischen Kur tatsächlich einmal eine interkurrente Krankheit auf, dann setzt man die LM-Potenz so lange aus, bis sie abgeklungen ist, und kann im Anschluß daran mit der Einnahme des chronischen Mittels fortfahren, ohne sich irgendwelche Gedanken machen zu müssen. (Ausnahme: Wenn durch die interkurrente Krankheit die Symptome des Patienten völlig verändert sind!!!) Auch ein physisches oder psychisches Trauma können den Patienten nicht aus dem Einflußbereich des Mittels bringen. Fünftens haben sie auch einen psychologischen Vorteil, der nicht zu unterschätzen ist: Die heutigen Patienten sind es gewohnt, viel Medizin regelmäßig einzunehmen. Wenn ihnen nun der Homöotherapeut ein einziges Mal ein oder zwei winzige Milchzuckerkügelchen auf die Zunge legt und sie dann erst 6 Wochen später wieder in die Sprechstunde bestellt, dann fragen sie sich, ob ihr Behandler tatsächlich im Vollbesitz seiner geistigen Kräfte ist. Er ist es in der Tat, aber der Patient kann diese Kent'sche (und ursprünglich auch Hahnemann'sche) Verordnungsweise nur schwer in sein Weltbild einordnen. Deswegen ließen Kent und seine Schüler ihre Patienten zwischendurch regelmäßige Dosen von Sacch.lact. einnehmen, was heutzutage so nicht mehr möglich ist, da der Patient durch die vorgeschriebene Kennzeichnung und Inhaltsangabe der Pakkung darüber informiert wird, daß er nur Milchzucker schluckt. Läßt man ihn dagegen 1× täglich oder 2–3× wöchentlich aus einer Flasche, die er auch noch schütteln muß, ein paar Tropfen nehmen, dann sind diese psychologischen Schwierigkeiten erheblich vermindert, und der Patient fühlt sich die sechs Wochen über einigermaßen arzneilich versorgt. Sechstens haben LM-Potenzen bei der Behandlung akuter Krankheiten noch einen ganz besonderen Vorteil: Man kann sie beruhigt häufig wiederholen. Bei der Anwendung von C-Potenzen müßte der Behandler – besonders in schweren Fällen – eigentlich die ganze Zeit am Bett des Patienten sitzen und diesen beobachten, um haargenau den rechten Zeitpunkt für die Wiederholung der Gabe zu finden. Dabei darf auf keinen Fall zu früh die Dosis wiederholt werden, aber eben auch nicht zu spät. LM-Potenzen aber können unbedenklich laufend wiederholt werden. Der große Nachteil der LM-Potenzen liegt darin, daß die Verabreichung des Mittels aus der Hand des Behandlers in die des Patienten gelegt wird. Und die Patienten sind häufig sehr unzuverlässig. Sie vergessen oft, was der Homöotherapeut ihnen gesagt oder sogar aufgeschrieben hat. Sie schütteln die Flasche nicht vor der Einnahme, sie nehmen aus eigenem Gutdünken zu viel oder zu wenig, sie setzen, wenn es ihnen besser geht, das Mittel eigenmächtig ab, oder sie kaufen sich eine zweite Flasche derselben Potenz und verkonsumieren auch diese noch. All dies kann unerwünschte Folgen haben und dazu beitragen, daß die Kur nicht so verläuft, wie man es wünscht. Es ist daher bei der ersten Konsultation unerläßlich, den Patienten über die völlige Verschiedenheit homöopathischer Mittel gegenüber allopathischen Medikamenten aufzuklären.

Leider sind die Flaschen der LM-Potenzen zu groß für eine Taschen- oder Reiseapotheke. Wollte man sich eine einigermaßen brauchbare Taschenapotheke anschaffen, dann müßte sie schon 150–200 gängige Homöopathica enthalten. 200 Fläschchen à 10 ml aber nehmen erheblichen Platz ein. Da hat man es mit C-Potenzen leichter. Es genügen ja von jedem Mittel immer nur ein paar Kügelchen in einem winzigen, verstöpselten Glasröhrchen, um für alle Fälle und längere Zeit gewappnet zu sein. Auf diese Weise kann man 180–200 Mittel in einer kleinen Tasche unterbringen. Am besten nimmt man dafür Potenzen von C 30 oder C 200.

Überhaupt sollte der Homöopath unserer Tage mit beiden Potenzarten vertraut sein und mit ihnen umzugehen wissen. Und er sollte vor einer Verschreibung sorgfältig erwägen, welche er für seinen Patienten auswählt. Wenn er meint, besonders vorsichtig sein zu müssen, dann greife er lieber zu einer LM-Potenz. Keinesfalls aber darf er bei ein und demselben Mittel die Potenzarten mischen! Er darf also niemals C- und LM-Potenzen desselben Mittels durcheinander geben! Wenn man sich für eine Potenzart eines bestimmten Mittels entschieden hat, dann ist man demzufolge für die ganze Kur an diese Potenzart gebunden. Bevor man aber seine Entscheidung trifft, sollte man sich vergegenwärtigen, daß Hahnemann die LM-Potenzen extra deswegen entwickelt hat, um eine ‹Arznei von höchster Kraft-Entwicklung und gelindester Wirkung› zu haben. (Organon, § 270, Anm. 209) Sie waren also für ihn das Ideal. Und man sollte auf den Meister hören! Kent konnte in diesem Punkt nicht auf

Hahnemann hören, denn er kannte ja die 6. Auflage des Organon nicht, in der Hahnemann zum ersten Mal seine LM-Potenzen der medizinischen Öffentlichkeit vorstellte. Niemand kann natürlich sagen, ob Kent sich in dieser Sache Hahnemann angeschlossen hätte. Da er aber, wo er ging und stand, sich immer auf Hahnemann berief, wäre er ihm sicher auch hierin gefolgt. So kann man also nur empfehlen, im allgemeinen die LM-Potenzen anzuwenden. In der Reise- und Taschenapotheke mag man getrost C30-Potenzen mit sich führen. Diese werden ja nur bei akuten Krankheiten und Notfällen eingesetzt. Muß man aber in der Praxis schwere chronische Krankheiten behandeln, dann sollte man, wenn die Umstände es erlauben, zu LM-Potenzen greifen, und man wird zufrieden damit sein.

Eine einzige Ausnahme läßt Hahnemann auch nach der Entwicklung der LM-Potenzen noch zu: In der eben zitierten Anmerkung zu § 270 seines Organon schreibt er in einer Fußnote: ‹Nur in den sehr seltenen Fällen, wo bei schon fast völlig hergestellter Gesundheit und bei guter Lebenskraft, dennoch ein altes, beschwerliches Localübel unverrückt fortdauert, ist es nicht nur erlaubt, sondern sogar *unumgänglich* nöthig, die, sich dafür als homöopathisch hülfreich erwiesene Arznei, jedoch mittelst vieler Hand-Schüttelschläge bis zu einem sehr hohen Grade potenziert, in steigenden Dosen einzugeben, worauf ein solches Localübel oft wunderbarer Weise sehr bald verschwindet.› Aus dem Textzusammenhang ergibt sich, daß er damit C-Potenzen meint, deren Höhe er aber nicht angibt, sondern nur sagt, sie sollten ‹sehr hoch› sein. Und merkwürdigerweise läßt er hier ‹steigende Dosen› zu, was nur bedeuten kann, daß er öftere Wiederholung meint. Dies ist aber – soweit bekannt – die einzige Ausnahme von den Hahnemann'schen Dosierungsregeln.

Gerade in der Potenz- und Dosierungsfrage hat es viele gegeben, die es anders und besser wissen wollten als Hahnemann oder Kent. Und es gibt sie noch heute. Sie wiederholen ihre Mittel viel zu häufig und schematisch, und sie geben viel zu große Dosen. Und manchmal haben sie sogar damit noch Erfolg. Aber abgesehen davon, daß dieser Erfolg desto geringer wird, je tiefer und chronischer die zu behandelnde Krankheit ist, und den Patienten und der Homöopathie dadurch Schaden zugefügt wird, machen diese Verordner durch ihr Abweichen von den Gesetzen der Homöopathie deutlich, daß sie überhaupt noch nicht verstanden haben, was das Wesen und der Kern dieser Heilmethode ist. Um die Lebenskraft zu beeinflussen, genügt ein einziges Signal. Wenn es empfangen wurde und die Eliminierung des Krankheitsprogramms eingeleitet hat, dann ist eine dauernde Wiederholung dieses Signals sinnlos oder sogar schädlich, indem sie die beginnenden positiven Abläufe erheblich stören kann. Und wenn es zu stark ist, wenn es in die Lebenskraft ‹wie der Blitz hineinhaut›, dann wird ebenfalls statt Gutem nur Schaden gestiftet. Darum gilt: Kleinste Dosis und einmalige Gabe! Es geht dabei also nicht darum, an irgendwelchen verzopften Lehrsätzen Hahnemanns festzuhalten, sondern – wie bei den Gesetzen der Elektrizität – die Naturgesetze, die die Homöopathie ausmachen, zu beachten.

16

PSYCHISCHE ERKRANKUNGEN

Die Homöopathik versteht den Menschen als eine Einheit. Man kann ihn nicht in einzelne Teile zerlegen und diese getrennt behandeln. Hier gilt auch im medizinischen Bereich der biblische Satz: ‹Wenn ein Glied leidet, dann leiden alle Glieder› (1. Korinther 12,26) Und man kann auch Leib und Seele nicht auseinanderdividieren und nur den Leib oder nur die Seele therapieren. Dieses ganzheitliche Denken in der Homöopathie stammt nicht aus irgendeiner philosophischen Schau, sondern es wird ihr aufgezwungen durch die Gesetze, die Hahnemann entdeckte. Die Lebenskraft steuert und erhält ja nicht nur den Leib, sondern auch die Seele oder – falls man sich an diesem Ausdruck stößt – das Gemüt. Wir sahen ja schon, daß bei der Arzneimittelprüfung am Gesunden nicht nur somatische, sondern genauso auch psychische Symptome hervorgebracht werden, was beweist, daß die ‹Entgleisung› der Lebenskraft Auswirkungen auf den *ganzen* Menschen hat. Dementsprechend kann man also auch psychische Krankheitserscheinungen homöopathisch heilen.

Hierbei aber fordern die Gesetze der Homöopathik, daß man einen Unterschied macht zwischen zwei Erscheinungsformen psychischer Symptome, die nur schwer mit den üblichen Begriffen erfaßt werden können. Am besten wird dieser Unterschied noch durch die Begriffe ‹exogen› und ‹endogen› ausgedrückt, obwohl man sich dabei etwas lösen muß von der Bedeutung, die sie im exakt klinischen Sinn haben. Vielleicht macht man sich das, was gemeint ist, durch ein paar Beispiele klar.

Wenn ein Mensch durch ein psychisches Trauma, wie z. B. Trauer, Kummer, Schreck usw., in depressive Zustände kommt, dann wäre das natürlich ‹exogen›. In solch einem Falle müßte der Homöotherapeut die deutliche Causa berücksichtigen und das Simile aus den Mitteln aussuchen, die er unter ‹Folge von› Schreck, Kummer, usw. findet. Wenn ein Patient im Verlauf einer somatischen Erkrankung irgendeiner Art psychische Symptome entwickelt, dann würde das immer noch unter den Begriff ‹exogen› fallen. Schon der Volksmund sagt ja, daß jemandem ‹etwas an die Nieren gehen› kann, daß ‹ihm eine Laus über die Leber gelaufen› ist, daß sein ‹Herz gekränkt› ist, usw. In vielen Fällen von Krankheit macht sich die Verstimmung der Lebenskraft also sowohl in psychischen als auch in somatischen Symptomen bemerkbar. Und hierbei wären dann die krankhaften Gemütssymptome sehr wertvoll, denn sie signalisieren besonders deutlich die zentrale Störung. Aber auch hierbei gilt, was bei allen Erkrankungen zur Mittelwahl wichtig ist: Man muß die

Gesamtheit der Symptome und Zeichen des Patienten sammeln und daraus nach § 153 des Organon die wahlanzeigenden Symptome eruieren und hierarchisieren, um zum passenden Mittel zu kommen. ‹Wie der Maler bei einem Portrait alle Gesichtszüge beachten muß, so muß der homöopathische Arzt alle körperlichen und seelischen Symptome des Patienten kennen. Sonst kann er das gegen die seelischen und geistigen Symptome wirksame Mittel nicht wählen.› (J. P. Gallavardin, Homöopathische Beeinflussung von Charakter, Trunksucht und Sexualtrieb, Haug-Verlag, Ulm 1958, S. 32). ‹Ich könnte also, selbst wenn ich es wollte, weder nur den Körper, noch nur die Seele behandeln. Wenn ich also die Krankheit, die Leidenschaften, die Fehler des Charakters oder des Geistes eines Menschen behandeln will, muß ich eine Arznei wählen, die gleichzeitig die körperlichen und die seelischen, moralischen und geistigen Symptome beseitigt.› (ebd. S. 84) Dr. Jean Pierre Gallavardin (1825–1898), von dem diese beiden Zitate stammen, ist durch seine Heilungen auf dem Gebiet der psychischen Anomalien berühmt geworden. Er hat sich sein ganzes Homöopathenleben fast ausschließlich mit diesem Thema befaßt und wie kein zweiter Erfahrungen auf diesem Gebiet sammeln können. Irrtümlich wird von diesem Meister der Homöopathik oft behauptet, er habe bei der Behandlung seiner Patienten nur die psychischen Symptome verwendet. Daß dies nicht stimmt, sollen diese Zitate zeigen. Auch Gallavardin folgte eisern dem Organon: ‹Wenn die homöopathischen Ärzte nicht inkonsequent sein wollen, müssen sie ihre praktische Tätigkeit mit der Lehre Hahnemanns in Einklang bringen und die seelischen und körperlichen Symptome zusammen behandeln› (ebd. S. 39).

Wie wir aber schon von Kent hörten, müssen die Symptome eines Falles, auch die psychischen, immer krankhafte, also veränderte sein, um zur Mittelfindung dienen zu können. Wenn ein Mensch musikalisch ist, gut rechnen kann oder ein Talent zum Malen hat, dann sind das keine wahlanzeigenden Symptome. Ja, selbst wenn ein Mensch von Jugend an leicht zornig ist oder sehr mitfühlend oder leicht beeindruckbar sein kann, muß das noch nicht bedeuten, daß dies hervorragende Symptome zur Mittelwahl sein könnten. Wo sich aber ein Gemütszustand verändert hat oder deutlich krankhaft geworden ist, dann wird es interessant. Bliebe also ein immer reizbarer Mensch während einer Bronchitis weiterhin gleich reizbar, dann wäre seine Reizbarkeit kein besonders ‹hochkarätiges› Symptom. Würde aber dieser immer reizbare Mensch im Verlauf einer Bronchitis weinerlich und verzagt, dann wäre dies hervorragend und gut zur Mittelwahl zu verwenden. Nun können natürlich auch auf der Basis der chronischen Miasmen Gemütssymptome auftreten, die also ‹chronisch› sind und oft schon in der Jugendzeit besonders deutlich hervortreten. In solchen Fällen muß man sie sogar als besonders wertvoll für die Mittelwahl ansehen. Wieviele Heilungen auch schwerster destruktiver Krankheiten sind in der Homöopathiegeschiche dadurch möglich geworden, daß es gelang, auffällige Gemütssymptome aus der Jugend- und Kinderzeit zu erforschen! Ich werde es nie vergessen, wie bei einer 50jährigen Dame mehrere nach meiner Meinung gut ausgesuchte Mittel überhaupt nichts brachten, bis sie eines Tages erzählte, daß sie sich genau erinnern könne, mit 3 oder 4 Jahren eine schwere Diphterie gehabt zu haben. Ihr Großvater habe sich, um ihr etwas Gutes zu tun, an ihr Bett gesetzt und auf dem Akkordeon Tanzlieder gespielt. Da sei sie trotz ihrer Schwäche und Schmerzen wie unter Zwang aufgesprungen und habe im Bett getanzt. Danach sei es ihr sofort besser gegangen und die Krankheit in Kürze verschwunden gewesen. Und da dämmerte es mir, daß Vieles in ihrem sehr verwischten Symptomenbild auch jetzt noch auf das Mittel hinwies, das als ein Charakteristikum die Besserung durch Tanz und rhythmische Musik aufweist. Auf Tarantula C200 kam endlich die ersehnte Wende bei ihr! Ganz sicher ist also das Wissen um ausgeprägte Gemütssymptome in der Kindheit enorm wichtig, um dem zugrundeliegenden Miasma auf die Spur zu kommen.

So können also auch schwere Charakterfehler, Trunksucht oder sexuelle Anomalien Ausdruck von Psora, Sycosis, Syphilis oder einer Kombination von ihnen sein. Und das bedeutet, daß sie homöopathisch heilbar sind! Genau dies bedeutet aber auch, daß der Homöotherapeut in solchen Fällen sich nicht verleiten lassen darf, vorschnell und flüchtig seine Mittel auszuwählen. Er muß sich dabei dieselbe Mühe geben und denselben Weg der Mittelfindung gehen, als wenn er eine Neurodermitis oder ein Asthma zu behandeln hätte.

Je ‹endogener› aber die Gemütssymptome werden, desto ‹gewöhnlicher› und ‹üblicher› sind sie und haben somit weniger Wert für die Mittelfindung. Wenn man also eine echte Geistes- oder Gemütskrankheit zu behandeln hat, eine endogene Psychose, Schizophrenie, usw., dann muß man unbedingt zwei Dinge beachten:

1. Die Gemütssymptome, die eine solche Krankheit hervorbringt, gehören zur Krankheit und nicht zum Patienten, sie sind nicht Ausdruck seiner

Individualität, sondern der Krankheit. Damit haben sie etwa dieselbe Wertigkeit, wie bei einem Asthma die Atemnot oder einem Rheuma die Gliederschmerzen oder bei einer Gastritis die Magenschmerzen und die Übelkeit. Es sind also ‹lokale› Symptome, die man selbstverständlich bei solch einer Krankheit erwartet. Und solche Symptome müssen zwar bei der Mittelwahl auch Berücksichtigung finden, aber sie dürfen niemals an den ersten Plätzen der Hierarchie stehen. Wenn also bei einem schizophrenen Schub der Patient behauptet, er sei Christus, oder er erhalte aus dem Jenseits Befehle, usw., dann können solche Symptome nicht auf das Mittel hinweisen, das er zur Ausheilung der Schizophrenie braucht. Diese Symptome können höchstens dazu dienen, ein Mittel zu finden, das den akuten Schub lindert, wie z. B. Belladonna, Hyoscyamus, Lachesis, Stramonium, usw. So wie Rhus tox. manchmal den akuten Schub eines Tripperrheumatismus lindern kann, aber nicht die zugrundeliegende Sycosis zu heilen vermag, für die dann Mittel wie Medorrhinum, Thuja, usw. in Frage kommen, so können solche Mittel, die nach den akuten Symptomen im Gemüt beim Schub einer Schizophrenie ausgesucht werden, nur den Patienten beruhigen, aber nicht die zugrundeliegenden Miasmen ausrotten, was in solch einem Fall unbedingt notwendig wäre. Ganz andere Symptome, vornehmlich solche aus dem somatischen Bereich, müssen dann zur Auswahl des Antimiasmaticums führen. Kent hat dazu einen Fall berichtet, der im Kapitel ‹Ein Blick in die Werkstatt› wiedergegeben wird, und der ausgezeichnet das Vorgehen in solch einem Fall beschreibt.

2. Die Gemütssymptome bei ‹endogener› Gemütskrankheit sind Endresultate eines oder mehrerer Miasmen, die sich in diesem Fall aber nicht im somatischen, sondern im psychischen Bereich ausgebildet haben. So wie Krebs, Arthrose, Arteriosklerose, Multiple Sklerose, usw. Endstadien chronischer Miasmen im Körperlichen sind, genau so sind die echten Geistes- und Gemütskrankheiten Endresultate, die sich im Psychischen manifestiert haben. Aber wie wir – auch wieder von Kent – hörten, kann man von den lokalen Symptomen, die ein solches Endresultat hervorbringt, nicht zum heilenden Mittel kommen. Man muß vielmehr die Symptome der Vorstadien erfassen können, wenn man heilen will. Und in einem solchen Fall werden die Symptome aus dem körperlichen Bereich besonders wichtig. Man kann sich das alles durch folgende Überlegung klarmachen: Bei der Arzneimittelprüfung und der normalen

körperlichen Krankheit werden zuerst Gemüts- und nervale Symptome erzeugt, dann setzen sich die Fehlfunktionen mehr und mehr – schneller oder langsamer – in's Organische fort und machen lokale Symptome, bis es zu Gewebesveränderungen und schließlich zur Destruktion kommt. Bei endogener Gemütskrankheit ist dieser Prozeß von einem gewissen Zeitpunkt ab spiegelbildlich pervertiert. ‹Fast alle sogenannten Geistes- und Gemüths-Krankheiten sind nichts anderes als Körper-Krankheiten, bei denen das, jeder eigenthümliche Symptom der Geistes- und Gemüths-Verstimmung, sich unter Verminderung der Körper-Symptome (schneller und langsamer) erhöhet und sich endlich bis zur auffallendsten Einseitigkeit, fast wie ein Local-Uebel in die unsichtbar feinen Geistes- oder Gemüths-Organe versetzt› (Organon § 215) . . . ‹Sie arten auf diese Weise zur einseitigen Krankheit, gleichsam zu einer Local-Krankheit aus, in welcher das vordem nur gelinde Symptom der Gemüths-Verstimmung zum Haupt-Symptome sich vergrößert, welches dann größtentheils die übrigen (Körper-)Symptome vertritt, und ihre Heftigkeit palliativ beschwichtiget, so daß, mit einem Worte, die Uebel der gröbern Körper-Organe auf die fast geistigen, von keinem Zergliederungs-Messer je erreichten oder erreichbaren Geistes- und Gemüths-Organe übertragen und auf sie abgeleitet werden.› (Organon, § 216) Die endogene Psychose ist also ein ‹Local-Uebel›, das in diesem Fall nicht an der Peripherie (z. B. Haut) des Organismus sitzt, sondern im Gemüt, das aber genau so das Vorhandensein einer oder mehrerer Miasmen signalisiert. Es muß also vordringlich nach den Symptomen dieser Miasmen gefahndet werden, um ein heilendes Simile zu finden, und dies werden hauptsächlich somatische Symptome sein.

Dementsprechend wird die Heilung echter Geistes- und Gemütskrankheiten so vor sich gehen, daß nach der Besserung der Gemütssymptome sich zunächst einmal körperliche Symptome einstellen können. Hier tritt dann wieder die ‹Hering'sche Regel› in Kraft, die anzeigt, ob die ‹Rückspulung› richtig verläuft. Und wenn alles richtig verläuft, darf der Behandler sich nicht einfallen lassen, vordergründig Mittel gegen die nun evtl. aufgetretenen körperlichen Symptome zu verschreiben, weil sonst alles wieder in's Gemüt ‹getrieben› werden kann. (Siehe das Kapitel ‹Der Verlauf der Kur›). Kent hat sogar bestimmte Korrespondenzen zwischen Bereichen des Gemüts und ihnen entsprechenden Organbezirken festgestellt. So verläuft nach seinen Beobachtungen die ‹Rückspulung› bei Störungen des Intellekts über den Verdauungstrakt oder die Nieren oder die Lungen, während das Willenssystem mit Herz oder Leber korrespondiert. Leidet also ein Patient unter Störungen im Intellekt, dann werden nach Verabreichung des passenden Homöopathicums Symptome im Magen-Darm-Bereich oder in den Nieren oder in den Lungen auftreten können, während sein Verstand klar wird; zeigt er Anomalien im Willenssystem, dann wird die Richtung der Symptome über Leber oder Herz gehen. Niemals darf es umgekehrt laufen! Ein Leberkranker, der nach der ersten Verschreibung Selbstmordtendenzen entwickelt, während seine Leber besser wird, ist auf dem Weg bedrohlicher Verschlimmerung, und das gegebene Mittel muß sofort antidotiert werden. Ja, Kent behauptet sogar, daß ein Tuberkulosekranker sterben wird, wenn sich nach dem Simillimum seine Lungen bessern, aber dabei Störungen im Intellekt auftreten. ‹Sie können ihn nicht heilen.› (Lesser Writings, S. 275) Letzteres entspricht genau dem, was Hahnemann im § 215 und 216 des Organon schreibt.

Ganz sicher ist die Behandlung endogener Geistes- und Gemütskrankheiten nicht leicht und erfordert vom Homöotherapeuten ausgezeichnete Kenntnisse. Niemand sollte sie unternehmen, der nicht gründlich die §§ 210–230 des Organon durchstudiert und dazu die übrige homöopathische Literatur gelesen hat. Dennoch haben die Patienten bei homöopathischer Behandlung wenigstens eine Chance, die ihnen sonst nicht geboten wird, weil dabei im Gegensatz zur schulmedizinischen Behandlung, bei der bis heute nur mit dämpfenden und ruhigstellenden Mitteln gearbeitet wird, das Grundleiden – die Psora, Sycosis, Syphilis und deren Kombinationen – berücksichtigt wird. ‹Ja, ich kann aus vieler Erfahrung behaupten, daß sich der erhabene Vorzug der homöopathischen Heilkunst vor allen denkbaren Curmethoden, nirgend in einem so triumphirenden Lichte zeigt, als in alten Gemüths- und Geistes-Krankheiten, welche ursprünglich aus Körper-Leiden, oder auch nur gleichzeitig mit denselben entstanden waren.› (Organon § 230)

17

EIN BLICK IN DIE WERKSTATT

An einigen Fallbeispielen sollen nun ein paar der vorhin erwähnten Regeln und Gesetzmäßigkeiten der Homöopathie verdeutlicht werden. Solange es ‹Homöopathik› gibt, findet man in ihrer Literatur auch diese Fallbeispiele. Sie sollen nicht nur demonstrieren, was die homöopathische Behandlung zu leisten vermag, sondern vor allem den Weg zur Mittelfindung und die Notwendigkeit der Beachtung der Grundgesetze der Homöopathie aufzeigen. Als Lernender kann man sich über solche Kasuistiken am besten in die Methodik der Homöopathie einarbeiten. Es gibt dafür keinen besseren Weg als den, die geistigen Schritte und Überlegungen nachzuvollziehen, die bei einem geheilten Fall zur Mittelfindung, Mittelwiederholung oder zum Mittelwechsel geführt haben.

1. Kent berichtet über einen Fall von ‹Blasenbeschwerden›, zu dem er als Berater von einem Kollegen hinzugezogen wurde: ‹. . . der behandelnde Arzt sagte: ‹Dies ist einer der schwierigsten Fälle, Symptome vom Patienten zu bekommen, die ich je gesehen habe.› ‹Was sind es für Beschwerden?› ‹Also›, sagte der Arzt, ‹er rief mich und sagte, er sei krank, habe Blasenbeschwerden und fühle sich im Ganzen nicht wohl, aber er erwartet von mir, daß ich seine Symptome wie ein Hellseher herausfinde. Wenn ich ihn irgend etwas frage, dann antwortet er: ‹Sie sind der Arzt, und Sie müssen es wissen!› Und so geht es weiter.› Wir gingen in das Zimmer, um den Patienten zu examinieren und wir stellten ihm etwa eine Stunde oder länger indirekte Fragen, aber wir brachten absolut nichts aus ihm heraus außer der schlechten Laune, die der Patient die ganze Zeit über zeigte. Schließlich sprang er aus dem Bett und lief in's Bad und warf die Tür hinter sich zu. Ich beschloß, ihm zu folgen, und beobachtete, daß er am Waschbecken stand, um seinen Urin zu lassen. Ich frage ihn sofort: ‹Warum sitzen Sie nicht, um Ihren Urin zu lassen?› Er antwortete: ‹Schon seit vielen Jahren ist es mir nicht möglich, im Sitzen Urin zu lassen. Ich muß immer dabei stehen, sonst kommt er nicht.› Sars. C 100 000 heilte ihn in ein paar Wochen, und es gab nie wieder einen Rückfall seiner Blasenbeschwerden.› (Lesser Writings, S. 519f.)

Dieser Fall zeigt zunächst sehr schön eine der großen Schwierigkeiten, vor denen der Homöotherapeut oft steht: Ohne Symptome des Patienten kann er kein Mittel finden, ist er machtlos. Leider gibt es manchmal solche Patienten, die zu maul- oder zu denkfaul sind und den Behandler auf dem Trockenen sitzen lassen. ‹Sie sind der Arzt, Sie werden dafür bezahlt› –

das kann man auch heute noch manchmal hören. Wenn dann nicht deutliche und für die Mittelwahl gute Zeichen vorliegen, kann die Homöopathie nicht helfen. Man müßte ‹einen Schuß in's Blaue› wagen, und das bringt meistens nichts. Zugleich aber zeigt dieser Fall, wie ein einziges, objektiv zu beobachtendes Zeichen doch noch den Weg zur Mittelwahl weisen kann: Daß jemand nur im Stehen urinieren kann, ist ein so ‹sonderliches, ungewöhnliches und charakteristisches› Symptom, daß es zum Leitsymptom werden muß. Kent III/677 findet man unter ‹Kann nur im Stehen urinieren› nur zwei Mittel, davon Sars. dreiwertig. Kent III/673 liest man Ähnliches: ‹Urintröpfeln im Sitzen, im Stehen fließt der Urin ungehindert›, und da findet sich Sars. als einziges Mittel, dazu noch zweiwertig. Es ist also ein außerordentlich charakteristisches Zeichen für Sarsaparilla. Und da Sars. sowieso ein typisches Blasenmittel ist, war es durchaus erlaubt, dieses Mittel zu geben. Eine einzige Gabe heilte!

2. Kent erzählt, wie eine Dame der Gesellschaft für ihre Schwester um Hilfe bittet: ‹Die Schwester befand sich unter der Obhut eines berühmten Spezialisten der Schulmedizin wegen eines tiefsitzenden Gebärmutterleidens, das in einem Brief dieses Arztes an seine Patientin als Endometritis bezeichnet wurde. Schon über mehrere Monate war eine lokale Behandlung angewandt worden, aber immer noch war die Schwester krank. Dann kam die Geschichte: ‹Ach, Herr Doktor, sie sollten ihre Klagen hören über diese schrecklichen Kopfschmerzen in der Nacht. Sie sagt, daß sie ein Gefühl hat, als ob sie einen Stein auf ihrem Schädeldach hätte, und sie ist ruhelos und gibt auch mir keine Ruhe wegen dieses Kopfdrucks, bis das Gaslicht angezündet ist; danach kann sie schlafen. Im Zimmer herrscht ein schrecklicher Geruch von ihren Füßen!› Diese gute Frau bekam ein Pulver von Silicea, welches sie ihrer Schwester auf die Zunge geben sollte. Die Patientin brauchte nie wieder Licht in ihrem Zimmer in der Nacht. Es heilte ... Von dem berühmten Spezialisten wurde angenommen, ihre Kopfschmerzen kämen von der Endometritis, doch tatsächlich war die *Frau* krank; es war nicht der Uterus, der sie krank machte. Was ist das für eine tiefe Weisheit, wenn der Arzt seiner Patientin sagt, daß die Gebärmutter sie krank macht!› (Lesser Writings, S. 587f.) – Ganz deutlich zeigt sich durch diese Fallgeschichte, daß immer der *Patient* geheilt werden muß und nicht seine Krankheit oder irgendein lokales Geschehen. Und der Patient drückt sich in seinen individuellen Symptomen aus. Hier war das herausragende Symptom der Kopfschmerz in der Dunkelheit, der

durch Licht gebessert wurde. (Kent I/246; 256; 313 und 239) Wenn man die Ruhelosigkeit bei Kopfschmerz (I/84) und die stinkenden Füße (II/526) dazunimmt, kommt man mit Sicherheit auf Silicea. Leider sagt Kent nicht, in welcher Potenz er es gab. Sicher war es eine über der C 30, aber das ist nicht sehr entscheidend. Wichtiger ist, daß es das richtige Mittel und nur eine Gabe davon war. Man beachte aber auch noch den ironischen Satz Kent's am Ende des Berichtes, der wörtlich übersetzt lautet: ‹Was für ein tiefgründiger Gedanke, wenn der Arzt seiner Patientin erzählt, daß der Uterus sie krank macht.› Kent wiederholt damit das, was er nicht müde wurde, seinen Kollegen und Patienten zu sagen, und was ein Grundgesetz der Homöopathie ist: Nicht durch ein Organ wird der Mensch krank, sondern das Organ wird krank, weil der Mensch krank ist. Weil die Lebenskraft ‹verstimmt› ist, wird der Mensch krank, und eine Folge davon ist, daß letztlich auch ein oder mehrere Organe erkranken. Daß der ganze Mensch in diesem Fall erkrankt war, erkennt man an den Symptomen, die außer der Endometritis noch vorhanden waren, und die wesentlich tiefer aus dem Zentrum kamen als die lokalen Uterusbeschwerden: den Kopfschmerzen mit ihren eigentümlichen Modalitäten und dem stinkenden Fußschweiß. Die sonderlichen Kopfschmerzen sind es dann auch, die den Weg zu dem Mittel weisen, das die zentrale Störung wieder in Ordnung bringen konnte und damit den ganzen Menschen heilte.

Dem Leser, der diese beiden Fallberichte aufmerksam gelesen hat, wird schon aufgefallen sein, daß jeder, der die Gesetze der Homöopathie richtig anwendet, zu keinem anderen Mittel kommen kann als eben in Fall 1 zu Sarsaparilla und in Fall 2 zu Silicea. Es gibt gar keine andere Möglichkeit. Wo auf dieser Erde die beiden Fälle nachvollzogen werden, müssen aufgrund der Regeln der ‹Homöopathik› diese Mittel dabei herauskommen. Das ist vielleicht das Faszinierendste an der Homöopathie, daß ihre Ergebnisse immer einheitlich sein müssen, sofern ein Fall richtig aufgenommen wurde und die Totalität der Symptome des Patienten eruiert werden konnte. Ob Arzt, Heilpraktikter oder Laie – sie müssen alle zu denselben Mitteln kommen, wenn sie echte Homöopathie betreiben. Nur in ganz seltenen Fällen, z. B. bei den sog. ‹einseitigen Krankheiten› oder dort, wo die Symptomatik stark verwischt ist, kann es manchmal Zweifel geben, welches Mittel zuerst eingesetzt werden muß. Durch diese Einhelligkeit bei der Mittelwahl unterscheidet sich die Homöopathie deutlich von der Schulmedizin, bei der die zur Behandlung eingesetzten Mittel von Arzt zu Arzt, von Klinik zu Klinik und alle paar Jahre verschieden sein können. Aber wenn Hahnemann im Jahre 1830 einen Fall beschreibt und dabei zu dem Mittel x kommt, dann würde Kent im Jahre 1900 und der Homöopath des Jahres 1983 eben dasselbe Mittel x herausfinden, denn die Gesetze der Homöopathie bleiben sich gleich wie die Gesetze der Elektrizität. Dies wird sehr schön an einer Begebenheit deutlich, die Dr. C. Hering erzählte. Er kam auf einer Reise in ein schweres Unwetter, der Kutscher konnte nicht mehr weiterfahren. Und so bat er in einem naheliegenden Herrensitz um Unterkunft. Der gastfreundliche Hausherr war sehr erfreut, als er hörte, daß sein unfreiwilliger Gast Arzt sei, und er begann bald, Dr. Hering von seinem Leiden zu erzählen, das ihn schon fast zwei Jahrzehnte quälte. Es habe ihm aber noch kein Arzt helfen können, und seit Jahren nehme er schon keine Arznei mehr ein, weil jeder Arzt eine andere Diagnose stelle und andere Rezepte aufschreibe. Er werde erst wieder eine Medizin nehmen, wenn wenigstens drei Ärzte in dem übereinstimmten, was sie ihm verordneten. Und dann holte er ein Journal herbei, das er dem staunenden Dr. Hering vorlegte. In ihm war sorgfältig über jeden Arztbesuch Buch geführt, manchmal hatte er sogar die Ärzte selber ihre Eintragungen machen lassen. Zuerst konnte man die Nummerierung lesen, dann Name und Anschrift des Arztes, dann die Diagnose und schließlich die Rezeptur. Über 400 Ärzte hatte er aufgesucht und über 1000 Rezepte erhalten, dazu die verschiedensten Diagnosen. Dr. Hering fragte, ob er auch schon bei Hahnemann gewesen sei. Man ging das Register durch, und tatsächlich fand sich auch eine Eintragung Hahnemann's. Unter ‹Diagnose› stand geschrieben: ‹Geht mich nichts an.› Unter ‹Rezept› war zu lesen: ‹Geht den Patienten nichts an.› Er hatte aber Hahnemann's Kügelchen nicht eingenommen. Nun schlug ihm Dr. Hering vor, an 30 verschiedene homöopathische Ärzte in aller Welt einen gleichlautenden Brief mit seiner Krankengeschichte und seinen Symptomen zu schreiben, ein Honorar beizulegen und auf Antwort zu warten. Er versprach ihm, daß mehr als drei gleiche Rezepte eingehen würden. Der Hausherr erklärte sich einverstanden, und Dr. Hering setzte am nächsten Tage seine Reise fort. Monate später erhielt er ein Faß 1822er Rheinwein und einen Brief von jenem Gutsherren, der ihm mitteilte, daß zwar nicht alle angeschriebenen Ärzte geantwortet hätten, aber den 22er Rheinwein schicke er ihm deswegen, weil 22 gleiche Rezepte eingegangen seien. Er habe daraufhin das vorgeschlagene Mittel eingenommen und sei nun dadurch völlig gesund und von seinem Leiden befreit worden, wofür er sich bei Dr. Hering bedanken wolle.

Das ist ‹Homöopathik›! Welche Heilmethode ist sonst noch so präzise? Aber es kann ja nach den Grundgesetzen der Homöopathie gar nicht anders sein! Hier zeigt sich wieder ihre Analogie zur Elektrizität: Wenn irgendwo ein Schwarzsender ein Musikprogramm ausstrahlt, und es sind mehrere Peiltrupps in Marsch gesetzt worden, um ihn ausfindig zu machen, dann werden alle – wenn sie sich nicht übermäßig dumm anstellen – ein und dieselbe Frequenz und ein und denselben Standort ausfindig machen. Auch der kranke Mensch ‹strahlt› ein ‹Programm› aus, nämlich seine Symptomatik. Und wenn die richtig erfaßt ist, werden alle, die sie erkennen, zum gleichen Mittel kommen.

3. Kent ritt einmal während eines Jagdausfluges neben einem Cowboy, der sein Mitleid erregte. ‹Da keine Zeit vorhanden war, seinen Fall mit Sorgfalt aufzunehmen, und kein Papier, auf dem man seine Symptome hätte aufschreiben können, war es nur möglich, eine gute Erstverschreibung auf Verdacht zu machen und das Beste zu hoffen. Den jungen Mann aus der Erinnerung zu beschreiben, kann nur ein mildes Bild des wirklichen Falles abgeben. Er war ein Dauerverbraucher aller Mittel für ‹das Blut›, die er sich gegen Barzahlung beschaffen konnte. Er hatte alle Wurzeln, Rinden und Blätter eingenommen, die in diesem wilden Land wachsen. Sein Gesicht war rot und aufgesprungen, Lippen und Augenlider kariert durch Fissuren. Grüne Absonderungen flossen von seinen Augen, welche durch Ektropium scheußlich entstellt waren. Grüne, dicke Absonderungen kamen aus der Nase. Die außerordentlich dicke Haut der Handinnenflächen war aufgesprungen, rissig und blutend. Scharfe Tränen hatten die Wangen hinab Straßen gebrannt. Während der letzten fünf Jahre hatte er eine morgendliche Diarrhoe. Trotz dieser Leiden hatte er einen guten Appetit und hielt seinen Platz im Sattel als Cowboy. Während wir im Sattel saßen, erhielt ich diese Informationen, und ich bemerkte dann: ‹Sind Sie glücklich und genießen Sie das Leben?› Er antwortete: ‹Doktor, Sie ahnen gar nicht, wie hart ich habe kämpfen müssen, um mich davor zurückzuhalten, mir ein Loch in den Kopf zu schießen mit diesem Ding da› (einem Sechs-Schuß-Revolver, der an seinem Gürtel hing). Bevor er diese Bemerkung machte, hätte es mir nicht gedämmert, welches Mittel er brauchte. Tatsächlich konnte ich nur Sulfur in dem sehen, was da aufgetreten war. Nun aber kam Natrium sulf. in den Blick, und aus meiner

Taschenapotheke gab ich ihm eine Dosis C 500 auf die Zunge. Ich erwartete nicht, ihn jemals wiederzusehen, aber er fragte mich nach meiner Adresse. Ich gab sie ihm, und einige Zeit später schrieb er und erbat mehr von dieser wundervollen Medizin. Sie wurde nie gewechselt. Etwa zwei Jahre später hörte er auf, darum zu bitten. Sein letzter Brief zeigte eine perfekte Heilung des Ausschlags, des Ektropiums, der Diarrhoe und schließlich des ganzen Menschen. Dieser Fall zeigt wieder einmal die Wichtigkeit der Gemütssymptome bei der Heilung tiefsitzender Krankheiten.› (Lesser Writings, S. 588 f.)

Ein klassisches Beispiel der Heilung einer Sykosis! Man kann hier sehr schön sehen, wie der Homöopath zunächst einmal ‹schwimmt›, wenn er noch nicht die Totalität der Symptomatik kennt. Selbst dem großen Kent fiel zunächst einmal nichts anderes als der Sulfur ein, solange er nur die verhältnismäßig peripheren Symptome der Haut und der Diarrhoe kannte, wobei der Sulfur noch gar nicht so dumm war, weil er die morgendliche Diarrhoe ganz ausgeprägt in seinem Arzneimittelbild hat (Kent III/603). Aber dann kommt das entscheidende Symptom aus dem Zentrum, in diesem Fall aus dem Gemüt. In der Sprache des Repertoriums lautet es: ‹muß sich beherrschen, um sich nicht selbst ein Leid anzutun› (Kent I/1). Und hier findet sich Natrium sulf. allein, und dazu noch dreiwertig! Also ein ‹Goldkorn›! Ähnliches findet man unter ‹Selbstmord durch Erschießen› und ‹Selbstmordgedanken› (Kent I/93), wo Natrium sulf. immer dabei ist. Da der Mann nicht an einer endogenen Depression litt, war dies also das ‹Einstiegssymptom›. Wenn man nun auch noch feststellt, daß die morgendliche Diarrhoe ebenfalls ein Charakteristikum von Natrium sulf. ist, dann wird die Mittelwahl noch sicherer. Da macht es nichts, daß man unter ‹grünem Schnupfen› (Kent III/169), ‹grünes oder scharfes Augensekret› (III/1) oder ‹Hände rissig› oder ‹aufgesprungen› (II/427; 423) Natrium sulf. gar nicht findet, denn dies sind periphere Symptome. Die zentrale Störung oder die ‹Idee des Falles› drückt sich in dem Gemütssymptom aus. Auch der Verlauf der Kur war klassisch: Zunächst eine einzige Gabe einer Hochpotenz, deren Wirkung der Patient deutlich verspürt. Instinktiv verlangt er nach einiger Zeit mehr davon, und erhält sie in großen Abständen. Nach zwei Jahren war der ganze Mann gesund.

4. Kent berichtet von einem Schriftsetzer bei einer Zeitung, der zu ihm kam, weil er einen Tumor weggeschnitten haben wollte. ‹Er war schon zweimal entfernt worden und wurde als rezidivierendes Fibroid bezeich-

net. Er hatte die Größe eines Hühnereis und war an der linken Seite des Halses lokalisiert, nicht verbunden mit der Ohrspeicheldrüse, obwohl er etwas unter ihr wuchs. Ich riet ihm, mir etwas Zeit zu geben, um ihn auf die Operation vorzubereiten. Ich nahm seine Symptome auf und fand heraus, daß es ihm besser ging, wenn er den Kopf warm einhüllte. Er war ängstlich, wenn er an eine neue Unternehmung heranging, obwohl er vollauf in der Lage war, die Aufgabe auszuführen. Es mangelte ihm an Vertrauen in seine eigenen Fähigkeiten, jedoch wenn er einmal angefangen hatte, dann machte er seine Sache gut. Er erhielt am 1. April 1883 Silicea C 5000. Sechs Wochen später meldete er sich wieder und der Tumor hatte sich um die Hälfte verkleinert. Silicea C 72 000, eine Dosis, trocken. Sechs Wochen später war er beinahe ganz verschwunden. 23. Januar 1884: Silicea C 72 000, eine Dosis. Der Tumor ist verschwunden. – Über diese Verschreibung haben sich eine große Zahl von Freunden kritisch geäußert, die die Sache mit der einen Dosis für ein Mysterium halten. Er bekam nicht einmal Sacch. lact., weil ich sein Vertrauen hatte. Ich verschrieb nicht für den Tumor, sondern für den Patienten. Meine Verschreibung wäre nicht anderes ausgefallen, wenn der Tumor gar nicht vorhanden gewesen wäre. Der Tumor wurde gar nicht in die Gesamtheit der Symptome miteinbezogen, denn er war kein Symptom, er gab nicht einmal teilweise einen Führer zum Mittel ab. Die Symptome, die den Gesamtzustand ausdrücken, waren schon vor dem Erscheinen des Tumors vorhanden, und es war die Sprache dieses vorher schon existierenden Zustands, die ich verstand, denn der Tumor wuchs aus diesem vorher existierenden Zustand heraus. Ich muß die Sprache oder das Sichausdrücken der Ursache, nicht der Wirkung verstehen. Derjenige, der sich durch die Pathologie leiten läßt, kann ja das Messer gebrauchen. Aber das Messer zu gebrauchen ist nur das Eingeständnis, daß man die Methode nicht kennt, mit der man das Schneiden vermeiden kann.› (Lesser Writings, S. 590f.)

Eigentlich sprechen dieser Fallbericht und die kommentierenden Worte Kent's für sich. Man muß für Ursachen und nicht für deren Ergebnisse, für das Zentrum und nicht für die Peripherie, verschreiben. Und man muß hohe Potenzen in großen Abständen verordnen. Drei Dosen waren es in 10 Monaten! Die Mittelwahl können wir über folgende Rubriken im Kent nachvollziehen: ‹Mangel an Selbstvertrauen› (Kent I/94), ähnlich ‹Zaghaftigkeit› (I/149) und vor allem ‹Kaltwerden des Kopfes verschlechtert› (I/504). Hier sei aber angemerkt, daß das Kent'sche Repertorium nicht allein genügt, um ein Mittel zu bestimmen, weil in einem Repertorium die Symptome nur sehr schematisch aufgelistet werden können. Man muß gleichzeitig auch eine gute Arzneimittelkenntnis besitzen, vor allem den ‹Geist› oder die ‹Idee› eines Mittels kennen, wenn man richtig verordnen will. Die hier von dem Schriftsetzer berichtete Eigenart, kein Vertrauen in seine Fähigkeiten zu haben, Angst vor jeder neuen Aufgabe zu entwickeln, sie dann aber doch gut durchzuführen, wenn sie erst einmal angepackt ist, kann man so nicht in einem computerähnlich aufgebauten Repertorium unterbringen. Da müssen die Arzneimittellehren zu Hilfe kommen, die solch ein Verhalten deutlich nur für zwei Mittel beschreiben: Lycopodium und Silicea. So etwas muß man neben dem Gebrauch des Repertoriums im Kopf haben.

5. Bei diesem Fall beschreibt Kent selbst sehr deutlich, wie er zum Mittel kam: Es handelte sich um einen schweren Fall von Uterusprolaps. ‹Sie war eine kleine, korpulente Frau mit dunklem Haar und dunklen Augen. Seit einem Jahr trug sie ein Hodge-Pessar. Ohne das Pessar konnte sie keine Hausarbeit verrichten. Ich entfernte das Pessar und teilte ihr mit, daß sie ungefähr eine Woche lang meine Praxis aufsuchen müsse. Sie erhielt Sac. lact., und ich notierte jeden Tag Symptome, bis ich nach einer Woche glaubte, die Symptome zu haben, die die Individualität der Krankheit ausdrückten. Das deutlichste Charakteristikum war ihr Gemütszustand. Das Mittel, das diesen Fall heilen würde, mußte in seinem Bild Gemütssymptome von Bedeutung haben. Sie klagte über ein wildes Gefühl im Kopf und fürchtete, ihren Verstand zu verlieren: Lil.t. Abwärtsdrängen im Becken, als ob der Uterus herauskommen wollte: Sep., Lil.t., Murex, Nat.m., Nux.v., Puls., Podo. und andere. Sie mußte ihre Hand gegen die Vulva pressen, um zu verhindern, daß die Teile heraustraten: Lil.t., Sep. Murex. Sie hatte öfters flüchtige Schmerzen, die durch das Becken bis in den Oberschenkel zogen, wie man sie ähnlich bei Lil.t. findet. Sie erhielt Lil.t. C 30 über einen Tag verteilt in Wasser, und dann eine Woche lang Sac. lact. Sie besserte sich danach sehr so sehr, daß sie durch den Zoologischen Garten spazierenging, was sie selbst mit dem eingelegten Pessar nicht unternehmen konnte. Sie wurde nach Hause entlassen mit einigen Pulvern Lil.t. C 200, die sie laut Anweisung gebrauchen sollte, d. h. sie sollten gebraucht werden, wenn sie ein Wiederkehren der Beschwerden spürte. Ein Jahr später schrieb sie mir, daß sie eines dieser Pulver genommen habe und die anderen mit großer Sorgfalt aufbewahre.

Zusätzlich zur vollen Bezahlung für meine Dienste wurde mir für diesen Fall ein Scheck über 50 Dollar überreicht. Der Ehemann sagte, daß es die billigste Arztrechnung gewesen sei, die er zu begleichen hatte. Ein Gynäkologe hatte eine Rechnung über 200 Dollar quittiert, und das war nur ein kleiner Teil der Krankheitskosten. Es mag sich nicht ebenso sehr lohnen, die reine Homöopathie auszuüben, aber es ist der ehrliche Weg.› (S. 616 f.) Am interessantesten ist bei diesem Fall, wie Kent eine Woche lang (!) diese Frau beobachtete ohne das mechanische Hilfsmittel Pessar, um zu ihren unverfälschten Symptomen zu kommen. In einem Artikel zu diesem Thema führt er dieses näher aus (Lesser Writings, S. 336 ff.): Man müsse dem Organismus immer Gelegenheit geben, ohne alle künstliche Hindernisse seine Symptome zu produzieren, wozu u. U. auch ganz lokale Symptome und Zeichen gehören können, wie dieser Fall wieder einmal zeigt. Wie hätten die Beckensymptome hier erscheinen können, solange das Pessar eingesetzt war? Ähnlich ist es auch, wenn ein Patient bestimmte Arzneimittel nimmt. Wie sollen die Charakteristika einer Schlaflosigkeit eruiert werden können, solange der Patient Schlafmittel nimmt? Wie soll man eine Dysmenorrhoe erfassen, solange die Patientin die Pille schluckt? Das ist für den heutigen Homöopathen eine ganz große Schwierigkeit, daß die Patienten häufig keine originalen Symptome haben, weil sie jedes Symptom sofort mit irgendeinem Allopathicum zum Schweigen bringen, und davon auch nicht lassen wollen!

6. Auch dieser Kent'sche Fall spricht für sich: Eine 30jährige Hausangestellte kam zu ihm wegen eines Tumors im Abdomen, der so groß war, daß die Leute sie für hochschwanger hielten. Zwei Chirurgen hatten bereits eine Operation wegen der Schwere des Falles und des schlechten Allgemeinzustandes abgelehnt und ihr gesagt, sie werde daran sterben. ‹Der Turmor war vor fünf Jahrem zum ersten Mal bemerkt worden. Er begann auf der rechten Seite des Uterus hervorzuwachsen und dehnte sich über das Becken aus; er soll bis vor zwei Jahren noch beweglich gewesen sein. Der Uterus ist nun unbeweglich und der Tumor, der über die rechte Seite des Beckens hängt, ist sehr hart, so groß wie der Kopf eines Kindes und kann in keine Richtung bewegt werden.› Es ist nun interessant, wie Kent am 1. Juni 1888 diesen Fall aufnimmt. Von den vorhandenen Symtpomen wertet er kein einziges, das mit dem Tumor in Beziehung steht. Ebenso erklärt er die Symptome der starken Stuhlverstopfung, unter der die Patientin leidet, für wertlos, weil sie Abführmittel

nimmt. Statt dessen forscht er nach Symptomen, die nichts mit dem Tumor zu tun haben oder schon lange vor seinem Erscheinen vorhanden waren. Dazu gehören eine Auftreibung des Magens, ödematöse Schwellungen der Füße, dauernde kongestive Kopfschmerzen, starkes Völlegefühl nach dem Essen, ‹sie ißt nur wenig, und was sie ißt, verursacht Übelkeit›, Menses mit Krämpfen, ‹sie hat seit acht Jahren kein Wasser getrunken, weil es sie krank macht; ihre Füße brennen so sehr, daß sie ihre Schuhe ausziehen muß, um sie zu kühlen; Zusammenfahren im Schlaf, und wenn sie wach ist, schreckt sie beim geringsten Geräusch zusammen; unruhiger Schlaf; Schmerzen in der linken Seite des Bauches; die Zähne zerfielen bereits in ihrer Jugend, sie sind schwarz und sehen übel aus; Verlangen nach heißen Sachen, sie kann keine kalten Dinge in ihren Magen bekommen; Magenschmerzen nach kalten Sachen; Schmerzen und Übelkeit nach Wasser, kalt oder warm; Schmerz in der linken Leiste, sie hatte diesen Schmerz schon, bevor der Tumor bemerkt wurde.› Die Verordnung lautet: ‹Lycopodium C 100 000, eine Dosis, und Sac. lact. morgens und abends, trocken auf die Zunge.›

Die zweite Konsulation fand 7½ Wochen später, am 23. Juli, statt. Kent notierte: ‹Das Mittel verschlimmerte die Symptome so sehr, daß sie beunruhigt wurde und über viele Wochen nicht wiederkommen wollte, aber nun ist es im allgemeinen so viel besser geworden, daß sie wiederkommt, um zu berichten und mehr Arznei zu erbitten. Nach genauer Befragung stellt sich heraus, daß sich für eine Woche oder länger ihre Symptome verschlechterten. Zuerst wurden ihre Magensymptome schlechter, besserten sich dann und sind nun wieder schlechter. Lycopodium C 1 000 000 und Sac. lact. – 2. August: Sie berichtet, daß alle Symptome besser seien und sie sich stark gebessert fühlt. – 31. August: Schmerz in der Magengrube. Schmerzen in Stirn, Scheitel und Schläfen. Darm nicht besser. Wenn sie Wasser trinkt, fühlt sie sich voll und bekommt Krämpfe. Schlaflos; fährt plötzlich zusammen. Sac. lact. Keine Veränderung des Tumors. – 15. September: Die Füße schwellen jetzt nicht mehr an. Sie erbricht und hat Schmerzen im Magen nach dem Essen oder Trinken. Lycopodium C 1 000 000. – 28. Oktober: Symptome alle verschwunden außer Schmerzen in der rechten Seite, im Tumor. – 27. November: Keine Symptome. Spricht in Abständen vor, aber erhält nur Sac. lact. – 23. Januar 1889: Die Symptome kehren zurück, besonders die Magensymptome. Lycopodium C 1 000 000. – 3. Juni: Sie hatte sich stetig gebessert und war frei von Symptomen. Stuhlgang alle drei oder vier Tage. Stuhl normal. Sie fühlt sich geschwollener als vor einiger Zeit. Unbehaglich. Die üblichen Empfindungen kehren zurück. Schmerz in der rechten Leiste. Füße geschwollen. Kopfschmerz in Stirn und Augen. Schmerz in der Lumbalregion. Lycopodium C 1 000 000 – Füße brennen. – 15. August: Die Symptome sind weggegangen, seit sie das letzte Mal hier war, aber nun kommen sie alle wieder. Lycopodium C 2 000 000. – 31. Dezember: Sie sprach ein paar Mal vor, aber sie hatte keine Symptome. Der Darm ist in Ordnung. Sie kann alles essen und trinken. Sie sieht gut aus. Sie sagt, die letzten Mittel hätten sie in Ordnung gebracht. – Die meisten Leser werden nach dem Tumor fragen, aber er wurde nicht erwähnt, weil der Tumor nicht behandelt wurde. Die Patientin wurde geheilt, und der Turmor war bei der letzten Konsultation klein; der Uterus war beweglich, und mit ihm zusammen konnte der kleine Tumor auch bewegt werden. Sie war sich des Tumor nicht bewußt, weil es ihr so gut ging und sie so wohlgestaltet war.› (Lesser Writings S. 501 ff.)

Achten wir darauf, wie Kent wegen der charakteristischen Magensymptome auf Lycopodium kam, wie er an ihrer Erstverschlimmerung mit nachfolgender Besserung merkte, daß er auf dem richtigen Wege war, und wie er nur dann eine Arzneigabe wiederholte, wenn diese alten, charakteristischen Symptome wiederkehrten. Insgesamt hat er nur sechsmal Lycopodium gegeben. Er fing mit C 100 000 an, gab viermal C 1 000 000 und einmal C 2 000 000. Und achten wir darauf, mit welcher unglaublichen Geduld er – und die Patientin! – den Verlauf der Dinge beobachtete, und wie er sich durch nichts von dem für richtig erkannten Lycopodium abbringen ließ. Eine Meisterleistung homöopathischer Heilkunst!

7. Unter der Überschrift ‹Acute Mania› berichtet Kent den folgenden Fall, der hier etwas gekürzt wiedergegeben werden soll: ‹R. T., 23 Jahre alt, litt an Gonorrhoe, die vier Monate lang allopathisch behandelt wurde, ehe sie beherrscht werden konnte. Frönt heimlichen Lastern. Wurde vom College zur Behandlung nach Hause geschickt.

Sein Geisteszustand wurde von einem Spezialisten als ‹Dementia praecox› diagnostiziert. Weint häufig; vergißt alles; antwortet auf keine Fragen; murmelt unverständliches Zeug; hört Stimmen; glaubt, er sei ein Verbrecher; er hält sich für Christus; glaubt, er sollte bei lebendigem Leibe begraben werden; hört Beamte kommen, die ihn verhaften wollen; scheint den Verstand verloren zu haben; Hände und Füße feuchtkalt. Gewalttätig–

mußte im Bett festgebunden werden. Rotes Gesicht; dauernd flammend rot. Kopfschmerz im Hinterhaupt. Besser um die Mittagszeit. Gefühl, als ob in die Ohren etwas hineingedrückt würde. Verstopfung. Wacht auf mit Zusammenfahren. Geräusch verschlechtert, Licht bessert. Die linke Pupille scheint größer als die rechte zu sein. Er erhält Medorrhinum C 10000, um den Fall zu testen und bestimmen zu können, ob es sich um einen Fall von unterdrückter Sycosis handelt. Es erfolgte aber keine Reaktion, und damit war klar, daß hier keine Unterdrückung vorlag. Er stand Tag und Nacht unter der Beobachtung einer Tages- und Nachtschwester.

23. März: Hört Stimmen aus der Ferne: des Vaters, der Mutter, von Polizisten. Sie nennen ihn einen Lügner; sagen, er sei tot; er solle ‹sich darum bemühen›; die Mutter sagt ihm, er solle sehr laut ‹Lord› sprechen. Glaubt, er sei verdammt; daß die Leute ihn auslachen. Religiöse Phasen des Deliriums: von einer der Stimmen erhielt er den Befehl, das Apostolische Glaubensbekenntnis aufzusagen. Stinkender Atem schon die ganze Zeit, seitdem er zu Hause ist, nun etwas besser. Die Stühle waren schwarz, als er nach Hause kam.› (Lesser Writings, S. 625f.)

Und nun sucht Kent zunächst ein Mittel für den akuten Zustand und kommt dabei auf Belladonna, Hyoscyamus, Lachesis, Stramonium, die den Gemütssymptomen entsprechen. Dann nimmt er noch einige körperliche Symptome hinzu, z. B. den heißen Kopf, die kalten Füße, den Hinterkopfschmerz, um eine Auswahl treffen zu können. Aber es bleiben immer noch Belladonna, Hyoscyamus und Stramonium übrig, wobei Belladonna die höchste Wertigkeit hat. Er fährt fort: ‹Obwohl Bell. den höchsten Rang in der Anamnese erhält, fehlt doch die körperliche Hitze dieses Mittels, und so könnte der Fall später Hyoscyamus verlangen, weil die Manie nicht wild genug für Stramonium ist. Er erhält also Bell. C 10000 und Sacch. lact. alle zwei Stunden in Wasser.

25. März: Schlug zweimal seine Nase (Bell; Hyos; Stram.); glaubt, er werde verhaftet (Bell); gerade wurde festgestellt, daß er all sein Schamgefühl verloren hat. Keine andere Veränderung. Hyos. C 10000.

26. März: Glaubt, seine Medizin sei Gift. Der Atem stinkt nicht mehr so. Hört kaum noch Stimmen. Sacch. lact.

4. April: Die Stimmen sagen, er sei tot, und er möchte wissen, wann sie das Begräbnis vornehmen wollen. Er möchte sein eignes Grab schaufeln. Wünscht, begraben zu sein. Glaubt, sein Sarg sei im

Hause oder im Keller. Reibt häufig seine Nase, sie juckt. Glaubt, die Medizin sei Gift. Der Kragen ist ihm zu eng. Lach. C 10000.

9. April: Glaubte nur ein Mal, er sei tot, die Stimmen sind weniger. Füße und Hände kalt. Sacch. lact.

12, April: Schlug seine Wärterin öfters. Streitsüchtig; wünscht zu kämpfen. Glaubt, er sei ein Verbrecher. Scheint durch Lachesis verschlechtert worden zu sein. Hyos. C 10000.

13. April: Kein Kämpfen mehr seit dem letzten Mittel. Ruhiger; äußere Erscheinung gebessert; Gesicht weniger rot; Nase juckt weniger, reibt sie nicht mehr unentwegt wie vorher.

18. April: Er lacht viel. Hört Stimmen der Familie und der Schwester. Glaubt, er sei ein Verbrecher. Keine Entschlußkraft: wartet auf Befehle, bevor er etwas tut; wenn man ihm sagt, er solle essen, dann ißt er; er solle zu Bett gehen, dann geht er in's Bett; er steht so lange, bis man ihm sagt, er solle sitzen, und sitzt, bis er stehen soll; wenn man ihm sagt, er solle irgend etwas tun, dann tut er es beinahe mechanisch. Unentschlossenheit. Phosphor C 10000.

Die Mittel, die bis dahin gebraucht worden waren, nahmen die Gewalttätigkeit und Heftigkeit der Manie weg, so daß er am Tisch mit der Familie essen konnte. Er war ununterbrochen unter der Aufsicht einer sorgfältig beobachtenden Schwester, die zu diesem Zeitpunkt bemerkte, daß er keine heiße Suppe vertrug. In Verbindung mit den anderen Symptomen war daher offensichtlich, daß Phosphor dem ganzen Fall am besten entsprach. Daher die Verordnung.

28. Mai: Große Besserung; keine Wahnideen; hört selten Stimmen. Nun sehr nervös. Abneigung, berührt zu werden. Liebt kaltes Wasser. Phos. C 10000.

Dieser Fall wurde zum guten Ende geführt durch eine Wiederholung von Phosphor, in der C 50000, einen Monat später. Mitte Juni waren die Gemütssymptome verschwunden und er hatte gut an Gewicht zugenommen. Seitdem ist er normal und kräftig und läuft durch die Stadt wie jeder andere auch.› (Lesser Writings, S. 627f.)

Kent versuchte also zunächst einmal, den akuten Zustand zu lindern, indem er die kurzwirkende Belladonna einsetzte, obwohl er selbst nicht ganz zufrieden mit der Wahl war. Sowie das erste charakteristische Symptom von Hyoscyamus (‹schamlos›. Kent I/86; 73) auftauchte, wechselte er auf dieses Mittel über. Und das ließ er wirken, bis ihn ein neues *körperliches* Symptom (‹Kragen zu eng›) auf Lachesis zu weisen schien.

Doch Lachesis erwies sich als verkehrt, daraum kehrte er wieder zu Hyoscyamus zurück. Dies beruhigte den Patienten so weit, daß er unentschlossen und mechanisch handelnd wurde, aber sogar wieder am Tisch essen konnte. Aber dann kam wieder ein neues *körperliches* Symptom: Die Unverträglichkeit von warmer Suppe, ein Charakteristikum von Phosphor. Von diesem Symptom ausgehend überblickte er noch einmal den ganzen Fall und stellte fest, daß viele andere Symptome ebenfalls zu Phosphor paßten, z. B. der heiße Kopf, die kalten Hände und Füße, die Furcht, die Nervosität, das Stimmenhören, etc. Da nach der Beruhigung des Patienten nun die Zeit gekommen war, ein Antimiasmaticum zu geben, setzte er den Phosphor ein. Daß danach das Verlangen nach kaltem Wasser auftrat (ein typisches Phosphorsymptom!), bestätigte ihm die Richtigkeit seiner Wahl, und so blieb er eisern bei Phosphor in großen Abständen. Abermals eine Meisterleistung, zu der vor allem das exakte Beobachten der Signale des Organismus und ein wissendes Wartenkönnen führte!

8. Eines der großen Probleme unserer heutigen Gesellschaft ist der Alkoholismus. Daß die Homoöpathie auch hier ausgezeichnetes leisten kann, und dazu noch ausgesprochen kostensparend, soll der nächste Fall zeigen: Vor einigen Jahren kam ein 40jähriger Landwirt wegen seiner Trunksucht in die Praxis. Er hatte schon drei Entziehungskuren hinter sich und wollte die vierte vermeiden. Seine ihn begleitende Frau berichtete, daß er tagelang ‹trocken› sei, dann aber zur Flasche greife und jedesmal drei bis vier Tage total betrunken sei. Er trinke nur Korn. Während des Rausches könne er furchtbar zornig werden, besonders wenn man ihm die Flasche wegnehmen wolle oder ihm Vorhaltungen mache. Auch habe er dabei häufig Selbstmordgedanken, führe sie aber nicht aus. Beim Einschlafen schrecke er oft mit einem Ruck wieder auf und sei danach nervös. Da sonst nicht viel an Symptomen von ihm zu erhalten war, bekam er zunächst einmal eine Gabe Nux. v. C200, 10 Kügelchen. Dies bewirkte für drei Wochen ‹Trockenheit›. Dann gab es einen Rückfall aus Ärger über die Tatsache, daß man ihm seinen Führerschein nicht zurückgab. Nochmals 10 Kügelchen Nux. v., C200, befreiten ihn bis zum nächsten Besuch nach vier Wochen von der Sucht. Nun aber berichtete er, daß er durch die Kügelchen starke Kopfschmerzen bekommen habe. Sie verschlimmerten sich erheblich, wenn er in warmen Räumen oder in Heizungsluft war. Und nun kam das Interessanteste: ‹Es sind dieselben Kopfschmerzen, die

ich vor 6 Jahren hatte. Ihretwegen habe ich überhaupt zur Flasche gegriffen.› Es stellte sich heraus, daß er vor 6 Jahren bei der Erntearbeit eine Grippe verschleppt hatte, als deren Folge diese starken Kopfschmerzen auftraten, die durch nichts gelindert wurden außer durch Schnaps. So wurde er zum Alkoholiker. Wegen des Charakters der Kopfschmerzen erhielt er eine Gabe Pulsatilla C 200. Seitdem ist er von Kopfschmerz und Alkohol frei.

Wenn man sonst keine wahlanzeigenden Symptome hat, dann ist es wichtig, die Gewohnheiten des Patienten während des Rausches zu erfahren. Hier waren der Zorn (Kent I/150 f.), die Selbstmordneigung ohne den Mut dazu (I/93) und natürlich das Verlangen nach Alkohol (III/482; I/108) zunächst einmal wahlanzeigend für Nux vomica. Dies setzte dann den beschriebenen Rückspulungsprozeß in Gang.

Eines muß noch erwähnt werden, was bei der Behandlung der Trunksucht sehr wichtig ist: Es dürfen nie Mittel gegeben werden, die Alkohol enthalten! Daher ist man auf C- oder D-Potenzen als Globuli festgelegt, LM-Potenzen scheiden aus. Letztere müssen ja flüssig sein, weil sie vor der Einnahme jedesmal 10mal geschüttelt werden sollen. Der Haltbarkeit wegen enthalten solche Dilutionen aber immer Alkohol, und genau diesen darf der Alkoholkranke nicht haben – auch nicht tropfenweise!

9. Wie man manchmal vom Patienten durch dessen Aussagen zunächst genarrt und an der Wahl des richtigen Mittels gehindert werden kann, soll der nächste Fall berichten: Vor längerer Zeit kam ein 44jähriger Mann wegen starker und störender Nachtschweiße, die – wie er sagte – durch eiweißreiche Kost jedesmal verstärkt wurden. Das Ganze spielte sich auf dem Boden einer Multiplen Sklerose ab, unter der er seit einigen Jahren litt, und die sich in immer wieder auftretenden Schüben langsam verschlechterte. Er beschrieb diese Schübe sehr exakt: Sie fingen immer an mit Sehstörungen, und trotz massiven Einsatzes von starken schulmedizinischen Medikamenten trat dann eine Störung in den Gliedern auf, die sich vorzüglich in der Schwäche der Beine und den Schwierigkeiten beim Gebrauch der Beine äußerte. Dazu hatte er Blasenstörungen bis hin zur Retention. Das sind typische Symptome der MS, aber nicht des Patienten. Man konnte mit ihnen also nicht zur Mittelwahl kommen. Auf der Suche nach einer Causa stellte sich heraus, daß er vor dem ersten Schub viel Kummer gehabt hatte, sowohl familiär als auch beruflich. Weil noch einiges andere dazu zu passen schien, gab ich ihm Natr. mur. LM 18 mit,

das große Kummermittel. Aber er kam nach 4 Wochen wieder und es hatte sich nichts geändert. Ich hatte ihm jedoch einen ‹Großen Fragebogen› von Dr. Eichelberger mitgegeben, den er sorgfältig ausgefüllt hatte. Und da hatte er bei der Frage nach Speichelfluß hingeschrieben: ‹Früher.› Danach befragt, sagte er das Entscheidende: Er habe vor Beginn der MS jahrelang exzessiven nächtlichen Speichelfluß gehabt. Das war das Schlüsselsymptom, das war der Einstieg! Dieser nächtliche Speichelfluß gehört nicht zur MS, sondern zum Patienten, er war auffallend, sonderlich und ungewöhnlich. Wenn man nun sein nächtliches Schwitzen dazu nahm und noch ein paar Kleinigkeiten, dann kam man auf Mercur, das er in der LM 18 erhielt. Und nun war der weitere Verlauf geradezu typisch für solch eine chronische Krankheit, wenn sie heilbar ist und wenn das richtige Mittel gegeben wurde: Ich hörte gar nichts mehr von dem Patienten. Nach ¾ Jahren erst kam er wieder und erzählte, daß er kurz nach der ersten Einnahme des Mittels einen riesigen Karbunkel am Gesäß bekommen habe, genau an der Stelle, an der er als 14jähriger schon einmal einen hatte, daß es ihm dann aber prächtig gegangen sei, daß er keine Sehstörungen, keine Gehbeschwerden und keine Nachtschweiße gehabt habe, und daß er sich so wohl wie schon lange nicht mehr gefühlt habe. Nur, das Mittel, das ich ihm gegeben habe, sei wohl etwas schwach gewesen, denn jetzt käme so langsam alles wieder. Seit 3 Wochen schwitze er wieder, er habe auch in den letzten Tagen wieder Grauschleier vor den Augen und die Beine würden wieder etwas wacklig. Nun, wenn die alten Symptome – nachdem sie verschwunden waren – nach einiger Zeit wiederkommen, dann ist das die 150% Anzeige dafür, daß das Mittel richtig war, und daß es jetzt erst wiederholt werden muß. So erhielt er Mercur LM 18 und die strikte Anweisung, wiederzukommen, wenn es nichts nütze oder wenn nach einer Besserung die alten Symptome zurückkehren sollten. Er kam nicht wieder – es ist vier Jahre her – und ich weiß von anderen Patienten, die er schickte, daß es ihm gut geht.

So braucht man also die Zeichen und Symptome des Patienten, und zwar seine auffallenderen, sonderlichen, ungewöhnlichen und charakteristischen, auch die aus der Vergangenheit! Und nur diese braucht man! Wenn man ein solches prägnantes Symptom gefunden hat, dann kann das zum Schlüsselsymptom werden, durch das sozusagen die Tür zu einem Fall aufgeschlossen wird, oder zum Skopus, zum Aussichtsturm, von dem aus man die ganze Landschaft des Falles überblicken kann. Man braucht dann nur noch 2 oder 3 andere, gar nicht mehr so hochkarätige

Symptome, um mit ihrer Hilfe das Mittel zu selektieren. Man sieht, daß in manchen Fällen der Fragebogen unerläßlich ist, weil er den Patienten, der zum ersten Mal in eine homöopathische Behandlung kommt und das genaue Nachdenken über seine Vorgeschichte nicht gewöhnt ist, zur Durchforschung seines bisherigen Lebens zwingt.

10. Manchmal hat man Fälle vor sich, bei denen man überhaupt nicht weiß, was klinisch vor sich geht, und dennoch kann die Homöopathie helfen. Den wohl merkwürdigsten Fall in dieser Beziehung erlebte ich vor einigen Jahren um die Weihnachtszeit. Am 16. 12. erschien ein italienisches Ehepaar in der Praxis. Der 35jährige Mann wurde von seiner Frau geführt und setzte sich völlig apathisch und abwesend in den Sessel. Er war sehr wohlbeleibt und sprach die ganze Zeit nicht ein Wort – zwei Dinge, die nicht italienisch sind. Seine Frau berichtete, daß er seit etwa ¾ Jahren so apathisch und schwach sei, und niemand wisse den Grund. Sie seien schon bei mehreren Ärzten gewesen, aber keine Behandlung habe angeschlagen. Z. Zt. sei er bei einem Nervenarzt in Behandlung. Das Schlimmste seien seine in letzter Zeit auftretenden Krämpfe. Weiter kam sie nicht, denn in diesem Monat fing er an zu zucken, sein Kopf wurde nach rückwärts gezogen, sein Mund verzerrte sich maskenhaft und seine Hände verkrampften sich wie zu einer Gebetshaltung über dem Bauch. Sie rief: ‹Schnell, schnell, legen wir ihn irgendwo hin!› Wir brachten ihn unter Anstrengung auf die Liege, wo er mit stark durchgebogener Wirbelsäule nur auf dem Gesäß und dem nach hinten gebogenen Kopf lag, während sein Körper geschüttelt wurde, seine Hände im starrem Krampf ca. 20 cm oberhalb des Bauches fixiert waren, und ein schrecklicher Trismus ihn quälte. Natürlich rannte ich zum Telefon, um den Notarztwagen zu holen, denn ich hatte verständlicherweise die schlimmsten diagnostischen Gedanken im Kopf. Doch sie hielt mich energisch davon zurück, und sagte: ‹Kein Notarzt! Den hatten wir schon zu oft! Das hat er ja jeden Tag, und kein Arzt weiß, was es ist. Es geht nach 15–20 Minuten von allein weg. Nur wird es leider immer schlimmer.› Mir fiel angesichts dieses Krampfes, der an eine Strychninvergiftung erinnerte, nichts anderes als Nux vomica ein, wovon er einige Kügelchen von der C 200 in den verkrampften Mund bekam. Die Wirkung war verblüffend: Schon nach einigen Sekunden ließ die Spannung in ihm nach, der durchgebogene Rücken sank zusammen, der Trismus verschwand, die Hände entkrampften sich, und nach 2 Minuten war alles vorüber. Während er sich noch auf

der Liege erholte, fragte ich seine Frau genauer aus, und dabei stellte sich heraus, daß diese Krämpfe erst aufgetreten waren, seit er von dem Nervenarzt ein ‹neuartiges› Medikament bekommen habe, von dem der Arzt gesagt habe, er müsse es unbedingt nehmen, selbst wenn es Nebenwirkungen habe. Es ließ sich sogar fixieren, daß die Krämpfe immer ca. ½–1 Stunde nach Einnahme des Medikaments auftraten. Ich entließ die beiden mit der Empfehlung, das Medikament wegzulassen. Am 23. 12. rief die Frau an und sagte, ich solle doch unbedingt vorbeikommen. Ihr Mann habe zwar keinen einzigen Krampf mehr gehabt, aber nun liege er wieder genau so schwach und apathisch im Bett wie vor der Einnahme jenes Medikaments. Ich begab mich also in ihre Wohnung, und da lag er wie beschrieben in seinem Bett. Vergeblich mühte ich mich, irgend etwas an Symptomatik herauszubekommen. Er sagte nichts, sie wußte nicht viel, und dazu kamen noch die Sprachschwierigkeiten. Plötzlich erhob er sich und wollte aufstehen. Als er auf der Bettkante saß, konnte ich sehen, wie seine Knie gegeneinander schlugen. Wegen dieser schlotternden Knie hatte er Mühe, ganz aufzustehen. Sie half ihm dabei und führte ihn zur Toilette. Kaum aber war er drinnen, kam er schon wieder heraus. Auf meine verwunderte Frage erklärte sie mir, daß er nur dorthin müsse, um auszuspucken. Sonst habe er einen Spucknapf am Bett stehen, den sie aber wegen meines Besuches weggenommen habe. Seit seiner Erkrankung vor ¾ Jahren habe er so viel Speichel, daß er gar nicht wisse, wohin damit, und nachts kriege sie überhaupt keine Ruhe, weil er dauernd ausspucke. Der Speichel sei zäh und seifig. Kent III/205 und 206 und II/556–558 ließen Mercurius in Frage kommen, was er in der LM XVIII, tgl. 1× 5 Tropfen, erhielt. Als ich nach den Weihnachtsferien am 2. 1. morgens zur Praxis kam, stand er bereits vor der Tür. Noch nie habe ich eine solche Verwandlung bei einem Menschen gesehen! Er lief sofort freudestrahlend auf mich zu und redete wie ein Wasserfall auf mich ein, wobei er flink wie ein Wiesel sich bewegte. Seine Blässe war einer rosigen Farbe gewichen, und er erklärte, daß er völlig gesund wie früher sei, und daß er sich dafür herzlich bedanken und mich bezahlen wolle. Da er nicht weit von der Praxis entfernt wohnte, traf ich ihn noch öfters auf der Straße und weiß, daß er gesund blieb. Bis heute aber weiß ich nicht, was diese merkwürdige Krankheit klinisch bedeuten sollte. Doch sowohl bei seinem ‹Krampf› als auch bei seiner Apathie und Schwäche führten nur Zeichen zu den passenden Mitteln, die wieder einmal bewiesen, daß die Homöopathik eine wunderbare Heilmethode ist!

18

PATIENT UND THERAPEUT

Dem Leser wird klar geworden sein, daß die Homöopathik, weil sie so gänzlich anders als alle anderen Heilmethoden ist, an den Patienten und den Therapeuten besondere Anforderungen stellt. Kent schrieb einmal: ‹Ich halte mich für das Zentrum, um das herum meine Patienten wie auf Planetenbahnen sich bewegen, wovon der innerste Kreis wirklich sehr nahe bei mir ist. Dies sind die umsichtigsten, die verständisvollsten, die gelehrigsten für unsere großen Wahrheiten, und die liebsten von allen, mit denen ich zu tun habe. Wir erfreuen uns aneinander. Außerhalb davon gibt es einen weiteren Kreis, schon ein wenig weiter entfernt, ein bißchen weniger einsichtig, und für ihn kann ich schon ein bißchen weniger tun. Noch weiter weg gibt es einen anderen, und noch einen anderen, und dann noch einen anderen, bis zum äußersten Kreis, der mit Unwissenheit angereichert ist, für den ich weniger tun kann als für die anderen, und doch immer noch mehr als die Schulmedizin und besser als jede andere Heilmethode. Unter diesen vollbringen wir allerdings niemals unsere brillianten Kuren, tun wir niemals das Werk des Meisters. Diese großen Dinge geschehen nur im innersten Kreis, der unserem Verständnis am nächsten ist.› (Lesser Writings, S. 375f.) Eine großartige und der Wirklichkeit genau entsprechende Beobachtung dieses Meisters der Homöopathik!

Was wird nun vom ‹verständnisvollen› Patienten verlangt?

1. Er sollte unterscheiden können zwischen falschen und echten Homöopathen.
2. Er sollte wissen, daß der echte Homöopath eine genau Fallaufnahme machen *muß,* und zwar schriftlich. Anderen sollte er nicht trauen. (Lesser Writings, S. 494)
3. Er sollte bereitwillig und klar Auskunft geben über seine Symptome und Zeichen und seine Vorgeschichte, da er ja weiß, daß davon die Findung des Mittels abhängt.
4. Er sollte wissen, daß der Homöotherapeut ‹nicht aufgrund des Namens einer Krankheit eine Verschreibung vornehmen kann; ebenso, daß Namen oft nur der Deckmantel für menschliches Nichtwissen sind; und daß für zwei Krankheiten mit demselben Namen nur selten dasselbe Mittel gegeben wird›. (Lesser Writings, S. 495)
5. Er sollte wissen, daß der Homöotherapeut nach der Fallaufnahme Zeit braucht, um den Fall zu überdenken und zu studieren, ebenso, um die Symptome zu hierarchisieren und zu repertorisieren. Wenn der

Patient die Homöopathie einigermaßen begriffen hat, ‹dann wird er zu seinem Arzt sagen: Nehmen Sie sich Zeit, Doktor. Ich kann warten, bis Sie das Ihrer Meinung nach ähnlichste von allen Mitteln gefunden haben, weil ich keine Medizin einnehmen möchte, über die Sie im Zweifel sind.› Und er redet dem Therapeuten nicht dauernd dazwischen, wenn er das Mittel aussucht, denn wenn er über die Homöopathie informiert ist, ‹dann drängt er sich nicht in die geheiligten Momente des Arztes ein›. (Lesser Writings, S. 496)

6. Er sollte wissen, daß ‹nur der Nichtwissende vorschlägt, dies und jenes zusätzlich zu dem, was getan wurde, zu tun; und je nichtwissender der Arzt ist, desto größer ist die Zahl der Dinge, zu denen er seine Zuflucht nimmt, um sich und andere glauben zu machen, daß er einiges tut. Der wissende Arzt tut, was das Gesetz und die Grundsätze fordern und sonst nichts; aber der Nichtwissende kennt kein Gesetz und dient nur seiner schwankenden Erfahrung, und scheint so viel für seinen Patienten zu tun, und trotz alledem stirbt der Patient.› (Lesser Writings, S. 496)
7. Er sollte wissen, daß sein Organismus nicht eine primitive Maschine ist, etwa wie ein Dieselmotor, in die man beliebig und ungestraft eingreifen kann, bei der man einfach Teile auswechseln kann und die man eben ab und zu einmal schmieren muß, sondern daß er ein lebendiges, kleines Universum, ein Mikrokosmos, ist, zusammengesetzt aus unzähligen lebenden und toten Bausteinen, die von der nur ihm eigenen ‹Lebenskraft› gesteuert und in Harmonie gehalten werden. Und wenn also geheilt werden soll – wirklich geheilt und nicht wie der Elefant im Porzellanladen in diesem Universum herumgetrampelt werden soll –, dann muß diese Lebenskraft angesprochen und wieder auf den richtigen Kurs gebracht werden. *Alles andere führt zur Destruktion dieses Organismus.* (Vgl. Lesser Writings, S. 496f.)

Daß auch an den Therapeuten, der die Homöopathik ausübt, höchste Anforderungen gestellt werden, dürfte ebenfalls klar geworden sein. Neben seinen medizinischen Kenntnissen, neben seinem exakten Wissen um die Gesetze der Homöopathik, und neben seinem großen Einsatz an Liebe, Zeit, Geduld, Geist und Verstand gehört mit Sicherheit noch eines hinzu, was Hahnemann und Kent immer wieder betont und auch vorgelebt haben: absolute Geradlinigkeit und Kompromißlosigkeit, wenn es um die Gesetze der Homöopathie geht. Man hat sich an diesem ‹Starrsinn›

Hahnemann's oder Kent's immer wieder gestoßen. Gerade er aber war der Grund für ihre meisterhaften Heilungen. Wenn man die Wahrheit erkannt hat, dann muß man, gerade wenn es um das Wohl oder Wehe der Mitmenschen geht, nach ihr handeln und darf keine faulen Kompromisse schließen, die sie wieder verdunkeln würden. So hat Hahnemann sich nicht gescheut, seine Erkenntnisse in aller Öffentlichkeit immer wieder gegen Abstriche und Verwässerungen, die von Vertretern der sogenannten ‹wissenschaftlichen Richtung› vorgenommen werden sollten, kräftig zu verteidigen und sich damit Haß und Spott zuzuziehen. Auch Kent war in derselben Angelegenheit nicht zimperlich und hat die ‹Kleinköpfe› und ‹Mischlinge› mit beißender Ironie überschüttet, wobei es ihm aber bitterernst um die Sache ging: ‹The Law› durfte nicht angetastet werden! Genau das ist es, was zu allererst von einem Homöotherapeuten gefordert werden muß. Davon legt der folgende Aufruf Kent's ‹An alle Homöopathen› beredtes Zeugnis ab, zu dessen Verständnis gesagt werden muß, daß Chinin und Opium zur damaligen Zeit die Lieblingsarzneien der Schulmedizin waren wie heute etwa Antibiotika, Kortisone und die üblichen Schmerzmittel:

‹An alle Homöopathen!

Wenn du Chinin gibst, so fahre fort damit; wenn du ein Opiat gibst, so fahre fort damit, aber kehre nicht zurück zur Homöopathie! Der Mann, der diese Dinge tut, ist ein homöopathischer Versager. Einige Leute sind unfähig, die homöopathischen Lehren zu erfassen und fallen in das Mischlingstum zurück, das eine Kreuzung zwischen Homöopathie und Allopathie ist. Ich würde einen Allopathen demjenigen vorziehen, der bekennt, er sei ein Homöopath, aber nicht genug von der Homöopathie weiß, um sie zu praktizieren ... Wenn ein Doktor nicht den Mumm hat, dem Jammergeschrei der Familie zu widerstehen oder der Kritik der Freunde oder dem Drohen seiner Brieftasche und seines Brotes und seiner Butter, dann wird er die Homöopathie nicht sehr lange ausüben. Ein ehrbarer Mann fürchtet diese Dinge nicht. Für ihn gibt es nur eine Sache, die er zu bedenken hat: ‹Was ist das Richtige, das bei diesem Fall getan werden muß? ‹... Die Haltung der Öffentlichkeit darf dem Arzt niemals Hinweise dafür liefern, was er tun soll ... Aber der Doktor, der bei jedem Drohen nachgibt und zittert, der vergewaltigt sein Gewissen, der kann gekauft werden, der kann angemietet werden, alles zu tun, der entwickelt sich zum Feigling und zum Kriecher, der ist bereit, beinahe alles zu tun, was verdorben und feige ist, und der verläßt seine Fahne in Zeiten der Not ... Der Doktor, der das Gesetz (der Homöopathie) zerstört, zerstört auch sein Gewissen, und sein Tod ist schlimmer als der Tod des Patienten.› (Lesser Writings, S. 471)

19

LITERATUR DER HOMÖOPATHIK

In der etwa 180jährigen Geschichte der Homöopathie sind viele Bücher geschrieben worden. Das wird niemanden verwundern, der die Materie auch nur von ferne kennt. Homöotherapie ist vorwiegend eine Sache des Geistes und Verstandes, der Fähigkeit, Zusammenhänge zu erkennen, und des nie aufhörenden Lernens. Zu solch einer Tätigkeit gehören natürlich Bücher. Wie sonst sollten Theorie und Praxis der Homöopathie von den Meistern an die Schüler weitergegeben werden?

Nun gibt es – wie überall in dieser Welt – auch auf dem Gebiet der Homöopathie gute und schlechte Bücher. Es haben sich sogar manche unterfangen, über dieses Thema sich auszulassen, ohne die mindeste Ahnung von dem zu haben, worüber sie schrieben. Aber es haben auch Meister die Feder und das Wort ergriffen.

Und dafür sollte man besonders dankbar sein! Denn wie sehr man im Dunkeln tappt, wenn man die Anleitung dieser Meister nicht hat, habe ich nach dem Ende des 2. Weltkrieges lernen müssen, als ich anfing, mich für die Homöopathie zu interessieren. Damals gab es auf dem deutschen Markt so gut wie keine klassisch-homöopathische Literatur. Man ahnte genau, daß da irgendwo ein Schatz verborgen lag, aber niemand konnte den Weg dorthin zeigen. Daher war es geradezu eine ‹Offenbarung›, als die ersten Bücher der Homöopathik wieder zu erlangen waren. Inzwischen hat sich einiges getan, und man muß dankbar feststellen, daß der heutigen Homöotherapeutengeneration so viele gute Bücher wie nie zuvor in der Geschichte der Homöopathie zur Verfügung stehen. Die wichtigsten davon sollen hier angeführt werden:

1. *Grundlagen und Gesetze:*

a) Dr. Samuel Hahnemann, Organon der Heilkunst, 6. Aufl., Hippokrates Verlag, Stuttgart.
Man besorge sich unbedingt eine Originalausgabe der 6. Auflage, weil man damit Hahnemann's medizinisches Testament als Quelle vor sich hat. Er hat von Auflage zu Auflage sein ‹Organon› um seine neuesten Erkenntnisse verbessert, denn die Homöopathik fiel ja nicht in einem Augenblick vom Himmel, sondern Hahnemann und seine Schüler mußten ihre Gesetze nach und nach erforschen und kennenlernen. In der 6. Auflage, die er kurz vor seinem Tode fertigstellte, hat man also das vor sich, was seine über 50jährige Forschungsarbeit erbracht hat.

Das Argument, das einige seiner Gegner innerhalb und außerhalb der Homöopathenschaft vorbrachten, Hahnemann sei in seinem Alter geistig und körperlich verkalkt gewesen, ist nichts anderes als eine bodenlose Unverschämtheit, denn die historischen Fakten sagen das Gegenteil aus. Wenn sein Sprachstil auch nicht ganz so flüssig ist wie der eines Unterhaltungsromans, so sollte man sich doch die Mühe machen, ihn original zu lesen. ‹Übersetzungen› in modernes Deutsch enthalten doch leicht Uminterpretationen! Und um den Menschen Hahnemann und seine Akribie im Denken und Handeln kennenzulernen, muß man ihn selbst lesen!

b) Dr. Samuel Hahnemann, Die chronischen Krankheiten, ihre eigentümliche Natur und homöopathische Heilung, 5 Bde., 2. Aufl., Dresden und Leipzig 1835, (Nachdruck: K. F. Haug-Verlag, Heidelberg)

c) J. T. Kent, Lectures on Homoeopathic Philosophy, Indian Books and Periodicals Syndicate, New Delhi.
Auch dieses Buch sollte man in der Originalfassung lesen. Dr. P. Schmidt übersetzte es ins Französische und fügte einige Anmerkungen hinzu. Dieses Werk wiederum wurde ins Deutsche übersetzt: Zur Theorie der Homöopathie, J. T. Kents Vorlesungen über Hahnemanns Organon, übersetzt von Jost Künzli von Fimelsberg, Verlag Grundlagen und Praxis, Leer.

d) J. T. Kent, New Remedies, Clinical Cases, Lesser Writings, Aphorisms and Precepts, B. Jain Publishers, New Delhi.
Es gibt einige Homöopathen, die von den Kent'schen Lesser Writings nicht allzuviel halten, ja sie sogar argwöhnisch betrachten. Dr. P. Schmidt schreibt dazu, daß 1926 ein Kreis von Kent-Schülern dieses Buch herausgegeben habe, aber ‹diese Sammlung von Fallgeschichten ist unvollständig, und sie wirft ein falsches Licht auf Kent's Lehren wegen der großen Eile, mit der sie herausgebracht wurde, und wegen des Mangels an Aufzeichnungen in den Fällen, so daß man alle warnen muß, die sich ein Bild von der Lehre dieses großen Arztes machen wollen, indem sie dieses Material lesen. Ausgenommen einige ausgezeichnete Artikel, die von Kent geschrieben sind, und die Aphorismen und die Arzneimittelprüfungen in dieser Sammlung, ist das Buch eine Schande für sein Andenken.› (Kent's Final General Repertory of the Homoeopathic Materia Medica, revised, corrected, augmented und edited by Dr. Pierre Schmidt and Dr. Diwan Harish

Chand, Rev. Edition, National Homoeopathic Pharmacy, New Delhi 1980, S. IXf.)

In der Tat sind einige der Clinical Cases sehr schnell und beinahe flüchtig abgehandelt, ohne manche wünschenswerten Einzelheiten. Wer jedoch auch nur ein bißchen Übung in historisch-kritischer Textarbeit hat, der wird sehr schnell erkennen, daß – trotz mancher Mängel der Ausgabe – es auf jeden Fall Kent ist, der hier spricht. Sein Stil, sein Geist und seine Auffassung von Homöopathie, die man aus seinen ‹Lectures on Homoeopathic Philosophy› und seiner Arzneimittellehre kennt, begegnen einem hier untrüglich wieder. Und man lernt so viel für die tägliche Praxis aus diesem Buch, daß man nicht darauf verzichten sollte, es zu lesen, solange keine bessere Ausgabe zu haben ist.

e) J. H. Allen, The Chronic Miasms, Vol. I and II, Jain Publishing Co., New Delhi.

f) R. G. Miller, Synopsis der homöopathischen Theorie, Haug-Verlag, Heidelberg 1983.

g) Dr. med. Artur Braun, Methodik der Homöotherapie, Biologische Taschenbuchreihe Band 4, J. Sonntag-Verlag, Regensburg 1975.

h) Herbert A. Roberts, M. D., The Principles and Art of Cure by Homoeopathy, B. Jain Publishers, New Delhi.

i) Dr. med. O. Eichelberger, Klassische Homöopathie, Bd. 1 und 2, Haug-Verlag, Heidelberg.

k) J. T. Kent, Was der Arzt, um erfolgreich verordnen zu können, wissen muß. Deutsche Bearbeitung von Dr. med. J. Zinke, Haug-Verlag, Ulm 1964.

l) G. Miller/W. Klunker, Beziehungen der Arzneien unter sich, 3. Aufl., Haug-Verlag, Heidelberg.

m) Gerhard Köhler, Lehrbuch der Homöopathie, Hippokrates-Verlag, Stuttgart.

2. *Repertorien:*

a) Kents Repertorium der homöopathischen Arzneimittel, neu übersetzt und herausgegeben von Dr. med. Georg von Keller und Dr. med. Künzli von Fimelsberg, Haug-Verlag, Heidelberg.

Wer die englische Sprache beherrscht, kann sich die wesentlich billigere und übersichtlichere englische Ausgabe besorgen:
Repertory of the Homoeopathic Materia Media by J. T. Kent, A. M., M. D. Indian Edition, reprinted from Sixth American Edition, Jain Publishing Co, New Delhi.
Natürlich gibt es außer dem Kent'schen auch noch andere Repertorien, die aber sowohl vom Inhalt als auch von der Methodik nicht an ihn heranreichen. Er wird noch für Jahrzehnte das Standardwerk bleiben. Es empfiehlt sich, das eigene Exemplar durch wichtige Symptome aus neueren Prüfungen oder inzwischen entdeckter Literatur zu ergänzen.

b) Synthetisches Repertorium, hsg. von Dr. med. Horst Barthel, Bd. 1–3 (Gemüt, Allgemeines, Schlaf, Sexus), Haug-Verlag, Heidelberg.
Dieses Repertorium ist dreisprachig: Englisch, Französisch und Deutsch, und enthält in den vier angegebenen Bereichen die Kent'schen Symptome und Ergänzungen dazu.

c) Kent Praktikum, Gesichtetes Repertorium, herausgegeben und ergänzt von Dr. med. O. Eichelberger, Haug-Verlag, Heidelberg.

Erweiterungen und Ergänzungen zum Kent'schen Repertorium können die folgenden Bücher bieten:

d) Dr. med. Hans Leers, Sammlung seltener Symptome, Haug-Verlag, Heidelberg, 1973.

e) Unabridged Dictionary of the Sensations ‹As if› by James William Ward, A. M., D. M., F. A., C. S., Jain Publishing Co., New Delhi.

f) Herbert A. Roberts, M. D., ‹Sensations as if›, A Repertory of Subjective Symptoms, Jain Publishing Co., New Delhi.

g) Boenninghausen's Characteristics and Repertory, translated, compiled and augmented by C. M. Boger, M. D., Third Edition, B. Jain Publishers, New Delhi.

h) C. M. Boger, M. D., Additions to Kent's Repertory, Jain Publishing Co., New Delhi.

i) C. B. Knerr, M. D., Repertory of Hering's Guiding Symptoms of our Materia Medica, Jain Publishing Co., New Delhi.

k) J. H. Clarke, M. D. Clinical Repertory to the Dictionary of Materia Medica, Health Science Press, Bradford.

3. *Arzneimittellehren:*

Der Leser wird verstanden haben, daß es bei den Arzneimittelbildern gerade auf die charakteristischen, ungewöhnlichen und sonderlichen Symptome ankommt. Klassischer Urtyp einer solchen Sammlung von Arzneimittelbildern ist Hahnemann's Arzneimittellehre:

a) Dr. S. Hahnemann, Reine Arzneimittellehre, Faksimileausgabe in 6 Bänden nach der Ausgabe letzter Hand, Haug-Verlag, Heidelberg. Natürlich sind in ihr nur die Symptome vorhanden, die Hahnemann und sein Schüler-Kreis bei den Prüfungen erhielten. Da auch seine Nachfolger immer weitere Prüfungen veranstalteten, gab es später immer mehr und erweiterte Mittelbilder. Leider aber kam dann jene Richtung in der Homöopathie zum Zuge, die Hahnemann nicht verstand. Sie strich aus den Mittelbildern alle ‹sonderlichen und ungewöhnlichen› Symptome und ließ nur noch die klinisch relevanten, organischen Symptome gelten. Dadurch wurden die Mittelbilder untereinander fast alle ähnlich, und gerade die wahlanzeigenden Symptome fehlten. Mit solchen Arzneimittellehren kann man so gut wie nichts anfangen. Sie werden deshalb auch hier nicht erwähnt.

b) T. F. Allen, A. M., M. D., The Encyclopedia of Pure Materia Medica, 12 Bde., B. Jain Publishers, New Delhi.

c) C. Hering, M. D., The Guiding Symptoms of our Materia Medica, 10 Bde., B. Jain Publishers, New Delhi.

d) Kents Arzneimittelbilder, Vorlesungen zur homöopathischen Materia medica von Prof. Dr. James Tylor Kent, neu übersetzt und herausgegeben von Med.-Rat Dr. Edward Heits, Haug-Verlag, Heidelberg.
oder:
J. T. Kent, Lectures on Homoeopathic Materia Medica, B. Jain Publishers, New Delhi.

e) Dr. med. H. Gerd-Witte, Kompendium der homöopathischen Arzneisymptome, Haug-Verlag, Heidelberg.

f) T. F. Allen, Handbook of Materia Medica and Homoeopathic Therapeutics, B. Jain Publishers, New Delhi.

g) M. L. Tyler, Homoeopathic Drug Pictures, Jain Publishing Co., New Delhi.

h) New, Old and Forgotten Remedies, collected, arranged and edited by Dr. E. Anshutz, Roy Publishing House, Calcutta 1961.

i) A. C. Cowperthwaite, M. D., A Textbook of Materia Medica and Therapeutics, B. Jain Publishers, New Delhi.

k) H. C. Allen, The Materia Medica of the Nosodes with Provings of the X-Ray, Jain Publishing, Co., New Delhi.

l) Dr. med. O. Julian, Materia medica der Nosoden, übersetzt von H. Friz, Haug-Verlag.

Zum Lernen der Charakteristika eines Mittels eignen sich gut:

m) E. B. Nash, M. D., Leitsymptome in der homöopathischen Therapie, Haug-Verlag, Heidelberg.

n) E. B. Nash, Leitsymptome nach Körperregionen, Verlag Volksheilkunde, Bochum.

o) H. C. Allen, Leitsymptome wichtiger Arzneimittel der homöopathischen Materia Medica, übersetzt und herausgegeben von Dr. med. M. Freiherr von Ungern-Sternberg, U. Burgdorf Verlag für homöopathische Literatur, Göttingen.

p) Adolf zur Lippe, Grundzüge und charakteristische Symptome der homöopathischen Materia Medica. Deutsche Bearbeitung von Dr. med. O. Eichelberger, U. Burgdorf Verlag für homöopathische Literatur, Göttingen.

q) Horst Barthel, Charakteristika homöopathischer Arzneimittel, Organon-Verlag.

4. *Auch aus den Büchern Dr. Voegelis kann man viel lernen:*

a) Dr. med. A. Voegeli, Heilkunst in neuer Sicht, K. F. Haug-Verlag, Ulm 1955.

b) Dr. med. A. Voegeli, Die korrekte homöopathische Behandlung in der täglichen Praxis, K. F. Haug-Verlag, Ulm 1958.

c) Dr. med. A. Voegeli, Die rheumatischen Erkrankungen, ihre rationelle Behandlung und Heilung, K. F. Haug-Verlag, Ulm 1961.

d) Dr. med. A. Voegeli, Magen-, Leber- und Galle-Erkrankungen, K. F. Haug-Verlag, Ulm 1963.

e) Dr. med. A. Voegeli, Das Asthma und seine Behandlung, K. F. Haug-Verlag, Ulm 1964.

f) Dr. med. A. Voegeli, Homöopathische Therapie der Kinderkrankheiten, K. F. Haug-Verlag, Ulm 1964.

g) Dr. med. A. Voegeli, Die Kreislauferkrankungen, K. F. Haug-Verlag, Heidelberg 1970.
h) Dr. med. A. Voegeli, Warum so krank?, Verlag Volksheilkunde, Bochum.

5. *Spezielle klassisch-homöopathische Literatur:*

a) Dr. med. J. P. Gallavardin, Homöopathische Beeinflussung von Charakter, Trunksucht und Sexualtrieb, ausgewählt, übersetzt und bearbeitet von Dr. med. Hans Triebel, K. F. Haug-Verlag, Ulm 1958.
b) C. Hering, Analytical Repertory of the Symptoms of the Mind, B. Jain Publishers, New Delhi.
c) Dr. med. H. V. Müller, Die Psychoanamnese, K. F. Haug-Verlag, Heidelberg.
d) Dr. med. Benno Wipp, Homöopathie in Psychiatrie und Neurologie, K. F. Haug-Verlag, Heidelberg.
e) Dr. Sanchez Ortega, Anmerkungen zu den Miasmen der chronischen Krankheiten im Sinne Hahnemanns, K. F. Haug-Verlag, Heidelberg.
f) Herbert Fritsche, Samuel Hahnemann, Idee und Wirklichkeit der Homöopathie, U. Burgdorf, Verlag für homöopathische Literatur.

6. *Forschung:*

a) Viktor Itschner (Herausgeber), Potenzierte Heilmittel, Verlag Freies Geistesleben, Stuttgart.
b) W. E. Boyd, M. A., M. D., M. Brit. I. R. E., Biochemical and biological evidence of the activity of high potencies, in: The British Homoeopathic Journal 1954, Vol. xliv. No. 1.
c) Dr. phil. et med. Wüst, Über den physikalischen Nachweis der Wirksamkeit potenzierter Lösungen nach Richard Beck; dieser Aufsatz ist zu beziehen über das Iso-Werk Regensburg.
d) Homöopathie in der Diskussion von H. J. Schramm, M. Stübler, G. Bayr, W. Buchmann, H. Flemming, F. Popp, W. Hess, W. Klunker, A. Hartz, H. Dinkelaker, Verlag Grundlagen und Praxis, Leer 1979.
e) Dr. med. G. Bayr, Kybernetische Denkmodelle der Homöopathie, Haug-Verlag, Heidelberg 1982.

7. *Zeitschriften:*

a) Zeitschrift für Klassische Homöopathie und Arzneipotenzierung, K. F. Haug-Verlag.
b) Deutsches Journal für Homöopathie, Organon-Verlag.
c) Blätter für Klassische Homöopathie, Mitteilungen der Deutschen Gesellschaft für Klassische Homöopathie, in Naturheilpraxis, Richard-Pflaum-Verlag.

Dies ist selbstverständlich nur ein kleiner Teil der bis jetzt erschienenen homöopathischen Literatur. Wer jedoch die hier angegebene gelesen und durchstudiert hat, der müßte einen guten Überblick über das Wesentliche der Homöopathik besitzen. Wenn er aber diese Heilmethode ausüben will, dürfte er sich niemals geistig in den Ruhestand begeben und meinen, er wüßte nun genug, denn in der Homöopathie gibt es kein Aufhören des Lernens. ‹Der homöopathische Arzt muß sich dauernd in der Wissenschaft und in der Kunst fortbilden, bevor er ein Fachmann wird. Dieser wird in ihm wachsen, bis er immer scharfsinniger wird, und er wird tüchtiger und weiser bei seiner Mittelwahl für die kranken Menschen werden.› (Lesser Writings, S. 689)

NACHWORT

Zum Schluß dieses Buches möchte ich noch einmal betonen, daß die vorangehenden Kapitel nur eine Einführung in die Homöopathik, oder vielleicht auch eine Hinführung zu dieser wunderbaren Heilmethode, sein konnten. Wer wirklich in die Homöopathik ‹einsteigen› will, der muß nun noch unablässig weiter studieren, ganz besonders die vielen Arzneimittelbilder. Denn in der Homöopathie gibt es kein Aufhören des Lernens, da wird niemals einer ‹ausgelernt› haben. Wenn man aber diese Arbeit auf sich nimmt, dann wird man ein ungeheuer weites Feld betreten, das voll ist von möglichen Hilfen für die kranken Mitmenschen, von denen die Schulmedizin noch nicht einmal zu träumen wagt, und das zu wirklich befriedigendem Tun einlädt. Und weil alles, was in den vorangehenden Kapiteln beschrieben wird, keinesfalls Märchen oder Wunschträume sind, sondern handfeste Realitäten des Alltags, wird selbst der, der nun nicht weiter studieren kann, einen Geschmack davon bekommen haben, daß die Homöopathik völlig neue Dimensionen medizinischen Denkens und Handelns auftut:

1) Sie nimmt das Leben als *Leben* ernst! Und Leben ist keine statische Angelegenheit, sondern eine dynamische. Es ist ein *Ablauf*, und nicht eine Addition statistischer Fakten. Darum kann ein Mensch, dessen Laborwerte und Röntgenaufnahmen *heute* in Ordnung sind, *morgen* schon tot sein, während einer, dessen Werte und Aufnahmen heute fürchterlich sind, in 30 Jahren noch fröhlich leben kann. Und deswegen muß sich der Homöotherapeut hauptsächlich für den *Verlauf* von Symptomen (sowohl vor der Mitteleinnahme, als auch erst recht nach der Mitteleinnahme) interessieren. Denn in den Symptomen spiegelt sich der *Ablauf* des Lebens, der Verlauf von Gesundheit und Krankheit, wider.

2) Sie begreift den menschlichen (und tierischen) Organismus als ein ‹gesteuertes System›, d. h. als ein ungeheuer kompliziertes Gebilde aus Millionen und Milliarden verschiedener großer und vor allem kleiner und kleinster Bausteine, die in dauernder ‹Aktion› sind und von einer nichtmateriellen Kraft regiert und in Zucht und Ordnung und Harmonie gehalten werden. Jedes Kind weiß heutzutage, daß eine ganze Armee solcher aktiven Bausteine – Atome, Moleküle, Zellen – in Bewegung gesetzt wird, wenn es sich in den Finger geschnitten hat, um diese Wunde

abzudichten, das Blut zu stillen, eingedrungene Bakterien zu vernichten, neues Gewebe zu bilden, usw. Wer aber gibt denn die Befehle dazu, daß dies alles geschieht? Würde man diese Bausteine außerhalb des lebenden Organismus in eine Lösung geben, die ihr Leben garantiert, dann würden sie nie von allein auf die Idee kommen, solche Arbeiten zu verrichten. Es ist die ‹Lebenskraft›, die Ihnen die entsprechenden Befehle gibt und sie in Marsch setzt. Und darum hat sich medizinisches Handeln immer nach den Intentionen dieser Lebenskraft zu richten und muß – wenn es heilend sein will – versuchen, diese Lebenskraft zu beeinflussen.

3) Sie nimmt den Menschen als Menschen in seiner Ganzheit und in seiner Individualität ernst. Hier wird nicht ein ‹Magen› oder eine ‹Leber› oder ein ‹Herz› oder ein ‹Bein› oder eine ‹Schilddrüse› behandelt, sondern ein ganzer Mensch, von dem all diese Organe oder Bereiche ja nur ein Teil sind. Und hier wird streng nach den individuellen Unterschieden gefahndet, die den Menschen X von dem Menschen Y auch noch in seiner Krankheit und deren Äußerungen unterscheiden. Hier bekommt jeder *seine* Arznei, die auf *seine,* nur ihm eigene, Lebenskraft abgestimmt sein muß.

Und dies alles *muß* bei der Homöopathik so sein, nicht weil irgendwelche philosophischen Anschauungen oder medizinische Lehrsysteme dazu zwingen, sondern weil die *Gesetze der Natur* – wenn man sie erst einmal erkannt hat – keine andere Möglichkeit offenlassen. Es ist – ich muß es noch einmal sagen – wie bei der Elektrizität: Ihre Gesetze zwingen den Elektroingenieur, sich bei der Konstruktion irgendeines elektrischen Gerätes nach ihnen zu richten, weil sonst sein Gerät nicht funktionieren würde. So zwingen die Gesetze der Natur den Homöotherapeuten, das Leben als *Leben,* den Organismus als *‹gesteuertes System›* und den Menschen als *Menschen* ernst zu nehmen. Ist das nicht wunderbar? Das bedeutet doch, daß hier der Schöpfer seine Geschöpfe – sowohl die leidenden (die Patienten) als auch die heilen-wollenden (die Therapeuten) – in *das* Koordinatensystem zwingt, das diesem Geschäft des Heilens adäquat ist, und durch das die Möglichkeiten und die Grenzen naturgemäßen Heilens abgesteckt werden. Darum sagt wohl auch Kent: ‹Ein Mensch, der nicht an Gott glauben kann, kann auch kein Homöopath werden›. (Lesser Writings, S. 671) Die Versuche, außerhalb dieses Koordinatensystems heilen zu wollen, mögen zwar sehr ehrenwert sein, aber sie taugen nichts, weil sie im Ansatz falsch sind. Hierbei soll nicht übersehen werden, daß die Medizin der Prothesen und der Substitution, zu der die moderne Technik und die moderne Chemie die Spezialisten heutzutage befähigen, in manchen Fällen durchaus nötig sein kann und dankbar angewendet werden muß, aber sie hat nichts mit Heilung zu tun, sondern macht nur ein krankes Leben erträglich. Ebenso sollen die Leistungen der modernen Chirurgie nicht geschmälert werden, aber auch sie haben nichts mit Heilung zu tun, denn gerade diese wird ja nach dem Eingriff der Lebenskraft überlassen. Heilung – echte Heilung – bedeutet: In den Lebensablauf des ‹gesteuerten Systems› Mensch regulierend eingreifen, wenn sein Steuerungszentrum durcheinander gekommen ist und falsche Steuerungsinformationen an den Organismus gibt. Erst wenn dieses Steuerungszentrum wieder ganz in Harmonie funktioniert und an den Organismus von der ersten bis zur letzten Zelle wieder richtige Steuerungsinformationen gegeben werden, ist Heilung erreicht.

Dem Leser wird aber auch klar geworden sein, wie ungeheuer schwer die Aufgabe ist, die dem Homöotherapeuten gestellt ist. Jeder neue Patient, der ins Sprechzimmer eintritt, ist ein neues, anderes ‹gesteuertes System›, von dem zunächst noch unbekannt ist, auf welche ‹Empfangsfrequenz› er geschaltet ist und welches heilende ‹Signal› er braucht. Es läßt sich an ihm kein ‹Firmenschild› finden, auf dem diese Daten zum jeweiligen Gebrauch angegeben wären. Es gibt auch keinen Apparat, der nach kurzer Messung als Ergebnis das diesem Patienten ‹fehlende› Arzneimittel nennen würde. Es gibt nur seine Zeichen und Symptome. Sie sind die *einzige* Sprache des Organismus, mit der er ausdrücken kann, wonach er ruft. Und diese Sprache lesen und verstehen zu können – das ist die Kunst des Homöotherapeuten. Es ist eine unglaublich schwere Kunst; der Homöotherapeut muß tagtäglich viel von seinem eigenen Ich in sie hineinopfern, denn nur mit seinem ganzen Einsatz wird er sie meistern können. Das vom Schöpfer vorgegebene Koordinatensystem der Naturgesetze zwingt ihn hier in den Dienst für den Mitmenschen wie selten an einer anderen Stelle. Aber – es ist auch eine unglaublich schöne Kunst! Wenn einer, der über 50 Jahre lang in größter Meisterschaft diese Kunst ausgeübt hat – wie Dr. S. Hahnemann – bekennen kann, daß sie ein ‹beseeligendes Geschäft› sei, dann weiß er, wovon er spricht. Und er scheute sich nicht zu sagen, daß diese Kunst die ‹große Gabe Gottes› sei (Chron. Krankh., S. 2). ‹Der Geber alles Guten ließ mich ... das erhabene Räthsel zum Wohle der Menschheit lösen› (Chron. Krankh., S. 6). Wo überall die Homöopathik in diesem Sinne ausgeübt und angewendet wird, da kann sie nur Segen stiften und Heilung bringen.